Dr. Markus Keller
Annette Sabersky

ÖFTER MAL
DIE SAU RAUS LASSEN!

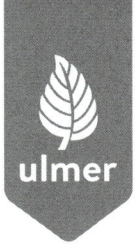

Dr. Markus Keller
Annette Sabersky

ÖFTER MAL DIE SAU RAUS LASSEN!

Wie wir mit pflanzenbasierter
Ernährung ganz entspannt
gesünder leben und das Klima retten

INHALT

Die Zeit ist reif 9
Für die Zukunft unserer Kinder und unseres Planeten 13

KAPITEL 1:
ERNÄHRUNGSMYTHEN **im Reality-Check** 17

KAPITEL 2:
THE POWER OF PLANTS **Pflanzlich ist besser!** 39
   „Fleischlose" Wissenschaft ohne Ansehen 40
   Vegane Ernährung ist Teil des Ernährungsberichts der
   DGE 42
   Die gesundheitlichen Vorteile überwiegen 51
   Was genau heißt pflanzenbasiert? 54
   Umwelt- und Tierschutz mit Messer und Gabel 56

KAPITEL 3:
GESÜNDER LEBEN **mit Pflanzenkost** 60
   Alles, was krank macht 62
   Was zu kurz kommen kann, aber nicht muss 65
   Plant-based schützt rundherum 78
   Übergewicht: Pflanzenkost hält schlank 79
   Pflanzenkost und Diabetes:
   Mit Grünzeug den Blutzucker in der Balance halten . . . 85
   Pflanzenkost und Bluthochdruck: Plant-based senkt
   den Druck 91
   Pflanzenkost und Fettstoffwechselstörungen: Muss
   man sein Fett wegbekommen? 102

INHALT

Pflanzenkost und Herz-Kreislauf-Erkrankungen: Essen
gegen den Herzinfarkt 111
Plant-based und Krebs: Was ist gesichert? 130
Veggiekost hält den Darm gesund –
und der den Menschen.......................... 142
Pflanzenkost und Osteoporose:
Brechen die Knochen schneller? 144

KAPITEL 4:
DIE UMWELT SCHONEN, **den Planeten erhalten** 153
   Wir essen viel zu viel Fleisch 154
   Fleischgenuss mit Umweltfolgen 164
   Ist Fisch öko-korrekter als Fleisch? 176
   Klimawandel – auch Folge unserer Ernährung 178
   Klimafaktor Landwirtschaft 183
   Sind Biolebensmittel besser für das Klima? 188
   Essen für den Planeten 191
   Lebensmittelverschwendung stoppen 195
   Pflanzenessen ist Klimaschutz 197
   Pflanzenkost muss normal werden 201
   Auch pflanzenbasierte Ernährungsstile sind
   klimagerecht(er) 207
   Geht Fleischerzeugung auch umweltfreundlich? 213
   Pflanzliche Bioernährung muss nicht teurer sein 217
   Die Zukunft heißt plant-based! 220
   Industrie mischt massiv mit bei Pflanzenfood 224
   Kann Bio die Welt ernähren? 234

KAPITEL 5:
TIERSCHUTZ: **Öfter mal die Sau rauslassen!** 238
   Produziert für den Müll 241
   700 Millionen Tiere leben in Massentierhaltung 243
   Weniger ist mehr: Den Konsum reduzieren!.......... 254

KAPITEL 6:
HUNGER BEKÄMPFEN, **Fairness fördern** 261
   Fleischkonsum mit Folgen 263
   Kinderarbeit weltweit an der Tagesordnung 270
   Auch in Deutschland gibt es menschenunwürdige
   Arbeitsbedingungen. 275

KAPITEL 7:
PFLANZENPOWER **auf dem Teller** 278
   Auf einen Blick: Lebensmittelpyramiden 280

KAPITEL 8:
PFLANZLICH ESSEN – **So geht es!** 293
   Gemüse und Obst: Fünf am Tag 293
   Vollkorngetreide und Kartoffeln: Bitte zugreifen 297
   Hülsenfrüchte, Tofu & Co.: Möglichst jeden Tag 298
   Milch: Nur in Maßen – oder gleich zu Pflanzendrinks
   greifen 300
   Nüsse, Samen, Mus: Ein Muss 300
   Pflanzenöle: Her damit!. 301
   Süßigkeiten und Snacks: Klein, aber fein 302
   Wasser – unser Lebenselixier 302

KAPITEL 9:
PLANETENGERECHT **und gesund einkaufen** 305

Nachlese 359
Literatur 361
Zum Weiterlesen 391
Bildquellen 392
Register. 393
Danke! 398

DIE ZEIT IST REIF

Dieses Buch kommt gerade noch rechtzeitig! Die Menschheit, wir alle, stehen vor enormen medizinischen, ökologischen und sozialen Herausforderungen. Das ist eine Mammutaufgabe, die oft genug schier unlösbar scheint. Doch die erfolgreiche Bewältigung dieser Situation ist keineswegs unmöglich, denn die Lösung hat sehr viel mit Ernährung zu tun.

Seit Jahren werden immer mehr wissenschaftliche Daten veröffentlicht, die zeigen, dass die Ernährung die entscheidende Stellschraube ist, die sowohl unsere Gesundheit als auch die der Pflanzen, der Tierwelt und des ganzen Planeten bestimmt. Vor wenigen Jahren hat die renommierte Forschergruppe um Walter Willett von der Harvard Universität in den USA zum ersten Mal den Begriff „One Health", eine Gesundheit, geprägt. Es geht dabei um nicht weniger als das fundamentale Verständnis, dass alles miteinander zusammenhängt. Dies umfasst wiederum die Tatsache, dass, wenn wir als Menschen gesund bleiben wollen, wir selbst auch dafür sorgen müssen, dass unser Planet gesund bleibt. „Planetare Gesundheit" ist also nicht nur ein schicker Modebegriff, sondern bringt Problem und Lösung auf den Punkt.

Wir sprechen heute von der „Triple Crisis", der dreifachen Krise, die den Klimawandel, neue Pandemien und die Abnahme der Biodiversität einschließt. Dass die Zeit eilt, ist keine Frage. Auf der Suche nach Lösungen ist es zwar ohne Frage wichtig, dass für alle diese Probleme auch nach spezifisch technischen und medizinischen Lösungen gesucht wird. Dies können CO_2-sparende technologische Innovationen in der Industrie sein, die Entwicklung von 3-D-Röntgenbildern in Farbe oder Datenbanken und Labore, die den genetischen Code von aussterbenden Pflanzen erfassen und bewahren. Doch mit einer Maßnahme können wir sofort und auf der Stelle allen Bedrohungen gleichermaßen wirksam begegnen: der verstärkten Umsetzung einer pflanzenbasierten oder rein pflanzlichen Ernährung.

In diesem Buch erfahren Sie, welche Bedeutung die Ernährung in den verschiedenen Dimensionen hat: für Ihr persönliches Wohlbefinden und für weitergehende Aspekte der planetaren Gesundheit wie den Energie- und Wasserverbrauch, den CO_2-Fußabdruck und den Klimaschutz. Doch es beschreibt auch die ethische Dimension der Ernährung, denn was immer wir auf dem Teller vorfinden, um uns satt zu essen – es hat soziale Folgen für den Menschen. Der Konsum darf also niemals auf dem Rücken der Menschen in fernen Produktionsländern ausgetragen werden. Leider sind Kinderarbeit und Landgrabbing, aber auch prekäre Arbeitsbedingungen in Europa einschließlich Deutschland nach wie vor an der Tagesordnung. Ich denke dabei auch an die noch gar nicht so lange zurückliegenden Skandale im Bereich der Fleischproduktion, in Wurstfabriken und in der Geflügelaufzucht. Doch unser Konsum muss auch das Wohl der Tiere achten. Es ist kein Geheimnis, dass die Zustände im Umgang mit Tieren oft desaströs sind. Gutes Essen sollte aber immer die Tiere als Mitbewohner dieser Erde achten.

Das ist ein großes Paket. Doch die Möglichkeiten, etwas Entscheidendes zum Guten hin zu verändern, waren noch nie so gut wie jetzt. Wir verfügen über umfangreiche und aussagekräftige wissenschaftliche Daten, die die Fakten auf den Tisch bringen. Immer mehr Menschen sind bereit, aktiv zum Klima- und Tierschutz beizutragen und ihren Konsum ethisch auszurichten. Es bedarf zwar noch mehr innovativer und kreativer Lösungen für ein gutes Miteinander von Mensch, Tier und Pflanze. Fakt aber ist auch: Wer fair einkauft und im Sinne einer pflanzenbasierten Ernährung isst, kann schon sehr viel für die planetare Gesundheit tun.

Dieses Buch zeichnet sich dadurch aus, dass es alle wichtigen Informationen zur gesunden pflanzenbasierten und rein pflanzlichen Ernährung gibt. Es erklärt leicht verständlich und dennoch mit thematischer Tiefe, wie wir Konsumenten im Alltag einen gesunden, tiergerechten und nachhaltigen Lebensstil unter Berücksichtigung ethischer Aspekte umsetzen können. Dieses Buch ist aber auch einzigartig. Denn es beinhaltet das Fazit aller relevanten Studien zur vegetarischen und rein pflanzlichen Ernährung, sowohl in Bezug auf die Gesundheit als auch die Umwelt. Es ist mir daher eine große Freude, dieses wichtige Buch des renommierten Ernährungsforschers und Experten für pflanzenbasierte Ernährung, Dr. Markus Keller, und der Ernährungswissenschaftlerin und Bio-Food-Expertin Annette Sabersky zur Lektüre zu empfehlen.

Abschließend noch ein Tipp: Lesen Sie das Buch in Ruhe durch, betrachten Sie die wertvollen Informationen, die uns und die Welt gesünder machen können, nicht als Belehrung, sondern als eine Mut machende Inspiration zu mehr Lebensqualität. Zu Unrecht wird bei Diskussionen rund um die Ernährung immer wieder gemutmaßt, dass bei jeder Veränderung des Essens hin zu mehr Gesundheit der Genuss auf der Strecke bleibt und dies die Lebensfreude schmälert. Das Gegenteil ist der Fall: Eine pflanzenbasierte oder rein pflanzliche Ernährung ist äußerst wohlschmeckend, genuss- und lustvoll. Sie ist abwechslungsreich und befriedigt alle Sinne – am Ende mehr als herkömmliche Ernährungsformen.

Vor allem aber gibt sie ein gutes Gefühl. Indem wir pflanzlich essen, verleiben wir uns sozusagen zugleich die Aussicht auf eine gute Zukunft ein – mit mehr Lebensfreude, Sicherheit und Gesundheit für alle Lebewesen dieser Erde. Ja, pflanzenbasiertes Essen kann der tatsächliche Gamechanger zum Besseren, zum Guten für unsere Zukunft werden!

Ich wünsche Ihnen viel Freude und Inspiration bei der Lektüre dieses wichtigen Werkes.

Prof. Dr. med. Andreas Michalsen
Charité Universitätsmedizin Berlin im Januar 2022

FÜR DIE ZUKUNFT
UNSERER KINDER UND UNSERES PLANETEN

Dieses Buch liegt mir besonders am Herzen. Nicht nur, weil die vielen Erkenntnisse meiner wissenschaftlichen Forschungsarbeit der vergangenen Jahrzehnte in anschaulicher und allgemein verständlicher Form eingeflossen sind, denn so können Sie sie als Leserin und Leser für sich noch besser nutzen. Das Buch ist mir auch aus einem weiteren Grund ein wichtiges Anliegen: Immer wieder haben mir meine Kinder beim Schreiben über die Schulter geschaut und gefragt, worum es in den einzelnen Kapiteln geht. Dann habe ich gesagt: Es geht um eure Zukunft und die Zukunft unserer Erde. Sie haben dann fragend geguckt und so habe ich erklärt, dass wir Erwachsenen es sind, die durch unseren Lebens- und Ernährungsstil viele Probleme verursacht haben: die Ausplünderung unserer Ressourcen, die Verschmutzung von Böden, Wasser und Luft, die weitere Erhitzung des Klimas, die Abholzung der Regenwälder, die Ausbeutung von Menschen in anderen Ländern und die der Tiere. Ich habe auch betont, dass es nun auch unsere Pflicht ist, endlich Verantwortung zu übernehmen und Veränderungen einzuleiten. Das haben sie sofort verstanden.

Wenn ich dies alles unter Erwachsenen erläutere, wird zwar auch kräftig genickt, doch es kommt oft der Einwand: „Aber was soll ich denn als Einzelner tun?" Kennen Sie das Bild von den Streichhölzern in der Schachtel, die alle denken, sie könnten allein nichts ausrichten? Doch ein Streichholz ist anders und denkt anders und es entzündet sich einfach – und schon bald stehen auch die anderen in Flammen. Dasselbe können auch wir tun: Wenn wir uns für eine gute Sache begeistern, wird der Funke auch auf andere überspringen. Jede und jeder von uns hat so viele Möglichkeiten, eine bessere Zukunft mitzugestalten!

Ich bin mir sicher, dass wir uns aktuell in einem der größten Veränderungsprozesse seit Menschengedenken befinden. Die Corona-Krise ist nur ein Symbol für den inneren Wandel, den viele von uns spüren und bereits eingeleitet haben. Auf einmal bewerten wir die Bedeutung vieler Dinge völlig neu. Manches ist unwichtig geworden, während andere Lebensbereiche einen ganz neuen Stellenwert haben. Nehmen wir als Beispiel den enormen Boom von Bio-Abokisten und die Nachfrage nach pflanzlichen Lebensmitteln. Er zeigt den Wunsch nach hochwertigen, regional erzeugten Produkten und einer möglichst lokalen Lebensmittelversorgung, die unabhängig(er) von globalen Lieferketten ist. Vielen Menschen erscheint dies auf einmal sehr sinnvoll. Mehr pflanzliche Lebensmittel sind also nicht nur gut für unsere Gesundheit, sondern ganz besonders auch für unsere Erde. Und natürlich auch für die Menschen in fernen Ländern und die Tiere – mit ihnen allen teilen wir diesen wunderbaren Planeten ja. Behandeln wir sie alle, ebenso wie uns selbst, mit Respekt.

Dieses Buch soll ein kleiner Beitrag sein, unseren Kindern, Enkelinnen und Enkeln einen lebenswerten Planeten zu hinterlassen. Ich halte nichts von Zwängen aller Art, weder von staatlichen noch von anderen. Der Mensch sollte sich immer frei entscheiden können, was er tut und was er lässt, sofern sein Handeln nachweislich keinem anderen schadet.

Doch ist es nicht schlauer, auch für uns selbst nur das Beste zu wollen, indem wir uns auf eine gesundheitsfördernde pflanzenbasierte Ernährung umstellen? Auch wenn wir vermutlich nicht mehr viel Zeit haben – gehen Sie diesen Weg in Ihrem eigenen Tempo. Wichtig ist nicht, dass Sie gleich alles perfekt machen, sondern dass Sie einfach anfangen loszulaufen! Es steckt so viel Weisheit in dem Satz, der dem chinesischen Philosophen Konfuzius zugeschrieben wird: *„Auch der weiteste Weg beginnt mit dem ersten Schritt!"*

Es würde mich sehr freuen, wenn ich Sie zum Nachdenken anregen und inspirieren könnte. Ich wünsche Ihnen alles Gute für Ihren Start in eine pflanzenbasierte Zukunft!

Ihr Markus Keller

KAPITEL 1
ERNÄHRUNGSMYTHEN
IM REALITY-CHECK

Wer sich als Genießer von überwiegend pflanzlichem Essen oder sogar als Veganer outet, wird immer noch mit Vorurteilen und Bedenken überschüttet. So zu essen sei ungesund, das ganze Grünzeug biete zu wenig Eiweiß und Vitamine, und für Kinder sei das sogar lebensgefährlich. Außerdem werde der Regenwald geschädigt bei all dem Soja, das auf den Teller komme. Leider verderben solche und andere Fehlinformationen vielen den Appetit, die es mit vegetarischem Essen probieren möchten. Doch was stimmt wirklich? Lesen Sie in diesem Kapitel, warum Veggiekost keineswegs den Bizeps schrumpfen lässt, sondern sehr gutes Eiweiß liefert, und warum auch Kinder, die pflanzlich essen, topfit sind.

Seit vielen Jahren werde ich von Fernsehteams, Radiosendern und Zeitungsredaktionen zu Veggiethemen interviewt. Meistens geht es darum, zu klären, ob eine Ernährung, bei der vor allem pflanzliche Lebensmittel auf den Tisch kommen, die also „plant-based" ist, wie man heute so schön sagt, gesund ist oder nicht. Die Journalisten fragen mich auch, warum jetzt überhaupt so viele auf dem Grünzeug-Trip seien und nur noch Obst, Gemüse und Körner essen? Der Mensch sei doch von Natur aus ein Fleisch(fr)esser. Schon in der Steinzeit hätten die Menschen vor allem Fleisch gegessen, nicht Früchte und Gemüse. Meist kommt noch der Hinweis, dass selbst viele Ärzte vom rein pflanzlichen Essen abraten, weil es ungesund sei: Eiweiß und verschiedene Vitamine kämen zu kurz. Vor allem für Kinder sei das gefährlich.

Mit solchen Vorbehalten werde ich manchmal sogar auf Fachkongressen und Ärztefortbildungen konfrontiert. Mich stört das nicht. Im Gegenteil: Ich finde es gut, wenn die Rede auf plant-based kommt und die bestehenden Vorbehalte und Befürchtungen angesprochen werden. Es zeigt, dass sich die Menschen mit dem auseinandersetzen, was sie essen und trinken – und was in aller Munde ist. Doch leider gibt es bei diesem Thema immer noch viele Vorurteile und Falschinformationen. Mit diesen will ich in diesem Kapitel aufräumen!

Das ist heute zum Glück kein großes Problem mehr. Anders als früher, also vor 20, 30 Jahren, haben wir jetzt nicht nur sehr viele Studien rund um die vegetarische Ernährung vorliegen, also um das fleischlose Essen, das Milchprodukte und Eier einschließt. Auch rein pflanzliche Kost ist immer öfter Gegenstand der wissenschaftlichen Forschung. Prof. Claus Leitzmann, der bekannte (emeritierte) „Vollwert-Papst" der Universität Gießen, und ich haben für die neueste Auflage unseres Lehrbuchs über vegetarische und vegane Ernährung über 1500 Studien ausgewertet. Das ist ein reichhaltiger Fundus, aus dem wir schöpfen und auf den wir uns berufen können (und von dem Sie in diesem Buch profitieren). Auch bei der Frage, ob pflanzlich zu essen gesund ist.

Bevor ich weiter ins Detail gehe, möchte ich zunächst jedoch die häufigsten Mythen rund um plant-based aufgreifen. Denn es wäre schade, wenn wegen solcher Vorbehalte pflanzliches Essen seltener auf Ihrem Teller landet oder Sie darauf verzichten, auch ganz darauf zu setzen.

MYTHOS 1:
„DER MENSCH IST VON NATUR AUS EIN FLEISCH(FR)ESSER."

Das ist wohl eine der häufigsten Behauptungen, wenn Fleischliebhaber und Veggies aneinandergeraten. Wo die Frage nach der „richtigen" oder „artgerechten" Ernährung auftaucht, geht es wirklich um die Wurst. Genauer, um die Frage, ob wir nun Fleisch essen müssen oder nicht. Diejenigen, die Fleisch für unverzichtbar halten, argumentieren, der Mensch habe schon immer Fleisch gegessen. Nur durch Fleischverzehr habe sich unser Gehirn im Laufe der Evolution so gut entwickelt. Die Befürworter von vegetarischem oder rein pflanzlichem Essen sagen hingegen, der Verdauungstrakt und das Gebiss des Menschen seien ganz eindeutig auf eine (rein) pflanzliche Ernährung ausgerichtet. Aber: Beides stimmt so nicht! Der Mensch ist biologisch gesehen weder ein reiner Fleischfresser – wie zum Beispiel der Löwe oder der Wolf – noch ein 100-prozentiger Pflanzenesser – wie etwa Pferde oder Rinder. Tatsächlich ist er beides: In den Millionen von Jahren der Menschwerdung hat es immer Phasen der Ernährung gegeben, in denen der Schwerpunkt auf unterschiedlichen Nahrungsmitteln lag: Mal wurde mehr Pflanzliches, mal mehr Fleisch gegessen.

Nehmen wir beispielsweise den Australopithecus, unseren Vorfahren aus der Altsteinzeit, der vor etwa viereinhalb bis zwei Millionen Jahren in Afrika lebte. Er hat sich überwiegend vegan ernährt, also Nüsse, Samen und stärkehaltige Wurzelknollen zu sich genommen. Das Ganze wurde mit einigen Insekten und Aas angereichert. Die ersten Vertreter der Gattung Homo, wie etwa der *Homo habilis* vor rund zwei Millionen Jahren, waren schon Allesfresser, denn mit zunehmender Ausbreitung der Savannen wurde gejagt und gefischt. Das Nahrungsspektrum war somit deutlich breiter und erweitert um Fleisch und Fisch. Schließlich hing die jeweilige Ernährung immer davon ab, was die Natur, je nach

KAPITEL 1

Jahreszeit, gerade im Angebot hatte. Die klimatischen Bedingungen und die geografische Lage beeinflussten die Essensauswahl natürlich ebenfalls.

Das alles ist heute nicht viel anders, wie sich an den noch lebenden Sammler- und Jägergesellschaften beobachten lässt. Manche Völker in tropischen Regionen leben überwiegend plant-based, während die naturnahen Völker der kargen Arktis das essen, was das Meer hergibt, und das sind vor allem fetter Fisch sowie Fleisch von Meeressäugern, also zum Beispiel von Robben oder Walen.

Verfechter tierischer Lebensmittel führen auch gern ins Feld, dass sich unser Gehirn erst durch den Genuss von Fleisch so weit entwickelt habe. Unser Hirn brauche langkettige ungesättigte Omega-3-Fettsäuren wie DHA (Docosahexaensäure), die zwar reichlich in fettem Fisch und im Gehirn von Säugetieren, nicht jedoch in Pflanzen vorkommen. Tatsächlich können wir diese beiden Fettsäuren in gewissen Mengen auch in unserem Körper selbst herstellen. Dafür müssen wir allerdings auf eine ausreichende Zufuhr von pflanzlichen Omega-3-Fettsäuren achten, also regelmäßig zu Lein-, Hanf- oder Walnussöl bzw. zu Walnüssen greifen (siehe Seite 68).

Leider wissen wir nicht genau, wie die Ernährung unserer Vorfahren aussah und was entscheidend für die Größenentwicklung des Gehirns war. Vermutlich haben unsere Vorfahren, sie werden als Homininen bezeichnet, eine Mischung aus energiereicher Nahrung wie Fleisch und Aas sowie Knollen, Nüssen und Samen zu sich genommen. Knochenmark und Hirn lieferten die wichtigen langkettigen Omega-3-Fettsäuren, die zum Wachstum des Gehirns beigetragen haben. Doch nach neuerer Forschung war auch die Stärke aus Knollen, genauer die daraus gebildete Glukose, als Energiequelle für das Hirnwachstum wichtig. Zudem gibt es Hinweise, dass Wildhonig eine gewisse Rolle spielte. Der darin enthaltene Zucker spendete nicht nur Energie. Wildhonig enthielt, anders als in den heutigen kommerziellen Sorten, auch Spuren von eiweiß- und fetthaltigen Bienenlarven. Bestes Hirnfutter also.

Auch wenn manches bislang nicht geklärt ist: Sicher ist, dass die Gehirnentwicklung des Menschen in Bezug auf die Größe seit etwa 200 000 bis 300 000 Jahren abgeschlossen ist. Steak und Schnitzel muss also niemand essen in der Hoffnung, damit noch etwas an der Hirngröße zu ändern.

MYTHOS 2:
„VEGAN ESSEN IST WAS FÜR FRAUEN. MÄNNER BRAUCHEN FLEISCH."

Auf den ersten Blick scheint an diesem Vorurteil etwas dran zu sein. Schauen wir uns dazu einfach eine typische Uni-Mensa oder Betriebskantine an: In der Schlange bei der Currywurst stehen vor allem Männer, Frauen eher beim vegetarischen oder veganen Essen. Wenn wir vom Forschungsinstitut für pflanzenbasierte Ernährung solche Einrichtungen der Gemeinschaftsverpflegung beraten, sorgen sich daher die Verantwortlichen häufig, dass mit der Ausweitung der vegetarischen oder rein pflanzlichen Mahlzeiten die Mittagsgäste ausbleiben, genauer gesagt: vor allem die Männer. Besonders an Hochschulen mit eher technischen Studiengängen oder in Industriekantinen ist diese Befürchtung groß.

Es ist wohl so: In unserer Gesellschaft haben viele den Glauben stark verinnerlicht, dass Fleisch Männersache sei. Tatsächlich zeigt der *Ernährungsreport 2021*, der vom Bundesministerium für Ernährung und Landwirtschaft herausgegeben wird: Rund 33 Prozent der Männer, aber nur 18 Prozent der Frauen geben an, mindestens einmal täglich Fleisch zu konsumieren.

Fleisch hat nach wie vor die kulturelle Bedeutung von männlicher Kraft, Stärke, Macht und Potenz. Dies geht weit zurück, bis in die Urzeit. Damals waren Männer die Jäger, die das Mammut erlegten und in die Höhle schleppten, während Frauen Früchte,

KAPITEL 1

Nüsse und Wurzeln sammelten und die Nahrung zubereiteten. Diese tief verankerte archaische Sichtweise, ob bewusst oder unbewusst, und auch die Sorge, als reiner Pflanzenesser als unmännlich zu gelten, dürfte viele Männer immer noch abschrecken, es mit dem Veggieburger oder einem komplett fleischfreien Leben zu versuchen.

Doch langsam tut sich was. Es hat sich herumgesprochen, dass zahlreiche sogenannte Zivilisationskrankheiten mit einem zu üppigen Konsum von Fleisch und zu wenigen pflanzlichen Lebensmitteln einhergehen. Besonders Wurst und andere Fleischwaren spielen bei der Entstehung von Diabetes Typ 2, Herz-Kreislauf-Erkrankungen und Dickdarmkrebs eine Rolle (siehe Seite 91, 128 und 140).

Dass das viele Fleischfuttern ein gesundheitliches Risiko darstellt, haben aber nicht nur die Frauen verstanden, es wird auch immer mehr Männern bewusst. Aus Umfragen wissen wir, dass es vor allem jüngere Männer sind, die Fleisch öfter mal weglassen und pflanzenbetonter essen. Das machen sie zwar nicht primär, um dem Herzinfarkt vorzubeugen – obwohl ihnen die gesundheitlichen Aspekte oft bekannt sind. Bei ihnen spielen vor allem der Tierschutz und ethische Motive eine Rolle. Viele junge Menschen wollen nicht länger ein System unterstützen, in dem Schweine, Rinder und Hühner in einem kurzen, qualvollen Leben dahinvegetieren und am Ende für Nahrungszwecke getötet werden. Sie lehnen es strikt ab, dass männliche Küken geschreddert und männliche Kälber bis nach Marokko gekarrt werden, weil ihre Aufzucht hierzulande unwirtschaftlich ist.

Vielen ist auch bewusst, dass unser Fleischhunger Auswirkungen auf das Leben der Menschen in den Ländern des Globalen Südens hat – sie werden häufig auch mit dem umstrittenen Begriff Entwicklungsländer benannt. Hier sind besonders die Zerstörung des tropischen Regenwaldes für den Anbau von Soja als Futtermittel und die damit zusammenhängende Vertreibung indigener Völker zu nennen (siehe Seite 264). Gerade junge Menschen verbannen also tierische Produkte aus ihrem Einkaufskorb, um ethisch anständig zu essen und Tierleid zu beenden. Dieses Verantwortungsbewusstsein finde ich übrigens total männlich.

Doch für Männer ist es mitunter immer noch mühsam, sich zu einer vegetarischen oder sogar ausschließlich pflanzlichen Ernährung zu bekennen. Zwar wird ihnen einiges Verständnis entgegengebracht, wenn sie aus gesundheitlichen Gründen kein Fleisch mehr essen, nach dem Motto: „Mein Arzt hat mir geraten, ich soll mal weniger Wurst essen." Doch in Bezug auf ethische oder ökologische Motive fehlt ihnen dieses Verständnis oft (noch). Die Zeitung Berlingske beispielsweise berichtete über die Erfahrungen von Männern in Dänemark, die sich für einen fleischfreien Ernährungsstil entschieden hatten. Einer erzählte, dass er in Gruppen, in denen gemeinsam gegessen wurde, von vielen Männern nicht mehr akzeptiert wurde, egal ob im hippen Fitnessclub oder klassischen Schützenverein. Als ihm ein nichtveganer Proteinriegel angeboten wurde, er aber dankend ablehnte und dies mit seiner Ernährungsweise erklärte, sei dies überhaupt nicht gut angekommen.

Doch von solchen Reaktionen darf Mann sich nicht unterkriegen lassen. Die Ablehnung geht oft auf das schlechte Gewissen des Gegenübers zurück. Wenn der Kumpel aus dem Fußballclub merkt, dass der Vegetarier oder der 100-prozentige Pflanzenesser etwas macht, das er selbst nicht schafft, also auf den Burger aus Qualfleisch zu verzichten, reagiert er mit Ablehnung – obwohl er es insgeheim wahrscheinlich sogar gut findet. Das Problem liegt also häufig bei unserem Gegenüber, nicht bei uns selbst. Ich finde es hilfreich, wenn wir uns das immer wieder bewusst machen. Unabhängig davon führt Missionieren sicher nicht zum Erfolg – auf beiden Seiten.

MYTHOS 3:
„WER NUR GRÜNZEUG ISST, BEKOMMT ZU WENIG EIWEISS."

Oft geht es bei der ersten Frage an Menschen, die sich als Pflanzenesser outen, um Eiweiß. Dann heißt es sofort: „Kommt das bei dir nicht zu kurz?" Doch da kann ich ganz klar Entwarnung geben! Bei den meisten Vegetariern ist die Eiweißzufuhr sehr gut und auch bei reinen Pflanzenessern ist sie üblicherweise absolut ausreichend! Bei Vegetariern liegt sie sogar meist über dem, was die Ernährungsgesellschaften für die Eiweißzufuhr empfehlen. Gleichzeitig aber ist sie wiederum nicht ganz so üppig wie bei allen, die Fleisch, Fisch, Milchprodukte und Eier essen. Doch genau dies ist ein Pluspunkt, wie wir später noch sehen werden. Denn besonders beim Eiweiß – in der Fachsprache sagt man Protein – gilt nicht: „Viel hilft viel." Es kommt dabei vielmehr auf die Qualität des Proteins an (siehe Mythos 4).

Kritiker von rein pflanzlicher Ernährung und plant-based zitieren manchmal eine Studie, die gezeigt habe, dass Veganer sehr schlecht mit Eiweiß versorgt seien. Sie meinen die *Deutsche Vegan-Studie,* die in den Jahren 1994/1995 durchgeführt wurde. Sie ergab, dass 41 Prozent der Frauen und 31 Prozent der Männer die täglichen Empfehlungen für die Proteinzufuhr nicht erreichten. Diese Studie ist jedoch kaum aussagekräftig für die heutige Situation, weil die Daten über 25 Jahre alt sind. Damals war zum einen das Ernährungswissen der Veganerinnen und Veganer und zum anderen das Informations- und Lebensmittelangebot viel schlechter als heute. Inzwischen gibt es jede Menge Bücher sowie Blogs zu dem Thema und in jedem beliebigen Supermarkt oder Discounter kann man gezielt aus einem riesigen Angebot an pflanzlichen Lebensmitteln schöpfen. Darunter sind auch viele Produkte, die nur so vor Eiweiß strotzen: Zu Hülsenfrüchten wie roten Linsen, Kichererbsen und Kidneybohnen, Getreide und Pseudogetreide wie Quinoa und Amaranth sowie Nüssen aller Art haben sich im Lauf der Zeit auch Sojadrinks, Tofu, Tempeh und Seitan sowie Proteinmüslis und andere Powerprodukte mit viel Eiweiß gesellt. Dass Pflanzenesser zu wenig Eiweiß bekommen, widerlegen außerdem auch alle neueren Studien. Diese Behauptung gehört definitiv in den Bereich der Mythen.

MYTHOS 4:
„PFLANZLICHES EIWEISS IST WENIGER WERTVOLL ALS DAS VOM TIER."

Fleischverfechter betonen gern, dass Protein aus pflanzlichen Lebensmitteln nicht so wertvoll sei wie das von Steak und Schnitzel. Grundsätzlich stimmt das und es ist auch seit Langem bekannt. Tatsächlich ist die Eiweißqualität eines Lebensmittels umso höher, je mehr die Zusammensetzung der Eiweißbausteine – der sogenannten Aminosäuren – unserem Körperbedarf entspricht. Dabei sind tierische Proteine näher dran als die meisten pflanzlichen. Doch durch schlaues Kombinieren verschiedener eiweißreicher Lebensmittel lässt sich die Eiweißqualität deutlich steigern. Topkombinationen sind zum Beispiel Roggenvollkornbrot mit Cashewmus, Vollkornreis mit Linsensoße oder Falafel im Fladenbrot. Die Eiweißqualität entspricht dann sogar jener von Eiern, Milch und Rindfleisch, die in Sachen Protein als besonders hochwertig gelten, oder übersteigt sie sogar.

MYTHOS 5:
„SALAT LÄSST DEN BIZEPS SCHRUMPFEN."

Zahlreiche vegetarisch oder vegan lebende Hochleistungssportler beweisen eindrucksvoll, dass diese Behauptung wirklich ein Märchen ist. Sie essen pflanzenbasiert oder verzichten ganz auf Tierisches – und erbringen dennoch Topleistungen. Ein prominentes Beispiel von vielen ist der vegan essende Kraftsportler Patrik Baboumian, der im Jahr 2011 nach den Strongman-Meisterschaften offiziell zum stärksten Mann Deutschlands gekürt wurde! Auch die preisgekrönten Boxer Mike Tyson, Michael Wallisch und ihre Sportkollegin Leonie Giebel sowie der Extremläufer Mark Hofmann und die Marathonläuferin Sally Eastall essen vegan und erbringen Höchstleistungen. Körperliche Leistungsfähigkeit und Regeneration sind nämlich keine Frage des Gemüse- oder Fleischverzehrs. Entscheidend ist, dass die Ernährung insgesamt abwechslungsreich und vollwertig ist. Sie muss also ausreichend Energie, Kohlenhydrate, Fette und Eiweiß sowie Vitamine und Mineralstoffe bereitstellen.

Während für alle Freizeit- und Breitensportler die üblichen Empfehlungen für eine vollwertige Ernährung gelten (siehe Seite 287–290), müssen Leistungssportler noch eins draufsetzen, also etwas für ihren erhöhten Bedarf an Energie und Nährstoffen tun. Power-Lebensmittel wie Vollkornprodukte, Nüsse und Nussmus, Samen, Trockenobst, Avocados sowie naturbelassene Pflanzenöle sind dafür ideal, denn sie können den höheren Kalorienbedarf decken und sind randvoll mit Nährstoffen.

Ein wichtiges Thema bei Veggiesportlern ist immer das Eiweiß, weil es der wichtigste Muskelbaustoff ist. Tatsächlich müssen Sportler, die viel trainieren und am Muskelaufbau arbeiten, das Protein im Blick haben. Während für (ambitionierte) Freizeitsportler zwischen 0,8 und einem Gramm Eiweiß je Kilo Körpergewicht am Tag empfohlen wird, steigt der Bedarf im Hochleistungssport an: auf 1,4 bis zwei Gramm Eiweiß je Kilo Körpergewicht und Tag, so die Empfehlung der International Society of Sports Nutrition. Doch auch dies ist leicht umsetzbar. Tofu und andere Sojaprodukte, Hülsenfrüchte, Vollkorngetreide, Amaranth und Quinoa sowie Nüsse sind sehr gute Eiweißquellen, die, schlau kombiniert, alle wichtigen Aminosäuren liefern. Die Sorge, dass pflanzliche Ernährung den Bizeps schrumpfen lässt, ist also unbegründet.

Für eine gute Ausdauerleistung sind hingegen vor allem die Kohlenhydrate wichtig, und zwar sowohl die von der langsamen als auch die von der schnelleren Sorte. Lange satt machen Müsli, Vollkornbrot, Naturreis und Getreideflocken. Für schnell verfügbare Energie sorgen Rosinen, Datteln, getrocknete Aprikosen und frisches Obst. Studien, die Vor- oder Nachteile einer vegetarischen oder rein pflanzlichen Ernährung im (Leistungs-)Sport eindeutig belegen oder widerlegen, gibt es bisher kaum. Eine Studie aus Dänemark zeigte aber, dass es zwischen Sportlern, die entweder vegetarisch aßen oder eine fleischreiche Kost zu sich nahmen, keine signifikanten Unterschiede in der Ausdauerleistung gab. Auch eine unserer Studien, in der wir die Volleyballmannschaft der 3. Liga des ASV Dachau auf eine vollwertige vegane Ernährung umgestellt haben, ergab im zwölfwöchigen Beobachtungszeitraum keine Unterschiede in der Leistungsfähigkeit der jungen Sportler im Vergleich zum Studienstart. Am Ende der Saison war die Mannschaft in der Tabelle sogar weiter nach oben gerückt! Obwohl noch Forschungsbedarf besteht, ist also längst klar: Gut geplantes pflanzenbasiertes Essen lässt die Leistungsfähigkeit nicht sinken, und zwar weder im Kraft- noch im Ausdauersport.

KAPITEL 1

MYTHOS 6:
„FÜR KINDER IST REIN PFLANZLICHES ESSEN GEFÄHRLICH."

Auch das ist eine beliebte Behauptung. In einem der Interviews, die ich regelmäßig gebe, erzählte die Journalistin von ihrem Besuch beim Kinderarzt mit ihrem Sohn einige Tage zuvor. Sie hatte den Arzt im Hinblick auf unser Gespräch gefragt, was er von „vegan für Kinder" halte. „Rein gar nichts", habe der sofort geantwortet, „das ist lebensgefährlich!" Er habe schon einige mangelernährte Säuglinge und Kleinkinder in der Praxis gesehen, betonte der Arzt.

Doch so pauschal kann man das einfach nicht sagen. Zwar berichten ärztliche Fachzeitschriften immer wieder von vegan ernährten Kleinkindern, die schwere Gesundheitsstörungen aufweisen. Doch erstens sind das stets Einzelfallberichte, die nicht verallgemeinert werden können. Zweitens zeigt sich bei genauerem Hinsehen, dass diese Kinder eben nicht vollwertig pflanzlich ernährt wurden, wie wir es empfehlen. Einige erhielten extrem einseitig und schlecht zusammengestelltes veganes Essen. Teils war es sogar roh-vegan und das Kind bekam ausschließlich ungekochte (!) Linsen, Erbsen, Bohnen und Karotten zu essen – was für mich tatsächlich an Körperverletzung grenzt. Einem anderen Kind wurden praktisch alle Lebensmittel vorenthalten, die reichlich Kalzium liefern, also den unverzichtbaren Mineralstoff für die Knochenbildung. Wenn Kleinkinder massiv mit Vitamin B_{12} unterversorgt waren und auch schon klinische Mangelerscheinungen hatten, zeigte sich, dass die vegan lebende Mutter meist schon während der Schwangerschaft kein Vitamin B_{12} ergänzt hatte. Dann enthielt natürlich auch die Muttermilch viel zu wenig davon. Solches Verhalten ist absolut fahrlässig und sehr bedauerlich – aber gänzlich vermeidbar! Mein Team und ich haben daher eine vegane Lebensmittelpyramide für Kinder (siehe Literatur Seite 391) entwickelt, um Eltern zu unterstützen, die ihre Familie rein pflanzlich und vollwertig ernähren möchten.

Dass vegane Kinderernährung funktioniert, haben unsere beiden VeChi-Studien *(Vegetarian and Vegan Children Studies)* gezeigt. Die *VeChi-Diet-Studie* mit 430 Kleinkindern im Alter von ein bis drei Jahren überprüfte den Ernährungszustand sowie verschiedene Körpermaße von 139 vegan und 127 vegetarisch lebenden Kindern sowie von 164 Jungen und Mädchen, die Fleisch im Sinne einer Mischkost erhielten. Im Ergebnis zeigte sich: Zwischen den drei Ernährungsgruppen gab es keine signifikanten Unterschiede in Bezug auf die durchschnittliche Körpergröße und das Gewicht. Die Kinder aller drei Gruppen waren im Schnitt altersgemäß entwickelt. Auch die *VeChi-Youth-Studie* mit rund 400 Kindern und Jugendlichen im Alter von sechs bis 18 Jahren kam zu ähnlich positiven Ergebnissen.

In einigen Bereichen konnten die „Pflanzenkinder" sogar besonders punkten. Bei ihnen war unter anderem die Zufuhr von Ballaststoffen und Kohlenhydraten höher als bei den Kindern der anderen beiden Gruppen. Die vegan ernährten Kinder aßen außerdem deutlich mehr Gemüse, Obst und gesunde Vollkornprodukte. Sie hatten auch eine bessere Zufuhr von lebenswichtigen Fettsäuren, von Kalium, Magnesium und sogar von Eisen. Auch bei Vitamin C, Folsäure und anderen Vitaminen sah es sehr gut aus. Positiv überrascht waren wir, dass die veganen Kinder mit der höchsten durchschnittlichen Vitamin-B_{12}-Zufuhr punkteten: Die Eltern hatten ihrem Nachwuchs dieses Vitamin sehr gewissenhaft über Nahrungsergänzungsmittel gegeben. Dieses erfreuliche Ergebnis muss ich betonen, weil Vitamin B_{12} nur in tierischen Lebensmitteln in nennenswerten Mengen enthalten ist und deswegen bei rein pflanzlicher Ernährung als Präparat ergänzt werden muss.

Allerdings gab es, wie wir vorher bereits vermutet hatten, auch kritische Nährstoffe. Vor allem die Zufuhr von Kalzium und die Versorgung mit Vitamin D und Jod war bei den Kindern nicht optimal. Das betraf aber alle drei Ernährungsgruppen, wenngleich die veganen Kinder bei Kalzium und Jod noch mehr Nachholbedarf hatten als die vegetarischen und die Fleisch essenden Kinder.

Die Sorge, dass vegan essende Kinder automatisch blass, dünn und unterernährt sind, stimmt jedoch keineswegs, im Gegenteil: Sie sind meistens topfit! Dieses Wissen sollten auch Kinderärzte berücksichtigen.

MYTHOS 7:
„WER SOJA ISST, KILLT DEN TROPISCHEN REGENWALD UND ISST GENTECHNIK."

Ja, es stimmt: Der Anbau von Sojabohnen ist oft extrem umweltschädlich und die verantwortlichen Konzerne missachten vielfach die Menschenrechte. Für Sojabohnen werden in Erzeugerländern wie Brasilien und Argentinien riesige Waldflächen abgebrannt oder es wird wie in der brasilianischen Savanne Cerrado wertvoller Trockenwald in Ackerland umgewandelt. Dieses Vorgehen entzieht den dort lebenden Menschen ihre Nahrungsgrundlage. Der Anbau von Soja in Monokulturen erfordert außerdem einen hohen Einsatz von Pestiziden und synthetischen Düngemitteln, die die Böden schädigen, ins Grundwasser gelangen und die Trinkwasserqualität verschlechtern. Das alles ist gut belegt.

Doch es gilt zu unterscheiden: Nur etwa sechs Prozent der global erzeugten Sojabohnen kommen als Tofu, Bohne oder Sojasoße in den Kochtopf und auf den Teller, berichtete die Umweltschutzorganisation WWF in der Studie *Sojaboom: Auswirkungen und Lösungswege* aus dem Jahr 2014. Ein weiterer Teil ist Rohstoff für Kosmetika und Körperpflegemittel oder kommt als Biodiesel in den Tank. Drei Viertel der weltweiten Sojaproduktion jedoch landen als Futtermittel in den Trögen unserer Nutztiere, so die WWF-Studie.

Wer aber heute in Europa Tofu, Veggiewürstchen oder Sojaburger isst, verzehrt fast immer europäisches Soja, das vor allem in Rumänien, der Ukraine, in Frankreich, Italien, Österreich und zu einem kleinen Teil auch in Deutschland angebaut wird. Es kommt überwiegend aus ökologischer Landwirtschaft und wird somit ohne Brandrodung, Vertreibung indigener Völker, Pestizide und mineralische Düngemittel erzeugt. Einige einheimische Biohersteller von Tofu oder Sojadrinks setzen sogar ausschließlich auf deutsche Sojabohnen und weisen auf der Packung auch darauf hin. Wer Produkte aus Biosoja isst, schädigt also keineswegs die Umwelt. Diese Sojakonsumenten tragen vielmehr zum Umweltschutz bei, indem sie die heimische oder europäische Biolandwirtschaft unterstützen und sich außerdem gegen Gentechnik entscheiden. Denn für Bio werden nur Bohnen angebaut, die nicht gentechnisch verändert sind – anders als bei konventionellem Soja.

MYTHOS 8:
„PFLANZLICHE ERNÄHRUNG SCHADET DER UMWELT: BEIM ANBAU VON MANDELN UND AVOCADOS WIRD IRRE VIEL WASSER VERGEUDET."

Diese Behauptung wird sehr oft als Argument ins Feld geführt, sobald man sich als Pflanzenköstler outet. Tatsächlich lässt es sich auch nicht wegdiskutieren: Mit mehr als 16 000 Liter Wasser pro Kilo zählen Mandeln zu den größten Wasserschluckern. Grund ist, dass ein großer Teil der Weltproduktion in kalifornischen Monokulturen angebaut wird und wegen der Trockenheit intensiv bewässert werden muss. Durch die zunehmenden Dürren der letzten Jahre verstärkt sich so der Wassermangel in der Region. Auch Avocados schlucken viel Wasser, je Kilo Frucht sind es satte 2000 Liter.

Doch ich möchte auch das einordnen. Für den Anbau der meisten pflanzlichen Lebensmittel wird im Durchschnitt sehr viel weniger Wasser benötigt als für die Erzeugung tierischer Lebensmittel. Je Kilo Gemüse sind es rund 300 Liter, für Obst etwa 1000 Liter und für Getreide rund 1600 Liter Wasser. Je Kilo Käse müssen aber rund 5000 Liter, für Butter 5600 Liter, für Schweinefleisch rund 6000 Liter und für ein Kilo Rindfleisch sogar über 15 000 Liter Wasser aufgewendet werden. Der Unterschied zwischen pflanzlichen und tierischen Lebensmitteln liegt im Einsatzbereich: Während pflanzliche Lebensmittel „nur" direkt Wasser brauchen, vervielfacht die Produktion tierischer Lebensmittel auf mehreren Ebenen den Wasseraufwand. Es wird vor allem für den Anbau der Futtermittel benötigt. Da aus einem Kilo Futter aber nicht ein Kilo Fleisch oder Käse werden, sondern sehr viel weniger (siehe Seite 160), ist die Erzeugung tierischer Lebensmittel so wasserintensiv. Zusätzlich schluckt auch die Verarbeitung der Rohwaren zu Fleisch, Wurst, Schinken und Milchprodukten einiges an Wasser. Es gibt also durchaus pflanzliche Lebensmittel, deren Anbau viel Wasser benötigt, doch im Vergleich zur Erzeugung tierischer Produkte sind die Mengen fast immer deutlich geringer.

MYTHOS 9:
„FLEISCHALTERNATIVEN BESTEHEN FAST NUR AUS ZUSATZSTOFFEN UND AROMEN."

Das ist ein häufiges Vorurteil, das schon fast automatisch genannt wird, wenn es um fleischfreie Salami und Sojawurst geht. Da wir wissen wollten, was genau in die Veggiewurst kommt, gingen mein Team und ich diesem Thema vor ein paar Jahren in einer Studie nach. Dabei nahmen wir 80 vegane und vegetarische Fleischalternativen sowie 27 klassische Fleischprodukte ins Visier, darunter biologisch und konventionell erzeugte Produkte. Im Fokus standen neben der Eiweißmenge und -qualität, dem Energie- und Fettgehalt, dem Gehalt an Zucker und Salz auch der Einsatz von Zusatzstoffen und Aromen.

Wir fanden heraus, dass die biologischen Fleischalternativen im Vergleich am besten abschnitten: Sie hatten einen etwas höheren Eiweißgehalt, weniger Kalorien und Fett und sogar deutlich weniger gesättigte Fettsäuren als „echte" Fleischwaren. Auch wurden ihnen keinerlei Aromen zugesetzt. Die Bioprodukte kamen mit deutlich weniger Zusatzstoffen aus als die vergleichbaren konventionellen Produkte. Unsere Studie zeigte, dass biovegane und biovegetarische Produkte im Schnitt nur einen (!) Zusatzstoff pro Produkt enthielten, vergleichbar also mit Wurst aus echtem Fleisch. Konventionelle vegane Produkte hatten hingegen durchschnittlich zwei und konventionelle vegetarische Produkte 3,5 Zusatzstoffe pro Produkt. Das ist zwar deutlich mehr als bei den Bioprodukten, aber immer noch meilenweit von dem Vorurteil entfernt, dass sie vor Zusatzstoffen nur so strotzen. Pflanzliche Fleischalternativen benötigen keine langen Zusatzstofflisten, kann ich Ihnen versichern. Dabei müssen wir jedoch unterscheiden: Konventionelle Fleischalternativen machen eine deutlich schlechtere Figur als Bioprodukte.

MYTHOS 10:
„PLANT-BASED IST KOMPLIZIERT."

In den Presseinterviews, zu denen ich immer wieder eingeladen werde, ist oft die alltägliche Umsetzung und Praxis ein Thema. Es sei sehr schwierig, plant-based zu essen: Man müsse sich sehr gut auskennen, Vitaminpräparate schlucken und zudem regelmäßig zum Arzt gehen, zum Vitamincheck, um das Blut auf Nährstoffmängel untersuchen zu lassen. Das klingt tatsächlich kompliziert. Doch sollten wir uns nicht alle mit dem auseinandersetzen, was wir essen und trinken, egal, ob dies rein pflanzlich, vegetarisch oder mischköstlich ist? Wer sich mit Fleisch und Wurst ernährt, sollte auch nicht wahllos alles in sich hineinstopfen, sondern Abwechslung und Vielfalt im Blick haben – und damit meine ich nicht möglichst viele Wurstsorten! Auch müssen Veganer, abgesehen von Vitamin B_{12}, nicht mehr oder weniger Vitaminpräparate schlucken als Nichtveganer. Tatsächlich gibt es sogenannte kritische Nährstoffe, auf die bei veganer Ernährung besonders geachtet werden muss. Aber das ist gut machbar (siehe ab Seite 65)!

Dass Pflanzenkost besonders kompliziert und aufwendig sei, lässt sich also pauschal nicht bestätigen. Es kommt immer auf das Vorwissen und die eigene Lust an, in der Küche auch neue Dinge auszuprobieren. Schließlich erfordert jede Ernährungsform Kenntnisse und Umsicht in Bezug auf das, was täglich auf den Teller kommt.

MYTHOS 11:
„WER VIEL PFLANZLICHES ISST, HAT STÄNDIG HUNGER. SALAT MACHT NICHT SATT."

Woher dieser Mythos kommt, ist mir nicht ganz klar. Denn Pflanzenköstler essen nicht nur Salat und gedämpfte Möhrchen. Je nach Rezept kommen bei den Veggies jede Menge unterschiedliche Lebensmittel in den Topf und auf den Tisch – Vollkornprodukte, Kartoffeln, Hülsenfrüchte, Nüsse, Sonnenblumenkerne und andere Samen, Oliven-, Lein- und Walnussöl und natürlich viel Gemüse und Obst aller Art. Zwar sind die meisten pflanzlichen Lebensmittel längst nicht so gehaltvoll wie Käse und Wurst, fetter Fisch und Braten, trotzdem wird man von ihnen sehr gut satt: Gemüse wird schließlich nicht nur pur von der Hand in den Mund gegessen, sondern kreativ und vielfältig mit sättigenden Zutaten wie Vollkornreis, Olivenöl, Kokosmilch oder Cashewnüssen zubereitet. Außerdem liefern vor allem Vollkorngetreide und Hülsenfrüchte, aber auch Obst und Gemüse reichlich Ballaststoffe. Die machen schön satt und sind außerdem richtig gut für die Verdauung. Hunger muss also niemand schieben, der vor allem Pflanzliches isst.

MYTHOS 12:
„ALS VEGANER KANN MAN JA GAR NICHTS MEHR ESSEN."

Das ist eine häufige Befürchtung, die ich sehr gut nachvollziehen kann. Es ist zunächst ungewohnt und bedeutet eine Umstellung, wenn kein Fleisch, kein Käse, keine Wurst, kein Ei und auch kein Fisch gegessen wird. Doch die pflanzliche Küche ist enorm vielfältig und bunt. Kichererbsen, Linsen und Bohnen sind eine tolle Basis für Burger und Bratlinge. Reis, Nudeln und Quinoa schmecken lecker im Mix mit Gemüse aller Art. Aufs Brot gibt es köstliche Gemüseaufstriche und Linsenpasten, Pizzen werden mit knackigem Gemüse belegt und bekommen ein raffiniertes Pestotopping aus Basilikum oder Rucola mit Pinienkernen. Wer Anregungen sucht, findet in mehreren Hundert veganen Kochbüchern oder auch im Internet jede Menge tolle Rezepte mit ausschließlich pflanzlichen Zutaten. Einfach mal ausprobieren und genießen.

KAPITEL 1

Veganerinnen und Veganer wollen Fleischessern das Steak madig machen und andere missionieren.
Es gibt sicher Veganer, die sehr wenig tolerant sind, und Fleischesser – oder sogar Vegetarier – als „Mörder" und Ähnliches bezeichnen. Sie wollen ihre Mission von der fleischfreien Welt verbreiten und andere von der Richtigkeit ihres Tuns überzeugen. Das ist meiner Ansicht nach völlig unnötig und wenig zielführend. Doch unangemessene oder sogar radikale Sprüche beobachte ich genauso seitens der „Fleischfanatiker". Im Netz gibt es sogar Anti-Veganforen, in denen Menschen, die rein pflanzlich essen, von den „Fleischies" richtig diffamiert werden. „Veganer essen meinem Essen [damit sind die Tiere gemeint] das Essen weg" oder „Veganer sind Knalltüten, die allen Ernstes meinen, der Mensch könne ohne tierische Erzeugnisse leben."
Diffamierung und Verunglimpfung sind aber die Ausnahme – auf beiden Seiten. Aus Studien wissen wir, dass Veganer nur selten „sehr negative Reaktionen" in Bezug auf ihre Ernährungsweise erhalten. Das ergab beispielsweise eine Untersuchung mit Pflanzenköstlern, die das Bundesinstitut für Risikobewertung 2017 veröffentlichte. Etwa sieben Prozent der Veganer, die an der Studie teilnahmen, hatten im Kontext mit ihrer Ernährung klare Ablehnung erfahren. Mehr als die Hälfte der Befragten sagte hingegen, Familie und Freunde hätten „sehr" oder „eher positiv" auf ihr „Coming-out" als Veganer reagiert. Das spricht eher für Toleranz seitens der nichtveganen Umwelt.
Meiner Erfahrung nach wollen die meisten Menschen, die plant-based oder rein pflanzlich essen, einfach in Ruhe gelassen werden, ihr Essen genießen und nicht bei jeder Gelegenheit diskutieren. Viele Veganer vermeiden es sogar komplett, die eigene Ernährung in Gegenwart anderer zum Thema zu machen. Denn erfahrungsgemäß beginnen Nichtveganer sonst gern Diskussionen darüber, ob es nicht ungesund, unökologisch, unsinnig und so weiter sei, gar keine tierischen Produkte zu essen. Nicht ohne darauf hinzuweisen, dass ihr eigener Fleischverzehr ja sowieso gaaanz niedrig sei ...

ERNÄHRUNGSMYTHEN IM REALITY-CHECK

WAS MENSCHEN DENKEN, WAS VEGANER*INNEN ESSEN:

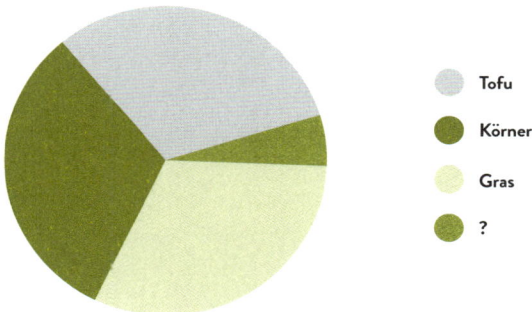

- Tofu
- Körner
- Gras
- ?

WAS VEGANER*INNEN WIRKLICH ESSEN:

Ananas • Äpfel • Aprikosen • Artischocken • Avocados • Bagel* • Bananen • Bohnen • Brokkoli • Brownies* • Burger* • Burritos* • Cashewkerne • „Chicken" Nuggets* • Cookies* • Croissants* • Donuts* • Erbsen • Erdbeeren • Frühlingsrollen* • Gemüse-Wraps* • Grapefruit • Grünkohl • Guacamole • Gurke • Haselnüsse • Himbeeren • Hotdogs* • Hummus • Karotten • Käse* • Käsekuchen* • Kartoffelecken* • Kartoffeln • Kartoffelpüree* • Kekse* • Kichererbsen • Kirschen • Lasagne* • Linsen • Mandarinen • Mandeln • Mangos • Maronen • Nudeln • Okraschoten • Orangen • Paella* • Pfirsiche • Pizza* • Pommes • Quinoa • Reis • Samosas* • Sandwiches* • Schnitzel* • Seitan • Sellerie • Soja-Drink • Spargel • Suppe* • Sushi* • Süßkartoffel • Tabouleh • Tacos* • Tempeh • Tempura • Tofu • Tomaten • Vegane Eiscreme • Veggie-Wraps • Vollkorngetreide • Walnüsse • Zitronen • vieles andere

*vegane Variante

Veganer*innen essen bunt (Quelle: Peta, erweitert).

KAPITEL 2

THE POWER OF PLANTS
PFLANZLICH IST BESSER!

Vegetarische und vor allem rein pflanzliche Ernährung wurden lange Zeit belächelt. Über „Körnerfresser" wurden Witze gerissen und auf Kongressen Experten zu alternativen Ernährungsweisen besonders kritisch beäugt. Doch das hat sich in den vergangenen Jahren grundlegend geändert. Inzwischen ist pflanzenbasiertes Essen mit nur wenigen oder ganz ohne tierische Lebensmittel fast schon Mainstream – weil es lecker und zugleich gesund ist und nachweislich unseren Planeten schützt. Lesen Sie in diesem Kapitel, welche Widerstände es seitens der Kritiker gab, wie es zum Wandel kam und wer die Vorreiter bei dieser wichtigen Wende in der Wissenschaft sind.

Mein erster Mensabesuch zu Beginn meines Studiums an der Universität Gießen im Herbst 1989 war ein kleiner Realitätsschock. Ich war schon seit ein paar Jahren Vegetarier und dachte, es sei in einem Studiengang wie Ernährungswissenschaften völlig selbstverständlich, vegetarisch zu essen. Doch in der Mittagspause strömten die anderen Erstis meiner Studieneinführungsgruppe mehrheitlich nicht zum vegetarischen Menü, sondern zur Essensausgabe mit der Currywurst! Wo war ich denn hier gelandet? Auch im Studium selbst lernten wir zunächst wenig über pflanzenbasiertes Essen. Vegetarisch war zwar okay, aber das (wissenschaftliche) Maß der Dinge war die klassische Mischkost, wie das Essen mit Fleisch, Fisch und Milchprodukten, Getreide, Kartoffeln, Gemüse und Obst unter Ernährungsfachleuten auch heißt.

KAPITEL 2

Damals war das einfach so. Wer zum Arzt ging und sich als Vegetarier oder gar Veganer outete, wurde umgehend gewarnt: „Mach das ja nicht, sonst bekommst du Mangelerscheinungen." Auch in der Ernährungswissenschaft war die Mehrheit davon überzeugt, dass eine „ausgewogene" Ernährung das Beste, also am gesündesten, sei. Apropos: „Ausgewogen" steht ganz oben auf meiner persönlichen Top-Ten-Liste der nichtssagenden Begriffe. Eine Kost mit 50 Prozent Fleisch und 50 Prozent Weißbrot ist irgendwie auch „ausgewogen", aber sicher nicht förderlich für die Gesundheit. Immerhin war es aber damals nicht mehr so, wie noch in den Jahren davor. Da ging man noch davon aus, dass eine Ernährung ohne Fleisch, Milch, Butter, Käse und Eier zwangsläufig krank machen müsse. Denn es fehlt ja das tierische Eiweiß, außerdem Eisen und Vitamin B_{12} – jenes Vitamin, das nur in Lebensmitteln tierischen Ursprungs enthalten ist. Doch diese Befürchtungen und Annahmen beruhten primär auf Vermutungen, Vorurteilen und Einzelfallberichten, sie waren nicht wissenschaftlich fundiert. Aus einem einfachen Grund: Es gab nur wenige Studien, die den Gesundheitszustand von Vegetariern, und sehr, sehr wenige, die reine Pflanzenköstler systematisch untersucht hatten.

„Fleischlose" Wissenschaft ohne Ansehen

In den 1970er-Jahren hatten „alternative" Wissenschaftlerinnen und Wissenschaftler, die sich mit vegetarischen und rein pflanzlichen Kostformen auseinandersetzten, in der klassischen Wissenschaft wenig Ansehen. Ja, ihnen wurden häufig Dogmatismus, unwissenschaftliches Arbeiten oder gar eine fehlgeleitete Weltanschauung vorgeworfen. Behauptet wurde auch gern, dass ihre Ansichten und Erkenntnisse, die in Büchern oder auf Veranstaltungen weitergegeben wurden, „nur zur Verunsicherung der Allgemeinheit beitragen" würden.

THE POWER OF PLANTS – PFLANZLICH IST BESSER!

Sicher gab es zu allen Zeiten auch selbst ernannte Experten, die mit Halbwissen tatsächlich zur Verwirrung beitrugen. Doch die Mehrheit der „alternativen" Forscher war und ist an der Sache und vor allem den wissenschaftlichen Fakten interessiert. Abgesehen davon ist eine der grundlegenden und wichtigsten Eigenschaften von Wissenschaft, dass vermeintliche Wahrheiten immer wieder kritisch hinterfragt werden! Das gilt übrigens auch – und vielleicht ganz besonders – für eigene Forschungsergebnisse.

In der Ernährungswissenschaft war einer dieser Forscher der inzwischen emeritierte Prof. Claus Leitzmann von der Universität Gießen. Schon seit Anfang der 1980er-Jahre hatte er sich mit vegetarischer Ernährung und alternativen Ernährungsformen befasst. („Alternativ" bedeutet übrigens „eine andere Möglichkeit". Es ging also um Ernährungsweisen, die eine andere Möglichkeit als die übliche Mischkost darstellten.)

Unter seiner Leitung wurde eine der weltweit ersten Studien zur Gesundheit von Vegetariern, die *Gießener Vegetarier-Studie,* durchgeführt. Er war auch der Grund, warum ich unbedingt in Gießen studieren wollte. Besonders fasziniert hatte mich sein Seminar Ernährungsökologie, in dem wir über die Zusammenhänge und Wechselwirkungen der Ernährung mit dem einzelnen Menschen, der Umwelt, der Gesellschaft und der Wirtschaft diskutierten. Häufig wurden dort auch externe Fachleute als Referenten eingeladen, was zu einem enorm fruchtbaren Gedankenaustausch führte – nicht selten ging es in den Diskussionen hoch her! Dies hat mich in meinem eigenen späteren wissenschaftlichen Arbeiten und in meiner Haltung zur Ernährung sehr geprägt. Die aus den Erkenntnissen der Ernährungsökologie abgeleitete Kost ist die heute bekannte *Gießener Konzeption der Vollwert-Ernährung,* die auf vollwertigen und frisch zubereiteten, überwiegend pflanzlichen Lebensmitteln basiert.

KAPITEL 2

Vegane Ernährung ist Teil des Ernährungsberichts der DGE

Im Laufe der Zeit haben auch weitere Studien dazu beigetragen, dass vegetarisches und rein pflanzliches Essen heute einen ganz anderen Stellenwert hat als früher. Möglicherweise wurden einzelne dieser Untersuchungen noch mit dem Ziel durchgeführt, zu zeigen, dass eine pflanzliche Ernährung zu Mangelerscheinungen führen müsse. Entsprechend befassten sich die Studien aus den 1970er- und 1980er-Jahren primär mit Engpässen bei der Nährstoffversorgung und den Risiken pflanzenbasierter Kostformen. Doch bald wandelte sich das Bild. In den Untersuchungen kam nicht nur heraus, dass eine gut umgesetzte Pflanzenkost keine grundsätzlichen gesundheitlichen Risiken birgt, sondern im Gegenteil sogar ein großes gesundheitliches Potenzial aufweist. Aspekte der Prävention und der Therapie, also der Vorbeugung und Behandlung von Krankheiten durch pflanzenbasierte Ernährung rückten in den Fokus des wissenschaftlichen Interesses.

Seit den frühen 2000er-Jahren war plant-based dann ein regelmäßiges Thema auf wissenschaftlichen Kongressen von Ärzten und Ernährungswissenschaftlern. Immer neue Studien lieferten Erkenntnisse zum gesundheitlichen Potenzial pflanzenbasierter Ernährung. Die Studienlage ist zwar noch immer lückenhaft, aber viel besser als in den Anfängen. Im aktuellen *Ernährungsbericht 2020* der Deutschen Gesellschaft für Ernährung (DGE), der wie immer vom Bundesministerium für Ernährung und Landwirtschaft in Auftrag gegeben wurde, habe ich zusammen mit verschiedenen Kolleginnen und Kollegen auf über 60 Seiten sogar über unsere Studienergebnisse zur vegetarischen und veganen Ernährung von Kindern und Jugendlichen in Deutschland, der *VeChi-Youth-Studie*, berichtet. Das war ein thematisches Novum und zeigt, wie sich die Zeiten und Haltungen geändert haben. Der *Ernährungsbericht* ist ein dickes Buch, das alle vier Jahre erscheint und über die Ernährungssituation in Deutschland informiert. Ernährungsverhalten, Nährstoffversorgung und spezielle aktuelle Themen zur Ernährung in Deutschland werden auch mit eigens in Auftrag gegebenen Studien dargestellt und analysiert. Dieser Bericht hat also Gewicht – ganz besonders unter Wissenschaftlerinnen und Wissenschaftlern.

Da fällt mir noch eine weitere, wenn auch späte, Genugtuung ein. Mit Grauen erinnere ich mich daran, dass mir mein Mentor Prof. Claus Leitzmann einmal in einer stillen Stunde berichtete, wie ihm damals in den 1970ern und 1980ern der Wind seitens der Kollegenschaft ins Gesicht blies – nur weil er sich für vegetarische Ernährung einsetzte. Von persönlichen Angriffen im Sitzungssaal der ernährungswissenschaftlichen Fakultät bis hin zu öffentlichen Anfeindungen reichte das Repertoire. Doch er ließ sich trotz allem nicht unterkriegen und forschte beharrlich weiter. Immer wieder hörte ich von ihm in Vorlesungen und Vorträgen das bekannte Zitat von Mahatma Gandhi: „Zuerst ignorieren sie dich, dann lachen sie über dich, dann bekämpfen sie dich und dann gewinnst du." Auch Leitzmann sollte recht behalten und recht bekommen, denn heute ist eine pflanzenbasierte Ernährung nicht nur en vogue, sondern gilt als alternativlos, um die Gesundheit der Menschen und die des gesamten Planeten für die Zukunft zu sichern (siehe Seite 153). Im Jahr 2013 wurde Leitzmann übrigens in die Liste der Living Legends, der lebenden Legenden, der International Union of Nutritional Sciences aufgenommen. Diese Ehrung erhalten Persönlichkeiten, die sich um die Ernährungswissenschaft verdient gemacht haben und über 80 Jahre alt sind. Wer hätte es mehr verdient als er!

Bei Studien zählt die Qualität

In diesem Zusammenhang möchte ich noch einige Anmerkungen zu wissenschaftlichen Studien machen und dazu, welche Erkenntnisse man daraus gewinnen kann – und welche nicht. Immer wieder geistern sensationelle Studienergebnisse durch die Me-

KAPITEL 2

dien wie „Vegetarier seltener herzkrank" oder „Veganer erleiden viel häufiger Knochenbrüche". Zu meinen Lieblingsmeldungen aber zählen „Currywurst gegen das Vergessen" (hier ging es um den Schutz vor Alzheimer bei Spiegel online) und „Bier hemmt Brustkrebs" (ebenfalls bei Spiegel online). Das Leben kann doch so einfach sein!

Selbst wenn manche dieser Aussagen zumindest im Kern zutreffen: Meistens erfährt man nicht so genau, was für eine Art von Studie zu welchem Ergebnis genau geführt hat und vor allem, welche Qualität sie hatte. Die Aussagekraft einer Studie ist aber sehr wichtig, um wissenschaftliche Ergebnisse einzuordnen. In der Wissenschaft wird dies auch Evidenz genannt. Es ist der empirisch erbrachte (wörtlich: auf Erfahrung und/oder Beobachtung beruhende) Beweis, dass beispielsweise eine Ernährungsveränderung eine bestimmte Wirkung hat (oder auch ein Medikament in der Medizin). Um zu einer Einschätzung zu kommen, wie aussagekräftig die Ergebnisse sind, werden die Studien verschiedenen Evidenzleveln zugeordnet. Mir ist es wichtig, die Theorie hinter den Studien zu erklären, weil man erst dadurch besser einschätzen kann, welche Daten in Bezug auf Essen und Gesundheit gesichert sind und welche (noch) nicht.

Die geringste Qualität oder Evidenz in der Ernährungsforschung haben Fallstudien, Expertenberichte oder Erfahrungen anerkannter Autoritäten (hier sprechen Wissenschaftler augenzwinkernd auch von „eminenzbasiert" statt „evidenzbasiert"). Es werden also nur Einzelfälle, die Erfahrungen kleinerer Gruppen oder gar von einzelnen Experten beschrieben.

Eine höhere Evidenz haben sogenannte epidemiologische Studien, denn hier werden (unterschiedlich große) Gruppen von Menschen untersucht. Diese Studien wollen vor allem prüfen, ob zwei (oder mehr) Faktoren miteinander gekoppelt sind. Ob also beispielsweise der höhere Verzehr von Gemüse mit weniger Übergewicht einhergeht. Es wird demnach eine Korrelation, ein Zusammenhang, zwischen zwei Aspekten hergestellt. Selbst wenn nun

THE POWER OF PLANTS – PFLANZLICH IST BESSER!

Gemüseesser schlanker als Gemüsemuffel sind, ist das aber noch kein Beweis dafür, dass sie *wegen* des Gemüsekonsums schlanker sind. Die Wirkung könnte auch daher kommen, dass die Gemüseesser viel mehr Sport treiben als die Kontrollgruppe, die kein Gemüse mag. Oder daher, dass sie durchschnittlich zehn Jahre jünger sind. Wir haben also zunächst eine Korrelation, aber (noch) keine Kausalität, also keinen nachgewiesenen Zusammenhang zwischen Ursache und Wirkung. Um nun der Wahrheit möglichst nahe zu kommen, werden die sogenannten Störfaktoren – alle Umstände und Verhaltensweisen, die auch zu schlanker Taille führen könnten – statistisch herausgerechnet. Wir vergleichen auf diese Weise, vereinfacht gesagt, nur die Gemüseesser und Gemüsemuffel miteinander, die gleich alt sind, ähnlich viel Sport treiben und gleich viel (oder wenig) Alkohol trinken. In der Fachsprache nennt man das adjustieren. Wenn wir also herausfinden wollen, ob Veganer seltener an Bluthochdruck erkranken als Fleischesser, müssen wir möglichst viele bzw. alle bekannten Störfaktoren berücksichtigen. Bleibt am Schluss dann immer noch ein geringeres Risiko bei den Pflanzenessern, dann liegt das mit sehr hoher Wahrscheinlichkeit tatsächlich an der Ernährung. Doch woran genau, ist dann schon die nächste Frage …

Sie sehen, es ist schon bis zu diesem Punkt nicht so ganz einfach mit den Studien. Doch die Sache wird noch komplexer, denn es gibt bei den epidemiologischen Studien verschiedene Arten. Da gibt es beispielsweise die retrospektiven Studien. Sie untersuchen rückblickend (retrospektiv), ob sich das Verhalten und die Gewohnheiten von Menschen in der Vergangenheit auf ihre heutige Gesundheit ausgewirkt haben. Oft wird das in sogenannten Fall-Kontroll-Studien durchgeführt. Es wird also beispielsweise geprüft, ob heute an Brustkrebs erkrankte Frauen (das sind im Fachjargon die „Fälle") in der Vergangenheit mehr Fleisch gegessen haben als heute nicht an Brustkrebs erkrankte Frauen (das sind die „Kontrollen"). Doch der tatsächliche Zusammenhang von Ursache und Wirkung ist damit nur schwer zu beurteilen. Vor allem werden die Ergebnisse auch dadurch beeinträchtigt, dass sich die Probandinnen erinnern müssen, was sie vor langer Zeit – teilweise vor Jahrzehnten – gegessen haben. Ich muss gestehen, dass ich schon nicht mehr genau weiß, was ich letzte Woche am Mittwoch gegessen habe. Dieses Studiendesign ist also fehleranfällig.

Querschnittstudien bewerten das Ernährungsverhalten und den Gesundheitszustand einer oder mehrerer Probandengruppen zu einem bestimmten Zeitpunkt. So kann beispielsweise die Frage geklärt werden, ob Vegetarier bessere Cholesterinwerte haben als Mischkostesser und mit welchen der gegessenen Lebensmitteln das zusammenhängen könnte. Allerdings ist das Ergebnis „nur" eine Momentaufnahme, die in einem Monat schon wieder anders aussehen könnte. Auch hier können die Ergebnisse keine direkte Auskunft über Ursache und Wirkung geben.

Die aussagekräftigste unter den epidemiologischen Studien ist die prospektive (vorausschauende, auf die Zukunft gerichtete) Kohortenstudie, eine Langzeitstudie. Die Teilnehmerinnen und Teilnehmer werden beispielsweise nach ihrer Ernährungsform in Gruppen eingeteilt und es wird erfasst, welche Krankheiten im Laufe der Zeit bei welcher Kostform wie häufig auftreten. Also beispielsweise die Frage, ob Vegetarier seltener einen Herzinfarkt erleiden als Fleischesser. Zu Beginn der Studie dürfen die Probanden noch keine der Krankheiten haben, die untersucht werden. Wie bei allen epidemiologischen Studien – zumindest bei den gut gemachten – werden im Zuge der Auswertungen wiederum möglichst viele Störfaktoren herausgerechnet und dadurch die Aussagekraft erhöht. Um zu belastbaren Ergebnissen zu kommen, ist eine hohe Teilnehmerzahl nötig (meist mehrere Zehntausend oder noch besser mehrere Hunderttausend Menschen) und ein möglichst langer Beobachtungszeitraum, gern 20 Jahre und mehr. Sie können sich sicher vorstellen, dass diese Studien dadurch sehr teuer sind. Beispiele für prospektive Kohortenstudien zum Thema pflanzenbasierte Ernährung und Gesundheit sind die *Adventist*

Health Study 2 und die *EPIC-Oxford-Studie*, von denen noch häufiger die Rede sein wird (siehe Seite 49). Eine noch höhere Aussagekraft haben randomisierte kontrollierte Interventionsstudien. Hier wird beispielsweise untersucht, inwiefern sich bestimmte Lebensmittel oder eine komplette Essensumstellung auf die Gesundheit oder auf bereits bestehende Krankheiten auswirken. Es kann also eine konkrete Aussage darüber getroffen werden, ob und in welchem Ausmaß sich etwa die Änderung der Ernährung von einer üblichen fleischlastigen Kost auf rein pflanzliches Essen auf das Risiko für einen (erneuten) Herzinfarkt auswirkt. Dabei ändern die Teilnehmer der Interventionsgruppe ihre Ernährung und die der Kontrollgruppe essen weiter wie bisher. Manchmal werden auch zwei Ernährungsumstellungen, zum Beispiel vegan versus Low Carb, miteinander verglichen. Die randomisierte kontrollierte Interventionsstudie gilt als der Goldstandard unter den Ernährungsstudien. Die Teilnehmer dürfen sich ihre Gruppe nicht aussuchen, sondern werden nach dem Zufallsprinzip einer der beiden Testgruppen zugeordnet (randomisiert). Dadurch lassen sich Störfaktoren (wie z. B. der Anteil von Rauchern) und Unterschiede in der Alters- und Geschlechterverteilung meist gleichmäßig auf die Gruppen verteilen. Dieser Studientyp eignet sich am besten dafür, Zusammenhänge von Ursache und Wirkung in der Ernährungsforschung herzustellen. Allerdings sind auch diese Studien teuer. Zudem kann es schwierig sein, genügend Teilnehmer zu finden oder die Teilnehmer der Kontrollgruppe zu motivieren, weil sie ja „nur" als Vergleichsgruppe dabei sind. Zu viele Studienabbrecher schmälern dann die Aussagekraft der Ergebnisse.

Außerdem gibt es noch die Metaanalysen. Dabei werden mehrere bereits durchgeführte (kleinere oder größere) Studien mit derselben Fragestellung kombiniert und die Daten so ausgewertet, als würde es sich um nur eine Studie handeln. Anders als einzelne Studien haben die gebündelten Ergebnisse eine deutlich höhere Aussagekraft, zumal Studien höherer Qualität mehr Gewicht erhalten als Studien von geringerer Qualität. Unterschiedliche bzw. widersprüchliche Ergebnisse aus den verschiedenen Studien können relativiert werden, weil alle Studien in einer Art Gesamtschau statistisch ausgewertet werden. Allerdings hängt die Qualität der Metaanalysen natürlich davon ab, wie gut die Einzelstudien sind. Metaanalysen von Kohortenstudien haben schon eine sehr hohe Evidenz, aber die Königsklasse stellen Metaanalysen von randomisierten kontrollierten Interventionsstudien dar.

Fazit: Es ist enorm wichtig, sich die Gesamtheit der Studienlage anzuschauen und vor allem auch auf die Qualität der Studien zu achten. Einzelne Studien können durchaus interessant sein, sind aber allein wenig aussagekräftig. Wenn viele Studien zu den gleichen oder zumindest ähnlichen Ergebnissen kommen, dann nähern wir uns der Wirklichkeit immer weiter an.

Übrigens schützt Currywurst nicht vor Alzheimer – da gingen mit dem Journalisten leider die Pferde durch. Tatsächlich ging es um Curcumin, das gelbe Farbpigment im Currypulver, das ja eine Zutat der Sauce zur Currywurst ist. Im Reagenzglas (!) und im Gehirn von Mäusen (!!) verringerte Curcumin die Ansammlung bestimmter Eiweißfragmente. Ob das irgendeine Relevanz für die menschliche Gesundheit hat, ist allerdings völlig unklar.

Die großen Veggiestudien

Wie gesund sind Vegetarier und wie fit Menschen, die rein pflanzlich essen? Wie hoch oder niedrig ist ihr Risiko für verschiedene Wohlstandskrankheiten? Wie steht es um die Nährstoffversorgung von all jenen, die komplett oder häufig Lebensmittel von Tieren weglassen? Fragen über Fragen, um die es in diesem Buch immer wieder gehen wird und auf die ich Antworten geben möchte.

Bei der Beantwortung muss ich selbstverständlich wissenschaftlich korrekt vorgehen. Daher beziehe ich mich bei all meinen Aussagen auf die Vielzahl von Studien, die ich gelesen und mithilfe meines Teams ausgewertet habe. Eine Abfrage der biomedizinischen Literaturdatenbank PubMed für die Suchbegriffe „vegetarian" und „vegan" im Titel oder in der Kurzfassung der Publikation ergibt aktuell rund 4300 Treffer. Das sind also Studien, die sich explizit mit vegetarischer und/oder veganer Ernährung befasst haben. Das ist zwar im Vergleich zu anderen ernährungsmedizinischen Themen immer noch überschaubar, aber die Anzahl der Studien hat gerade in den letzten zehn Jahren deutlich zugenommen. Zwei besonders wichtige (und große!) Studien, die den Fokus auf vegetarische und vegane Ernährung legen und die uns immer wieder spannende neue Forschungsergebnisse liefern, möchte ich hier genauer vorstellen, denn von ihnen wird im Buch noch öfter die Rede sein.

Die *Adventist Health Study 2,* kurz *AHS-2,* ist eine US-amerikanische Langzeitstudie, die vor rund 20 Jahren begonnen wurde, genau war es im Jahr 2002. Mit mehr als 96 000 Teilnehmenden ist sie die größte Veggiestudie weltweit. Alle Probandinnen und Probanden gehören der Kirche der Siebenten-Tags-Adventisten an, einer christlichen Glaubensgemeinschaft, die aus religiösen Gründen angehalten ist, besonders gesund zu leben. Viele ihrer Mitglieder ernähren sich vegetarisch oder rein pflanzlich, die meisten rauchen nicht und trinken keinen Alkohol. Sie leben also relativ gesund. Das hat aus wissenschaftlicher Sicht den Vorteil, dass es sich bei den Teilnehmern um eine sehr einheitliche Gruppe handelt, und zwar auch was den Konsum von Genussmitteln und die Lebensführung insgesamt betrifft. Diese sogenannten Störfaktoren, die neben der Ernährung unsere Gesundheit beeinflussen, sind also in der gesamten Studiengruppe relativ ähnlich. Somit eignet sich die Studie besonders gut dazu, die Auswirkungen verschiedener Ernährungsformen auf die Gesundheit zu untersuchen.

Die teilnehmenden Adventisten wurden hier in fünf Gruppen eingeteilt: Fleischesser, Selten-Fleischesser, Fischesser, Lakto-Ovo-Vegetarier (siehe Seite 54) und Veganer. Die Fleischesser dienen als sogenannte Kontrollgruppe, eine Gruppe also, mit der die anderen Gruppen in Bezug auf das Risiko für verschiedene

Krankheiten verglichen werden. Das Besondere der *AHS-2* ist, dass sie Gesundheitsdaten einer relativ großen Gruppe von Veganern liefert, nämlich über 7000. Ein Ergebnis ist, so viel will ich schon verraten, dass Veganer ein um 50 Prozent verringertes Risiko für Diabetes Typ 2 und für Bluthochdruck haben – zwei der verbreitetsten Wohlstandskrankheiten weltweit überhaupt.

Schon seit 1993 läuft die *EPIC-Oxford-Studie* in Großbritannien, die vom Studienzentrum an der Universität Oxford geleitet wird. Sie ist Teil der größeren *EPIC-Studie* (die Abkürzung steht für *European Prospective Investigation into Cancer and Nutrition*, auf Deutsch: Prospektive europäische Studie über Zusammenhänge zwischen Krebs und Ernährung), die mehr als 500 000 Teilnehmer in zehn europäischen Ländern umfasst. An der *EPIC-Oxford-Studie* nehmen etwa 65 000 Menschen teil, davon rund 2600 Veganer. Außerdem sind auch hier Fleischesser, Selten-Fleischesser, Fischesser sowie Lakto-Ovo-Vegetarier mit von der Partie. Dieser wertvolle Datenpool ergab unter anderem, dass reine Pflanzenesser im Vergleich zu den anderen Gruppen wesentlich seltener fettleibig waren und seltener an Diabetes Typ 2 erkrankten.

Wichtig ist: Die Ergebnisse beider Studien können nicht ohne Weiteres verallgemeinert werden, denn sie gelten zunächst für die jeweiligen Teilnehmergruppen in den USA und Großbritannien. Die jedoch unterscheiden sich in mancher Hinsicht. Beispielsweise konsumieren die Fleischesser der *EPIC-Oxford-Studie* etwa 60 Prozent mehr Fleisch als dieselbe Gruppe in der Adventistenstudie. Fleischesser essen also nicht alle gleich viel Steaks und Schnitzel – genauso wenig wie alle Pflanzenesser sich gleich ernähren! Das aber kann Auswirkungen auf die gefundenen Unterschiede zu den jeweiligen Pflanzenessern in den beiden Studien haben, etwa in Bezug auf das Diabetesrisiko: Wenn ich beispielsweise Pflanzenesser mit Viel-Fleisch-Essern vergleiche, kommt wahrscheinlich etwas anderes heraus als beim Vergleich mit Wenig-Fleisch-Essern.

Ob und wie die Ergebnisse auf Pflanzenköstler in Deutschland übertragbar sind, ist ebenfalls unklar, denn dazu fehlen uns schlichtweg die Daten. (Daher bereiten wir und andere Forschungseinrichtungen zurzeit eine große Studie mit Vegetariern und Veganern vor.) Es ist jedoch sehr unwahrscheinlich, dass die Ergebnisse hierzulande komplett anders ausfallen würden: Auch viele kleinere Studien stützen die wichtigsten Aussagen aus den beiden großen Veggiestudien in den USA und Großbritannien. Wenn wir also Daten von Studien nutzen, um daraus Aussagen zu treffen, müssen wir das immer mit Blick auf die Studienteilnehmer tun. Meist geht es eher um Tendenzen als um der Weisheit letzter Schluss (und schon gar nicht um die absolute Wahrheit).

Die gesundheitlichen Vorteile überwiegen

Ein Motor für die steigende Akzeptanz von pflanzenbasiertem Essen, gerade auch in der Wissenschaft, ist bis heute der seit 2012 in Berlin stattfindende medizinische Fachkongress *VegMed*. Er beschäftigte sich von Anfang an mit den Möglichkeiten einer pflanzlichen Ernährung in Bezug auf Prävention und Therapie von Krankheiten. Damit hat sich das Blatt komplett gewendet: Wurde früher befürchtet, eine pflanzenbasierte Ernährung gehe unvermeidlich mit Mangelerscheinungen einher, so ist sich die Wissenschaft heute darüber (weitestgehend) einig, dass die gesundheitlichen Vorteile überwiegen. Ja, plant-based kann besser vor bestimmten Krankheiten schützen als die übliche Mischkost mit Fleisch, Fisch, Milchprodukten und Eiern wie wir noch sehen werden. Das wissen wir aus verschiedenen großen Studien.

Dabei kam heraus, dass, wer pflanzenbetont isst, seltener an Übergewicht, Diabetes Typ 2, Bluthochdruck, Fettstoffwechselstörungen, Atherosklerose und Herz-Kreislauf-Krankheiten leidet. Pflanzliche Kostformen sind nachweislich auch sehr gut geeignet, einige dieser Wohlstandskrankheiten zu kurieren oder zumindest deutlich zu lindern.

KAPITEL 2

Das ist enorm, denn Krankheiten, bei deren Ursache und Verlauf die Ernährung eine große Rolle spielt, sind in Deutschland für etwa 30 Prozent aller Krankheitskosten verantwortlich! Das waren im Erhebungsjahr 2007 (neuere Daten gibt es nicht!) rund 70 Milliarden Euro. Hochgerechnet auf die Kosten im Jahr 2019 wären das inzwischen rund 123 Milliarden Euro. Tatsächlich gibt es einen anhaltend hohen Anteil übergewichtiger Menschen, mehr Frauen und Männer (und vor allem auch Kinder und Jugendliche) mit Diabetes Typ 2, Bluthochdruck und anderen Krankheiten, die in Verbindung mit einer ungünstigen Ernährung stehen.

Auch die DGE – sie ist hierzulande dafür zuständig, allgemeine Ernährungsempfehlungen für die Bevölkerung in Deutschland herauszugeben – rät schon seit Längerem zu einer Kost, die zu drei Vierteln aus pflanzlichen Lebensmitteln wie Gemüse, Obst, Vollkornprodukten und Hülsenfrüchten besteht. Damit lassen sich die aktuellen Ernährungsziele für Gesunderhaltung sowie Förderung von Leistung und Wohlbefinden am besten erreichen. Die vollwertige Ernährung der DGE, wie sie korrekt heißt, ist aber nicht für reine Pflanzenköstler und kaum für Vegetarier geeignet, weil sie auch Empfehlungen für Fleisch, Fisch, Milchprodukte und Eier enthält. Deshalb habe ich mit meinem Team eigene Empfehlungen erarbeitet und herausgegeben. Mit der *Gießener vegetarischen Lebensmittelpyramide* und der *Gießener veganen Lebensmittelpyramide* (siehe Seite 287 bzw. 289) zeigen wir, welche Lebensmittelgruppen in welchen Mengen gegessen werden sollten, um eine optimale Nährstoffversorgung sicherzustellen und das präventive Potenzial pflanzenbasierter Ernährung voll auszuschöpfen.

In beiden Pyramiden bilden jeweils Wasser, Tees und energiearme Getränke die Basis. Dazu kommen Gemüse und Obst, Vollkornprodukte und Kartoffeln, ergänzt durch Nüsse und Samen sowie Hülsenfrüchte und andere pflanzliche Eiweißlieferanten wie Sojaprodukte. Vor allem bei veganer Ernährung wird die Lebensmittelauswahl durch pflanzliche Milchalternativen ergänzt, bei vegetarischer Kost auch durch Milch- und Milchprodukte sowie

Sind Pflanzenesserinnen und Pflanzenesser geringer mit Schadstoffen belastet?

Wer plant-based isst, konsumiert normalerweise keine oder nur wenige tierische Lebensmittel. Darum ist die Belastung mit bestimmten unerwünschten Substanzen wie den organischen Chlorverbindungen, die sich vor allem in Fleisch, Fisch und Milchprodukten anreichern, bei Vegetariern und reinen Pflanzenköstlern oft niedriger. Ähnliches gilt für Methylquecksilber, das vor allem über Fisch aufgenommen wird. Bei den giftigen Schwermetallen Blei und Arsen fanden Studien entweder keine Unterschiede zwischen Veggies und Fleischessern oder aber niedrigere Zufuhrmengen bei den Pflanzenköstlern.

Jedoch essen Veggies auch viel mehr Gemüse, Obst und Getreide als Mischköstler. Sind sie daher stärker mit Pestiziden belastet? Ja, sofern konventionelles Grünzeug gegessen wird, das mit Pflanzenschutzmitteln wie etwa dem giftigen Glyphosat gespritzt ist. Anders sieht es jedoch aus, wenn Biolebensmittel bevorzugt werden. Sie enthalten nachweislich nur einen Bruchteil der Pestizidrückstände aus Pflanzenschutzmitteln im Vergleich zu konventionellen Lebensmitteln. Somit könnte die Pestizidbelastung von Vegetariern und Veganern, die vor allem Bioprodukte essen, deutlich niedriger sein als die von Mischköstlern. Leider wurde in den meisten Studien aber nicht abgefragt, wie hoch der Anteil der konsumierten Biolebensmittel ist. Eine Studie aus Israel von 2016 hat aber gezeigt: Wurde vegetarisch oder rein pflanzlich gegessen und lag der Konsum von Bioprodukten bei 25 Prozent und mehr, war die Belastung des Körpers mit Dimethylphosphat (einem Abbauprodukt verschiedener Pestizide) deutlich geringer als bei üblicher Mischkost. Das Motto zum Schutz vor Pestiziden und anderen Schadstoffen kann also nur lauten: Iss bioveggie!

Eier in geringen Mengen. Pflanzliche Öle bilden den Abschluss der empfohlenen Lebensmittel. Wenn gewünscht, können auch kleine Mengen an Snacks, Süßigkeiten und Alkohol genossen werden. (Ab Seite 278 erkläre ich ausführlich, was genau auf den Pflanzenpower-Teller kommen sollte.)

Was genau heißt pflanzenbasiert?

Bereits mehrfach war von pflanzenbasierter, also plant-based, und rein pflanzlicher, das heißt veganer, Ernährung die Rede. Doch wie genau unterscheiden sie sich? Pflanzenbasiert sind Ernährungsweisen, bei denen vor allem pflanzliche Lebensmittel auf den Tisch kommen. Alle Formen des Vegetarismus zählen dazu, denn sie basieren auf Gemüse und Obst, Getreide, Kartoffeln, Hülsenfrüchten und Nüssen. Es werden dort keinerlei Lebensmittel von toten Tieren gegessen, also kein Fleisch – auch kein Geflügel – und kein Fisch. Natürlich sind auch sämtliche Produkte ausgeschlossen, die daraus hergestellt werden, wie Wurst, Schinken oder Gummibärchen mit Gelatine.

Noch differenzierter wird es, wenn die vegetarischen Ernährungsformen weiter unterteilt werden:
- Lakto-Ovo-Vegetarier (Lakto- kommt von lateinisch „lac" und bedeutet Milch, „ovum" ist das Ei) akzeptieren Milch und Milchprodukte wie Joghurt, Käse und Quark, außerdem auch Eier.
- Lakto-Vegetarier lehnen Eier ab, essen aber Milch und Milchprodukte.
- Ovo-Vegetarier verzehren Pflanzliches plus Eier, aber keine Milch und Milchprodukte.

Doch pflanzenbasiert isst auch, wer ab und zu ein wenig Fisch oder Fleisch konsumiert. Die verzehrten Mengen sind dann so gering, dass Pflanzliches auf dem Teller trotzdem die Hauptrolle spielt. Wer kein Fleisch, aber Fisch isst, ist per Definition kein Vegetarier, denn Fische sind auch Tiere. (Diese Menschen werden in Studien als Fischesser bezeichnet.)

Reine Pflanzenköstler, die Veganer, gehen noch weiter: Sie haben sämtliche Lebensmittel vom Tier, also Fleisch und Wurst, Milch und Milchprodukte, Eier und alle daraus oder mit ihrer Hilfe hergestellten Lebensmittel (Brötchen mit Milch, Kuchen mit Butter und Eiern, Schokolade mit Milchpulver …) für sich gestrichen. Auch Honig fällt meist weg, weil er von Bienen erzeugt wird, also von Tieren, die den Honig für sich und nicht für uns produzieren. Veganer tragen meist auch keine Kleidung aus Leder, sie lehnen Woll- oder Seidenpullover ab und auch Kosmetik und Reinigungsmittel im Haushalt sind vegan. Manche nennen das radikal, ich finde jedoch den Begriff „konsequent" passender.

Puddingvegetarier

Immer wieder ist die Rede von „Puddingvegetariern". Was hat es damit auf sich? Die essen zwar nicht nur Pudding und andere Desserts, wie man meinen könnte. Aber sie legen keinen besonderen Wert auf eine vollwertige und qualitativ hochwertige Ernährung, greifen also häufig zu verarbeiteten Lebensmitteln wie Pizza, Pommes und Fertiggerichten. Allerdings ist völlig unklar, wie hoch ihr Anteil an den Vegetariern oder Veganern ist. Vermutlich machen sie nur einen geringen Prozentsatz aus, denn Veggies zeichnen sich gerade dadurch aus, dass sie sehr gut informiert und besonders gesundheitsbewusst sind. Das wissen wir aus den vorliegenden Studien: Wer sich vegan, vegetarisch oder flexitarisch ernährt, ist oft auch körperlich aktiver, raucht seltener und konsumiert weniger Alkohol. Dazu passt kein Pudding als Hauptnahrungsmittel.

Immer mehr Flexitarier!

Auch die immer größer werdende Gruppe der sogenannten Flexitarier isst pflanzenbasiert. Bei ihnen kommt zwar ab und zu ein Stück Fleisch auf den Teller oder Wurst aufs Brot, auch öfter mal Joghurt oder Käse, aber an den meisten Tagen der Woche werden vor allem pflanzliche Lebensmittel gegessen: Obst, Gemüse, Nudeln, Reis, Kartoffeln, Brot oder auch Hülsenfrüchte. Flexitarier switchen also zwischen vegetarischem Essen und Mischkost. Schon 55 Prozent der Deutschen bezeichnen sich als Flexitarier, ergab der *Ernährungsreport 2020* des Bundesministeriums für Ernährung und Landwirtschaft. Das finde ich wirklich sehr, sehr gut! Sie kommen noch zu den fünf Prozent Vegetariern und dem einen Prozent Veganer hinzu, die die Ernährungswende auf ihrem Teller bereits umsetzen. Ein Jahr später, im *Ernährungsreport 2021*, waren es sogar schon zehn Prozent Vegetarier und zwei Prozent Veganer. Jedoch gab es in diesem Bericht keine Angabe zu den „Flexis". Dass die Zahl der Pflanzengenießer steigt, ist auch deswegen großartig, weil mit jeder Scheibe Wurst, die nicht konsumiert wird, schon viel gewonnen ist – sowohl für die Gesundheit als auch für die Umwelt und natürlich für die Tiere.

Umwelt- und Tierschutz mit Messer und Gabel

Zunehmend spielen auch ökologische und ethische Gründe eine Rolle bei der Wahl der Lebensmittel. Das geht aus dem neuesten *Fleischatlas* der Heinrich-Böll-Stiftung aus dem Jahr 2021 hervor. Demnach sehen sich 75 Prozent der Veganerinnen und Veganer als Teil der Klimaschutzbewegung, bei den Vegetarierinnen und Vegetariern sind es fast 50 Prozent. Unter denjenigen, die öfters Fleisch essen, halten sich hingegen nur 15 Prozent (!) für umweltbewusst.

Veggies – jung und weiblich?

Leider ist es nicht ganz einfach, die tatsächliche Zahl an Vegetariern und Veganern herauszufinden. Das liegt auch daran, dass Menschen in Befragungen dazu tendieren, sozial erwünschte Antworten zu geben. Es bezeichnen sich also teilweise Menschen als Vegetarier, die aber doch – zumindest ab und zu – Fleisch und Fisch essen. Genauer sind die Ergebnisse aus wissenschaftlichen Untersuchungen, in denen auch das tatsächliche Essverhalten anhand von Verzehrsprotokollen erfasst wird. So können dann die „echten" Vegetarier und Veganer herausgefiltert werden. Interessanter als die tatsächliche Zahl der Veggies finde ich aber deren Zusammensetzung, und zwar vor allem die Geschlechter- und Altersverteilung.

In der *DEGS1-Studie,* einer repräsentativen Untersuchung zur Gesundheit Erwachsener in Deutschland, wurden zwischen 2008 und 2011 rund 7000 Menschen zwischen 18 und 79 Jahren untersucht. Von diesen lebten im Befragungszeitraum 4,3 Prozent vegetarisch. Mit 6,1 Prozent der weiblichen Teilnehmerinnen sind es primär Frauen, die weder Fisch noch Fleisch essen. Nur 2,5 Prozent der Männer hingegen lassen nach eigenen Angaben vom Tier. Das bestätigt die Ergebnisse anderer Studien, in denen der Anteil der Vegetarier bei den Frauen fast immer größer ist als bei den Männern. In den einzelnen Altersstufen gibt es aber Unterschiede. Von den jüngeren Frauen (18 bis 29 Jahre) in der *DEGS1-Studie* essen 9,2 Prozent vegetarisch und von den gleichaltrigen Männern fünf Prozent. Im mittleren Alter nimmt das Interesse etwas ab, aber im höheren Alter sind wieder 7,3 Prozent der 60- bis 69-Jährigen begeistert von einem vegetarischen Lebensstil.

Befragt wurden Jugendliche und junge Erwachsene zwischen 15 und 29 Jahren.

Auch ethische Aspekte in Bezug auf die Tierhaltung spielen eine wichtige Rolle. Viele Vegetarier und vor allem Veganer lehnen die heutige Massentierhaltung und auch das Töten von Tieren ab – und demonstrieren dies mit Messer und Gabel. Nach den Daten des *Fleischatlas* möchten 96 Prozent der Veganer und fast die Hälfte der Vegetarier die Nutztierhaltung abschaffen. Von allen Flexitariern fordern dies nur 15 Prozent, und bei denjenigen, die alles essen, vier Prozent.

Andere möchten durch weniger Fleisch oder den kompletten Verzicht auf Braten und Steak einen Betrag zur Lösung des Hungers in der Welt leisten. Sie wollen nicht länger auf Kosten anderer Menschen in Saus und Braus leben.

Um die Folgen des Klimawandels abzumildern und das Leben für die jetzige sowie nachfolgende Generationen lebenswert zu erhalten, müssen alle Länder dieser Welt (und damit wir alle) an einem Strang ziehen. Dabei sollten sie den drei klassischen Nachhaltigkeitsdimensionen Soziales, Wirtschaft und Umwelt im gleichen Maße Rechnung tragen. Genau dies haben die UN-Mitgliedstaaten 2015 in der *Agenda 2030* festgelegt. Kernelement sind die „UN-Ziele für nachhaltige Entwicklung", die Sustainable Development Goals, kurz SDGs (siehe Abbildung auf Seite 59). Sie streben die Bewältigung der größten globalen ökologischen, sozialen und wirtschaftlichen Herausforderungen bis zum Jahr 2030 an. Eine nachhaltige Ernährung leistet dabei einen wichtigen Beitrag.

Sie lässt sich beispielsweise mit den SDGs „Gesundheit und Wohlergehen", „Maßnahmen zum Klimaschutz", „Leben unter Wasser" und „Leben an Land" verknüpfen. Sie hat aber auch indirekt Einfluss auf andere Ziele, wie „Kein Hunger", wenn beispielsweise Getreide und Hülsenfrüchte nicht als Futtermittel für Tiere, sondern als Nahrungsmittel für den Menschen genutzt würden. Mit einer nachhaltigen, pflanzenbasierten Ernährung kann also jeder seinen Teil zum Erreichen der SDGs beitragen. Ich würde sogar behaupten: Ohne plant-based oder rein pflanzliches Essen sind viele der UN-Nachhaltigkeitsziele nicht zu erreichen.

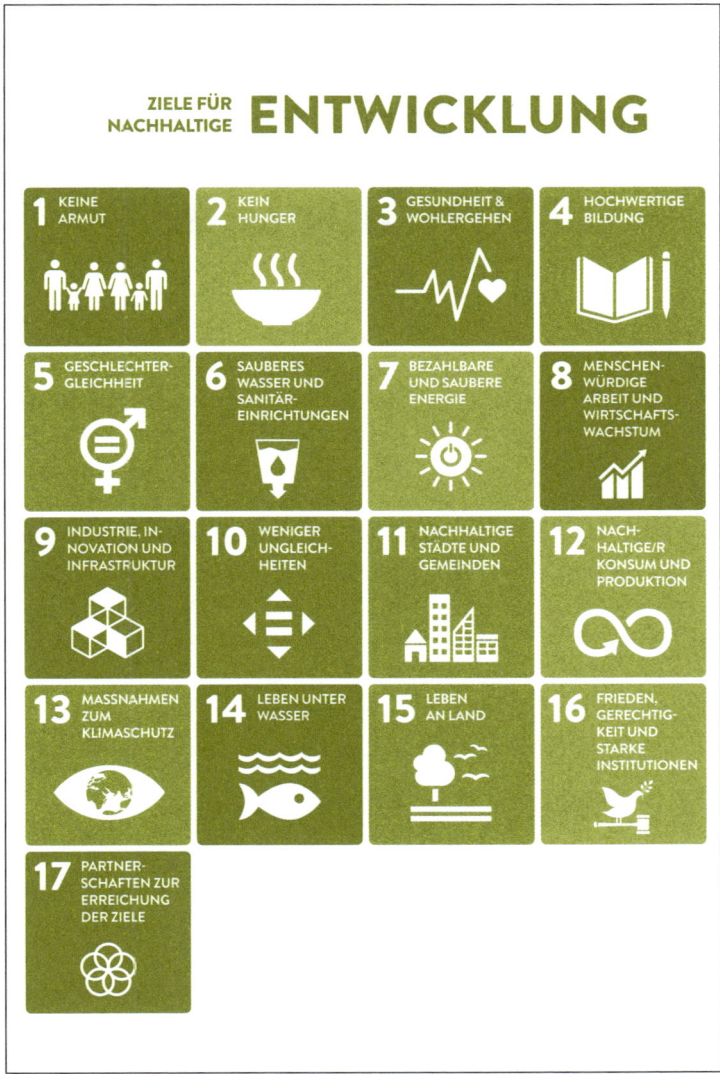

Zukunftsweisend: Die 17 UN-Ziele für eine nachhaltige Entwicklung (SDGs) (Quelle: UNRIC 2022).

KAPITEL 3
GESÜNDER LEBEN
MIT PFLANZENKOST

Plant-based, also eine Ernährung mit viel Gemüse, Obst, Vollkorn, Hülsenfrüchten und Nüssen, ist in aller Munde. Es hat sich herumgesprochen, dass sie gesünder ist als fleischlastige Kost. Aber warum ist das so? Stimmt es, dass man sich damit nachhaltig vor Krankheiten wie Diabetes und Bluthochdruck oder gar einem Herzinfarkt schützen kann? Gibt es eine grüne Krebsdiät? In diesem Kapitel geht es um die gesundheitlichen Vorteile pflanzlicher Genüsse, aber auch um die Wurst. Ich erkläre Ihnen, warum Veggie-Essen eine unserer stärksten Waffen im Kampf gegen Wohlstandskrankheiten ist. Dafür habe ich die umfangreiche wissenschaftliche Literatur ausgewertet, die es rund um das vegetarische und rein pflanzliche Essen gibt.

Haben Sie schon von der Western-Style-Diät gehört? Klingt nach Lagerfeuer und ein wenig Abenteuer, oder? Leider muss ich Sie enttäuschen: Es ist die Bezeichnung für eine Ernährungsform, die heute viele Menschen weltweit praktizieren – und die gar nicht gut für unsere Gesundheit ist. Sie steht für Ernährungsmuster, die seit vielen Jahrzehnten in den westlichen Ländern Standard sind, allen voran in den USA, aber auch in Kanada, Australien, Deutschland, Frankreich, Großbritannien oder Italien. Kennzeichen dieses Ernährungsstils sind zu viel Kalorien, Fett, gesättigte Fette, Zucker und Salz bei gleichzeitig zu wenig gesundheitsfördernden Inhaltsstoffen wie Vitaminen, Mineral- und Ballaststoffen sowie

GESÜNDER LEBEN MIT PFLANZENKOST

sekundären Pflanzenstoffen. Auf den Teller kommen vor allem energiereiche und verarbeitete Nahrungsmittel wie Fleisch, Wurst und Käse, Fertigprodukte sowie Brot und Backwaren aus Weißmehl. Außerdem gehören salzige Snacks, Süßigkeiten und gesüßte Getränke wie die zuckerreichen Softdrinks dazu. Gegessen und getrunken wird also ziemlich genau das Gegenteil von dem, was bei plant-based empfohlen wird. Dabei ist es fast egal, an welchem Konzept Sie sich orientieren, ob an der Gießener Vollwert-Ernährung mit einem hohen Anteil an Frischkost und naturbelassenen pflanzlichen Lebensmitteln, der vollwertigen Mischkost der DGE (mit ein wenig Fleisch, Fisch und Eiern) oder der von mir und meinem Team entwickelten vollwertigen pflanzlichen Ernährung mit überwiegend oder ausschließlich pflanzlichen Lebensmitteln.

In der Western-Style-Diät sind Lebensmittel, die gut für die Gesundheit sind, also deutlich unterrepräsentiert. Doch es ist auch der westliche Lebensstil insgesamt – mit zu wenig Bewegung, mit Rauchen und zu viel Alkohol –, der zu den zahlreichen Gesundheitsproblemen führt, von denen immer mehr Menschen betroffen sind. Die Folge dieses Lebens- und Ernährungsstils sind Übergewicht und Fettleibigkeit (auch Adipositas genannt), Diabetes Typ 2, Bluthochdruck, Fettstoffwechselstörungen, Herz-Kreislauf-Erkrankungen, nichtalkoholische Fettleber und bestimmte Krebsarten. Viele dieser Krankheiten waren lange ein „Privileg" der Reichen bzw. der reichen Länder. Sie waren also in den wirtschaftlich armen Ländern des Globalen Südens kaum verbreitet. Doch das ändert sich seit einigen Jahren. Da Übergewicht, Diabetes Typ 2 und Co. an den persönlichen oder gesellschaftlichen Wohlstand gekoppelt sind, nennt man diese Krankheiten auch Wohlstandserkrankungen.

KAPITEL 3

Alles, was krank macht

Ich kann mich noch gut erinnern, wie ich Ende der 1980er-Jahre, kurz vor Beginn meines Studiums, eine Reise durch verschiedene westafrikanische Länder unternommen habe. Was mir in allen besuchten Ländern wie Gambia, Senegal oder der Elfenbeinküste aufgefallen ist: Ich sah so gut wie keine übergewichtigen Erwachsenen und auch keine dicken Kinder – und ich war wohlgemerkt in relativ stabilen Ländern mit ausreichender Nahrungsversorgung unterwegs, also nicht in Hungerregionen. Aber seit dieser Zeit breiten sich besagte Wohlstandserkrankungen zunehmend auch in den sogenannten Entwicklungs- und Schwellenländern mit all ihren negativen Folgen aus. Beispielsweise ergab eine Studie aus dem Senegal – den ich ja damals auch besucht hatte –, dass in der Hauptstadt Dakar mittlerweile mehr als doppelt so viele Menschen übergewichtig oder adipös sind (rund 29 Prozent) wie untergewichtig (rund 13 Prozent). „Westliches" Essen ist in diesen Ländern immer mehr verfügbar und immer mehr Menschen können sich dieses vermeintlich „bessere" und „feinere" Essen (sagt zumindest die Werbung) auch finanziell leisten.

Die Western-Style-Diät ist also kein gutes Ernährungskonzept. Viel gesünder ist eine vollwertige pflanzliche Ernährung, die vom Grundsatz her (fast immer) alle Nährstoffe in ausreichender Menge liefert. Studien zeigen zwar, dass die Zufuhr hier und da nicht optimal ist, also teilweise hinter den Empfehlungen zurückbleibt. Wir nennen diese Nährstoffe auch kritische Nährstoffe (siehe Tabelle rechts). Doch das ist kein alleiniges Kennzeichen von plant-based oder rein pflanzlich, sondern kann grundsätzlich jede Ernährungsweise betreffen. Auch Mischköstler, also Menschen, die prinzipiell alles essen, einschließlich Fleisch und Fisch, bekommen von manchen Nährstoffen oft weniger, als empfohlen wird. So sind Folsäure, Vitamin C oder auch Ballaststoffe bei ihnen häufig Mangelware. Es kommt eben immer auf das Wie an, also wie die jeweilige Ernährung in der Praxis umgesetzt wird.

Diese Nährstoffe können bei den verschiedenen Ernährungsformen kritisch sein

Gruppe	Kritische Nährstoffe
Mischköstler	Folsäure, Vitamin C, Eisen*, Kalzium, langkettige Omega-3-Fettsäuren**, Jod, Vitamin D
Vegetarier	Eisen, Zink, langkettige Omega-3-Fettsäuren, (teilweise) Vitamin B_{12}, Jod, Vitamin D
Veganer	Eisen, Zink, langkettige Omega-3-Fettsäuren, Vitamin B_{12}, Kalzium, Vitamin B_2, Jod, Vitamin D

* bei Frauen (junge und im mittleren Alter)
** bei geringem Meeresfischkonsum
(Quelle: Leitzmann und Keller 2020)

Aber dennoch eine Klarstellung zu vegan: Wenn behauptet wird, veganes Essen sei automatisch die beste, gesündeste und natürlichste Ernährung, die es gibt, dann muss ich leider widersprechen. Ich sage: Ja, es stimmt, es kann sehr gesundheitsfördernd sein, nur pflanzliche Lebensmittel zu essen. Aber nur dann, wenn man eine breite Auswahl vollwertiger Lebensmittel nutzt und die Mahlzeiten abwechslungsreich und vielseitig gestaltet – zum Beispiel so, wie wir es in unserer veganen Lebensmittelpyramide zeigen (siehe Seite 289). Auch bei reinem Pflanzenessen können also einige Nährstoffe zu kurz kommen, wenn man es nicht optimal macht. Schließlich sind auch Pommes mit Ketchup, Nudeln (ohne Ei) mit Tomatensauce und zuckersüße Limonaden pflanzlich. Aber gesundheitsfördernd sind sie deswegen trotzdem nicht. Doch weder die Umsetzung von plant-based noch von rein pflanzlichem Essen ist ein Hexenwerk, wie Sie noch sehen werden. Man sollte und darf sich damit einfach ein wenig genauer beschäftigen. Dann steht dem Erfolg nichts im Weg.

Brauchen Veganer Nahrungsergänzungsmittel?
„Wer Nahrungsergänzungsmittel nimmt, braucht sie nicht, und wer sie braucht, nimmt sie nicht." Dieser Satz stammt zwar nicht von mir, aber ich zitiere ihn gern in Vorlesungen, wenn mich die Studierenden fragen, was ich von Nahrungsergänzungsmitteln (auch Supplemente genannt) halte. Tatsächlich ist es so, dass gerade diejenigen zu Präparaten greifen, die sie gar nicht benötigen, also Menschen, die sich schon relativ gut und abwechslungsreich ernähren, aber denken, ein paar zusätzliche Nährstoffe können ja nicht schaden. Bei Vegetariern und vor allem bei Veganern ist das manchmal so. Tatsächlich zeigen einige Studien, dass diese beiden Gruppen häufiger Nährstoffpräparate einnehmen als die Fleischesser, obwohl die Pflanzenesser sich meist schon sehr gesundheitsfördernd ernähren, eben weil sie viel Gemüse und Obst, reichlich Vollkornprodukte und Hülsenfrüchte essen. Unerlässlich ist die regelmäßige Einnahme von Vitamin B_{12} für Veganer und auch eine Supplementierung von Vitamin D ist in der dunkleren Jahreszeit sinnvoll (siehe Seite 74). Aber die Einnahme der meisten Präparate bringt keinen zusätzlichen Nutzen über die Zufuhr der natürlichen Nährstoffe im Essen hinaus. Bei langfristiger Verwendung kann es sogar zu Überdosierungen kommen, wenn zusammen mit den Nährstoffen aus Lebensmitteln die sicheren Höchstmengen für einzelne Nährstoffe überschritten werden. Studien haben beispielsweise gezeigt, dass Raucher, die hohe Dosen an Beta-Carotin via Präparat eingenommen hatten, häufiger an Lungenkrebs erkrankten.
Warum gerade diejenigen, die schon eine gesundheitsfördernde Ernährung praktizieren, dazu neigen, Nahrungsergänzungsmittel einzunehmen, ist nicht ganz klar. Vermutlich sind viele Menschen verunsichert durch teilweise widersprüchliche Informationen in der Wissenschaft und auch „Opfer" der massiven Werbung für diese Produkte. Zudem sind die Vitamin- und Mineralstoffpräparate auch überall zu haben, vom Discounter über das Internet bis hin zur Apotheke. Meh-

rere Untersuchungen des Magazins Öko-Test ergaben, dass frei verkäufliche Nahrungsergänzungsmittel meist ungünstig zusammengesetzt sind. Die getesteten Präparate enthielten je Tagesdosis fast immer mehr als die Nährstoffhöchstwerte, die das Bundesinstitut für Risikobewertung (BfR) empfiehlt. Viele Präparate liefern zudem Zink, Eisen, Kupfer und/oder Mangan. Davon jedoch rät das BfR ab, weil wir davon üblicherweise genügend mit der Nahrung aufnehmen und eine überhöhte Zufuhr gesundheitliche Risiken birgt. Spezielle vegetarische und vegane Nahrungsergänzungsmittel schnitten in einem Test von 2016 fast durchweg schlecht, also mit „ungenügend", ab: Fast alle Produkte enthielten Nährstoffzusätze, die man über eine abwechslungsreiche rein pflanzliche Ernährung ausreichend zu sich nimmt. Auch eine Überdosierung von verschiedenen Vitaminen und Mineralstoffen fiel den Testern (in Anlehnung an die Dosierungskriterien des BfR) auf und wurde negativ bewertet, ebenso ein fehlender Hinweis auf eine Altersbeschränkung für Zink bei Kindern und Jugendlichen.

Was zu kurz kommen kann, aber nicht muss

Manche sehen vor ihrem geistigen Auge sofort blasse, abgemagerte und kraftlose Menschen, wenn die Rede auf „vegan" oder reine Pflanzenkost kommt. Schlecht durchgeführt kann man sich damit tatsächlich schaden, aber das ist wirklich die Ausnahme. Dennoch: Auf den nächsten Seiten gebe ich Ihnen einen Überblick über die Nährstoffe, auf die bei pflanzenbasierter Ernährung besonders geachtet werden sollte. Im Anschluss geht es dann aber um die vielen Vorzüge des pflanzlichen Essens, denn das ist es ohne Frage: gesund!

KAPITEL 3

Eisen: Weniger ist mehr

Das Spurenelement Eisen ist vor allem für den Sauerstofftransport im Blut verantwortlich. Es spielt aber auch bei der Sauerstoffspeicherung in den Muskeln, der Funktion verschiedener Enzyme sowie im Immunsystem eine wichtige Rolle. Von Eisen wird immer wieder behauptet, dass Vegetarier und Veganer hier zu kurz kommen und sie daher besonders häufig unter Eisenmangel litten. Das stimmt so aber nicht. Zwar wird das Eisen aus Fleisch, das sogenannte Hämeisen, besser vom Körper aufgenommen als jenes aus Pflanzen (auch als Nicht-Hämeisen bezeichnet). Doch deswegen sind Vegetarier und reine Pflanzenköstler nicht automatisch schlechter versorgt oder haben gar einen Mangel. Seit mehr als 20 Jahren ist bekannt, dass Vegetarier und Veganer nicht häufiger von einem klinischen Eisenmangel, der Eisenmangelanämie, betroffen sind als Fleischesser – das gilt sowohl für Frauen als auch für Männer.

Allerdings haben dieselben Studien gezeigt, dass Vegetarier und Veganer häufiger weniger gefüllte Eisenspeicher haben (gemessen als Ferritinkonzentration im Blut). Im Durchschnitt lagen die Werte jedoch im Normbereich, wenn auch im unteren Bereich der Norm. Eisen gilt unabhängig von der Ernährungsform als kritischer Nährstoff bei allen Frauen, die noch ihre Menstruation haben, weil mit dem Blut auch das Eisen verloren geht. Von diesen Frauen erreichen rund 75 Prozent nicht die empfohlene Eisenzufuhr – also ziemlich viele. Das ergab die *Nationale Verzehrsstudie II,* eine große, bundesweite Erhebung zur Ernährungssituation von Jugendlichen und Erwachsenen, die zwischen November 2005 und Januar 2007 in Deutschland durchgeführt wurde. Dass Eisen häufig ein kritischer Nährstoff ist, liegt also nicht (nur) am vegetarischen oder rein pflanzlichen Essen. Wichtigster Einflussfaktor ist die Stärke der monatlichen Blutung, die zu einem unterschiedlich hohen Verlust an Eisen führt.

Um die Eisenversorgung zu verbessern, können Vegetarierinnen und reine Pflanzenesserinnen – aber auch alle anderen! – etwas tun, um die Aufnahme des pflanzlichen Eisens in den Körper zu steigern: Kombinieren Sie eisenreiche pflanzliche Lebensmittel mit Vitamin C! Wer also beispielsweise Vollkorngetreide (Eisen) und frisches Gemüse (Vitamin C) zusammen isst, verbessert damit die Eisenaufnahme. Nüsse und Obst sind ebenfalls eine gute Kombination. Auch das Einweichen von Vollkorngetreide, Nüssen und Hülsenfrüchten begünstigt die Eisenverfügbarkeit, weil dadurch bestimmte Hemmstoffe, die Eisen binden, abgebaut werden. So einfach ist das.

Eines hat sich bisher kaum herumgesprochen, ist aber sehr wichtig bei der Eisendiskussion: Hohe Eisenwerte (vor allem das Depoteisen Ferritin) sind eher ungünstig, denn übermäßig gefüllte Eisenspeicher erhöhen das Risiko für Erkrankungen wie Diabetes Typ 2, Metabolisches Syndrom (siehe Seite 84), Atherosklerose, koronare Herzerkrankung und einige Krebsarten (u. a. Dickdarmkrebs). Aber kennen Sie Ihre Eisenwerte? Besonders bei pflanzenbasierter Ernährung (und auch sonst) ist es sinnvoll, den Eisenstatus ab und zu beim Arzt bestimmen zu lassen. Ergibt die Untersuchung, dass die Eisenspeicher (Ferritin) oder gar die Hämoglobinwerte erniedrigt sind, kann gezielt (und vorübergehend!) ein Eisenpräparat eingenommen werden. Gleichzeitig sollte die Ernährung verbessert werden: mit noch mehr pflanzlichen Eisenquellen und viel Vitamin C aus Gemüse und Obst. Vorbeugend kann ich Eisenpräparate also nicht empfehlen.

Zink-Verfügbarkeit mit Küchentricks verbessern

Ähnlich verhält es sich mit dem Spurenelement Zink. Die Zufuhr liegt bei Fleischessern und Veggies im Schnitt ungefähr gleich hoch. Doch die Versorgung mit Zink im Blut ist bei Vegetariern und vor allem bei Veganern manchmal schlechter als bei Menschen, die eine gemischte Kost essen. Genügend Zink ist unter anderem für die optimale Funktion des Immunsystems, die Wundheilung und die Aktivität von über 200 Enzymen von Bedeutung. Die schlechtere Zinkversorgung von Pflanzenessern liegt daran, dass die Verfügbarkeit aus pflanzlichen Lebensmitteln niedriger ist als die aus tierischen. In einer Schweizer Studie lagen die Zinkwerte im Blut bei fast jedem zweiten Veganer unterhalb der Norm. Besser sah es bei den Vegetariern aus, nur bei 20 Prozent waren die Zinkwerte zu niedrig. Noch besser versorgt waren die Mischköstler: Von ihnen hatten nur elf Prozent zu geringe Werte.

Doch wie beim Eisen lässt sich auch die Verfügbarkeit von Zink durch ein paar Küchentricks verbessern: durch das Einweichen von Getreide und Hülsenfrüchten oder die gleichzeitige Verwendung von Zitronensäure – am besten aus frischen Zitronen. Auch Fermentieren nützt und baut Hemmstoffe ab. Ein Roggenvollkornbrot, das mit Sauerteig zubereitet wird und mehrfach „geht", ist beispielsweise fermentiert. Ganz wichtig auch: Entscheiden Sie sich für vollwertige pflanzliche Lebensmittel. So enthält beispielsweise Vollkornbrot mehr als doppelt so viel Zink wie Weißbrot.

Omega-3-Fettsäuren: Komplizierter, aber machbar

Mit den Omega-3-Fettsäuren ist es etwas komplexer. Sie sind wichtig fürs Gehirn, beeinflussen Entzündungsprozesse im Körper und können so das Risiko für Herz-Kreislauf-Erkrankungen senken. Zudem sind sie in der Schwangerschaft besonders wichtig, weil sie zur Entwicklung der Gehirn- und Sehfunktion des Fetus beitragen. Reine Pflanzenesser und Vegetarier nehmen zwar etwa genauso viel Omega-3-Fettsäuren auf wie alle, die Fleisch und Fisch essen. Doch pflanzliches Essen liefert uns nur die pflanzliche Alpha-Linolensäure, aber nicht die langkettigen Fettsäuren Eicosapentaensäure (EPA) und Docosahexaensäure (DHA), die alle zu den Omega-3-Fettsäuren gehören. Zudem ist das Verhältnis der beiden (ungesättigten) Fettsäuregruppen Omega-6 und Omega-3 bei reinen Pflanzenessern ungünstiger. Sie nehmen durch Pflanzenöle meist viel mehr Omega-6-Fettsäuren auf als Mischköstler. Empfohlen wird ein Verhältnis von Omega-6 zu Omega-3 von etwa

5:1, es darf aber auch kleiner sein. Bei ausschließlicher Pflanzenkost beträgt es aber oft 14:1 bis 20:1 und bei Vegetariern etwa 10:1 bis 16:1. Das ist nicht optimal.

Doch das ist noch nicht alles. Das Problem ist, dass die sowieso schon geringe Umwandlung der pflanzlichen Alpha-Linolensäure in die langkettigen Omega-3-Fettsäuren EPA und DHA im Körper durch ein Überangebot an Omega-6-Fettsäuren noch weiter verschlechtert wird. Meist handelt es sich um die Omega-6-Fettsäure Linolsäure (die ist zwar lebensnotwendig, aber wir brauchen viel weniger, als die meisten Menschen aufnehmen). Sie kommt besonders reichlich in Sonnenblumen-, Weizenkeim- und Distelöl vor. Wer vegetarisch oder rein pflanzlich isst, ist daher oft schlechter mit EPA und DHA versorgt. Das kann man im Blut messen, etwa anhand des Omega-3-Index.

Allerdings zeigte die große *EPIC-Norfolk-Studie*, dass die Unterschiede zwischen den Teilnehmern, die Fisch, Fleisch, vegetarisch oder vegan essen, nicht so groß waren wie angenommen. Vermutet wird, dass die Umwandlung von Alpha-Linolensäure (z. B. aus Leinöl oder Walnüssen) zu EPA und DHA besonders angekurbelt wird, wenn die Nahrung nur wenig EPA und DHA enthält. Die

> **Niemand fällt tot um, wenn er mal ungesund isst**
> Immer wieder werde ich gefragt, ob es schlimm sei, wenn an einem Tag nicht so optimal gegessen wird, etwa weil es auf der Arbeit zu stressig war oder das Obst komplett vergessen wurde. Sie können ganz unbesorgt sein: Wenn wir alle Nährstoffe im Wochendurchschnitt ausreichend zu uns nehmen, sind wir mit sehr hoher Wahrscheinlichkeit gut versorgt. Ein schlechtes Gewissen müssen Sie also nicht haben, wenn Ihr Essen an einem Tag oder auch mal mehrere Tage nacheinander, etwa auf Reisen, nicht so optimal ist. Das gleichen Sie dann in den anderen Zeiten einfach wieder durch viel frische und vollwertige Lebensmittel aus.

Lösung: Um unabhängig von der körpereigenen Umwandlung zu sein, empfiehlt sich die Verwendung von Ölen aus Mikroalgen (siehe Seite 345), die bereits fertige EPA und DHA enthalten. Das gilt übrigens für alle, die nicht mehrmals pro Woche Meeresfisch essen, also auch für sehr viele Mischköstlerinnen und Mischköstler.

Vitamin B_{12}: Tabletten, Tropfen & Co. sind ein Muss

Vitamin B_{12} ist ohne Frage *der* kritische Nährstoff bei reinem Pflanzenessen, weil es in nennenswerten Mengen nur in tierischen Lebensmitteln enthalten ist. Darum sollte jeder, der sich für rein pflanzliches Essen entscheidet, dieses Vitamin fest im Blick haben. Wir brauchen es für die Zellteilung, den Aufbau der DNA und die ordnungsgemäße Funktion des Nervensystems. Dafür sind nur wenige Mikrogramm (also Millionstel Gramm) pro Tag nötig. Doch um die kommen wir nicht herum.

Vitamin B_{12} muss daher unbedingt in Form von Nahrungsergänzungsmitteln oder angereicherten Lebensmitteln zugeführt werden. Es gibt auch verschiedene Vitamin-B_{12}-haltige Zahncremes, die die Versorgung verbessern. Das ist übrigens auch für Vegetarier sinnvoll, die nur wenig Milch, Milchprodukte und Eier essen. Nur ab und zu mal ein Joghurt oder ein Ei reichen leider nicht aus, um die Vitamin-B_{12}-Speicher zu füllen.

Aber wissen Sie, wie das Vitamin B_{12} in Fleisch, Milch und Käse kommt (lassen wir mal die Wildtiere außer Acht)? Bei den meisten sogenannten Nutztieren geht das über das Kraftfutter, das neben vielen anderen Vitaminen und Mineralstoffen oft auch mit Vitamin B_{12} angereichert ist (es handelt sich also um eine indirekte Nahrungsergänzung). Auch in Bio-Nutztierfutter ist laut EU-Öko-Verordnung ein Vitamin-B_{12}-Zusatz erlaubt. Von Natur aus ist Vitamin B_{12} also auch in Produkten von Nutztieren nicht allzu üppig enthalten.

Fermentierte Lebensmittel fast ohne Vitamin B_{12}
Einen verbreiteten Mythos muss ich in diesem Zusammenhang noch ansprechen. Oft wird behauptet, auch fermentierte Lebensmittel wie Sauerkraut, Tempeh und Kombucha wären tolle Quellen für Vitamin B_{12}. Doch das stimmt leider nicht. Fermentiertes kann tatsächlich Spuren an Vitamin B_{12} enthalten. Das sind dann aber unbeabsichtigte „Verunreinigungen", weil sich neben den Milchsäurebakterien und anderen Mikroorganismen, die für die Fermentation sorgen, auch Vitamin-B_{12}-bildende Bakterien angesiedelt haben. Für eine sichere Versorgung reicht das aber nicht.

Um den eigenen Vitamin-B_{12}-Status zu checken, ist es ratsam, etwa alle ein bis zwei Jahre beim Arzt die entsprechenden Blutwerte überprüfen zu lassen. Ergibt der Bluttest, dass die Vitamin-B_{12}-Werte nicht optimal sind, sollten Sie das sehr ernst nehmen und die Dosierung der Vitamin-B_{12}-Präparate anpassen. Auch wer putzmunter ist, kann bereits schlecht mit Vitamin B_{12} versorgt sein. Niedrige Speicher führen nicht sofort zu klinischen Mangelerscheinungen. Mit der Zeit können aber neurologische und psychiatrische Symptome, Störungen bei der Blutbildung sowie eine Beeinträchtigung des Herz-Kreislauf-Systems die Folge sein. Leider gibt es nach meiner Erfahrung zwar immer wieder einzelne Veganer, die nichts von einer Vitamin-B_{12}-Ergänzung wissen wollen, langfristig kann das aber zu schweren Mangelerscheinungen führen. Besonders gefährlich sind Schäden am Nervensystem, die teilweise nicht mehr rückgängig gemacht werden können. Die neueren Studien, inklusive unserer eigenen, zeigen aber erfreulicherweise, dass die meisten reinen Pflanzenköstler bei sich und ihrer Familie sehr genau darauf achten, dass der Vitamin-B_{12}-Status stimmt. Es hat also offenbar Wirkung gezeigt, dass viele Ernährungsexperten – einschließlich meiner Mitarbeiter und mir – seit vielen Jahren auf die wichtige Vitamin-B_{12}-Ergänzung bei (überwiegender) Pflanzenkost hingewiesen haben.

Kalzium: Es darf noch etwas mehr sein

Der Knochenmineralstoff Kalzium ist vor allem in Milchprodukten – und ganz besonders in Käse – in hohen Mengen enthalten. Darum überrascht es nicht, dass alle, die diese Lebensmittel von ihrem Speiseplan gestrichen haben, meist nicht so gut mit Kalzium versorgt sind. Reine Pflanzenesser erreichen die für die deutschsprachigen Länder gültige Zufuhrempfehlung von 1000 Milligramm Kalzium pro Tag daher oft nicht. In älteren Studien lagen sie im Schnitt bei nur etwa 500 bis 800 Milligramm, in neueren Untersuchungen immerhin bei etwa 700 bis 900 Milligramm Kalzium pro Tag. Das zeigt schon, dass viele Veganerinnen und Veganer heute besser wissen, worauf es ankommt. Trotzdem dürfte es noch etwas mehr Kalzium sein, denn bei einer (zu) niedrigen Kalziumzufuhr erhöht sich das Risiko für Osteoporose und damit auch für Knochenbrüche, insbesondere im Alter (siehe ab Seite 144). Kalzium spielt aber nicht nur eine wichtige Rolle für die Stabilität des Skeletts, wo neben den Zähnen rund 99 Prozent des Kalziums im Körper zu finden sind. Der Mineralstoff wird unter anderem auch für die Blutgerinnung und die Erregbarkeit von Nerven und Muskeln benötigt. Wird also rein pflanzlich gegessen, ist es sehr wichtig, auch Kalzium auf dem Schirm zu haben. Gute Quellen für Kalzium sind unter anderem verschiedene Kohlarten, besonders Grünkohl, Brokkoli und Pak Choi, aber auch Mandeln und andere Nüsse sowie kalziumreiches Mineralwasser.

Vitamin B_2: Manchmal bei allen knapp

Auch auf Vitamin B_2 sollten alle achten, die plant-based oder rein pflanzlich genießen. Riboflavin, wie das Vitamin in der Fachsprache heißt, ist vor allem an der Energiegewinnung in den Zellen beteiligt und der Organismus benötigt es außerdem für eine normale Zellfunktion sowie für Wachstum und Entwicklung. Es wird hierzulande zu etwa einem Viertel über Milch und Milchprodukte zugeführt. Darum haben Erwachsene, die sich Joghurt, Quark und Käse schmecken lassen, wenig Probleme, genügend Vitamin B_2 zu bekommen.

Reine Pflanzenesser sollten hingegen ein besonderes Augenmerk auf dieses Vitamin haben. Eine Schweizer Studie von 2015 ergab, dass rund 26 Prozent der Veganer, 23 Prozent der Vegetarier, jedoch nur 14 Prozent der „Allesesser" Vitamin-B_2-Blutwerte unterhalb des Normbereichs hatten. In unserer *VeChi-Youth-Studie* mit Kindern und Jugendlichen zwischen sechs und 18 Jahren lagen hingegen 54 Prozent der veganen Teilnehmer, rund 50 Prozent der Vegetarier, aber auch 37 Prozent der Allesesser unter dem Grenzwert für Vitamin B_2. Dieser Nährstoff war also – für uns überraschend – in allen drei Gruppen kritisch. Es gilt daher weiterhin, dass Menschen, die plant-based oder rein pflanzlich essen, mehr auf Vitamin B_2 achten sollten, aber durchaus auch diejenigen, die mehr tierische Lebensmittel konsumieren, vor allem Kinder und Jugendliche. Das Vitamin steckt besonders in Hefeflocken, Pilzen, Nüssen wie Mandeln und Cashew, Ölsamen wie Kürbiskernen, Hülsenfrüchten wie Erbsen und Linsen sowie in Grünkohl und Brokkoli. Wie wäre es also mit einer Gemüsepfanne aus Pilzen und Brokkoli, garniert mit einem Topping aus Cashewkernen und gerösteten Sesamsamen – ein echter Vitamin-B_2-Booster!

Jod im Blick haben

Jod kommt bei Veggies oft zu kurz, weil das Spurenelement vor allem in Meeresfisch und ein wenig in Milchprodukten enthalten ist. Trotzdem: Auch viele Menschen, die Fisch und Käse essen, sind nicht gut mit Jod versorgt. Etwa 30 Prozent der Erwachsenen in Deutschland nehmen laut *DEGS1-Studie* zu wenig Jod auf, die Mengen liegen weit unterhalb der empfohlenen Mengen. Dennoch zeigen Studien, dass alle, die Lebensmittel vom Tier komplett meiden, noch einmal schlechter mit diesem Spurenelement versorgt sind. Sie sollten sich also besonders gut darum kümmern. Jod ist nämlich wichtig für die Funktion der Schilddrüse. Ein Mangel führt dazu, dass nicht genügend Schilddrüsenhormone produziert werden. Sie sind an vielen Stoffwechselvorgängen beteiligt, etwa der Steuerung unseres Grundenergieverbrauchs für Atmung, Herzschlag oder Körpertemperatur. Außerdem wirken sie auf den Blutdruck, den Stoffwechsel von Eiweiß, Fetten und Kohlenhydraten, die Verdauung und die Gehirntätigkeit. Ich empfehle für die Grundversorgung mit Jod jodiertes Speise- oder Meersalz und auch bestimmte jodhaltige Meeresalgen (siehe Seite 307).

Vitamin D: Bitte ergänzen!

Vitamin D ist vor allem für die Steuerung des Kalzium- und Phosphathaushalts unverzichtbar. Die hormonähnliche Substanz fördert die Kalziumaufnahme aus dem Darm, den Einbau von Kalzium in die Knochen und damit die Knochengesundheit. Außerdem ist es bedeutend für das Immunsystem und senkt das Risiko für Bluthochdruck, Herzerkrankungen, chronisch entzündliche Darmerkrankungen, Dickdarmkrebs, Diabetes Typ 1 und 2, Multiple Sklerose und rheumatoide Arthritis.

Vitamin D ist häufig bei reinen Pflanzenessern ein Problem. Aber längst nicht nur bei ihnen, denn das Vitamin wird vor allem mithilfe der UV-B-Strahlen des Sonnenlichts in unserer Haut gebildet, das Essen spielt als Vitamin-D-Quelle nur eine sehr untergeordnete Rolle. Lediglich einige wenige Lebensmittel wie fettreicher Fisch, manche Milchprodukte sowie Eier enthalten etwas Vitamin D. Da Pflanzenfans diese Produkte meiden, ist deren Vitamin-D-Versorgung noch schlechter als bei den anderen Ernährungsstilen. In der *EPIC-Oxford-Studie* waren Mischköstler darum zwar besser versorgt als Vegetarier und Veganer, doch die empfohlenen Blutwerte für das Sonnenvitamin erreichten auch sie nur knapp. Die *Adventist Health Study 2* kam hingegen zu dem Schluss, dass der Anteil jener, die gut, ausreichend oder schlecht mit Vitamin D versorgt sind, in allen drei Ernährungsgruppen etwa gleich hoch war. Entscheidend war, ob ausreichend Zeit in der Sonne verbracht oder Vitamin-D-Präparate eingenommen wurden.

Völlig unabhängig von der Ernährungsweise empfehle ich, sofern es das Wetter zulässt, möglichst täglich für rund 15 bis 20 Minuten mit bloßen Armen und Beinen in die Sonne zu gehen, also im kurzärmeligen T-Shirt, Bluse oder Hemd und kurzer Hose bzw. Rock – und ohne Sonnencreme. In den Monaten Oktober bis März, wenn die Sonne tief steht und die Sonneneinstrahlung am geringsten ist, sollten Sie Vitamin-D-Präparate verwenden. Ich empfehle während dieser Zeit mindestens 20 bis 25 Mikrogramm (800 bis 1000 IE) pro Tag. Um sich zusätzlich ein Bild über den eigenen Vitamin-D-Status zu machen, kann man beim Arzt die Blutwerte checken lassen (siehe Seite 285). Liegt bereits ein Vitamin-D-Mangel vor, sollten die Speicher erst mal wieder aufgefüllt werden.

Keine Sorge ums Eiweiß

Eiweiß, also Protein, ist fast immer Thema, wenn sich jemand als Pflanzenesser outet. Ich finde das interessant und amüsant. Schließlich werden Fleischesser umgekehrt nie gefragt, wie es eigentlich um ihre Folsäureversorgung steht. (Sie ist bei ihnen oft ein Problem.) Die Werbung für „Fruchtzwerge" aus den 1980er-Jahren („So wertvoll wie ein kleines Steak") scheint noch immer tief zu sitzen. Auch das Fleisch als ein „Stück Lebenskraft" (ein weiterer Werbeslogan aus dem letzten Jahrtausend) ist offenbar noch omnipräsent. Es wird bei vielen Menschen immer noch mit Protein gleichgesetzt (genauso wie Ei, denn daher kommt der Begriff Eiweiß). Erst langsam verbreitet sich die Erkenntnis, dass pflanzliche Lebensmittel in diesem Bereich genauso viel zu bieten haben – oder sogar mehr.

Unbestritten ist die Versorgung mit Eiweiß sehr wichtig. Es liefert lebenswichtige Bausteine, sogenannte Aminosäuren, die wiederum körpereigene Proteine aufbauen und erneuern. Das alles können aber nicht nur tierische, sondern genauso gut pflanzliche Eiweiße. Wie schon auf Seite 24 angesprochen, gibt es einige

KAPITEL 3

Nährstoffempfehlungen – nicht jede für jeden
Lassen Sie mich etwas zur Bedeutung der Nährstoffempfehlungen oder ganz korrekt der „Referenzwerte für die Nährstoffzufuhr" sagen. Dann wird klar, dass man nicht jeden Tag perfekt essen muss. Herausgegeben werden sie von der DGE gemeinsam mit den entsprechenden Ernährungsgesellschaften in Österreich (ÖGE) und der Schweiz (SGE). Die Fachleute dieser Organisationen legen unter Berücksichtigung der aktuellen Studienlage für Energie und Nährstoffe tägliche empfohlene Zufuhrmengen fest, also für Kalorien, Protein, Fett und Kohlenhydrate, für Vitamine, Mineralstoffe, Spurenelemente sowie für Ballaststoffe. Sie sollen zum einen dafür sorgen, dass es nicht zu Nährstoffmängeln kommt, die Menschen also gesund und leistungsfähig bleiben, und zum anderen vor Überernährung und Erkrankungen schützen, bei denen die Ernährung eine Rolle spielt. Doch diese Referenzwerte sind nicht mit dem individuellen Bedarf jedes einzelnen Menschen gleichzusetzen. Sie gelten immer für bestimmte Altersgruppen, meist nach Geschlecht unterschieden, oder für bestimmte Lebensphasen und berücksichtigen auch, wie körperlich aktiv jemand ist. Eine sechsjährige Grundschülerin braucht eine andere Menge an Vitamin C als ein 13-jähriger Teenager, eine nicht rauchende 30-jährige Büroangestellte, ein rauchender 45-jähriger Maurer oder eine stillende Frau. Um alle Menschen der jeweiligen Gruppe zu berücksichtigen und sie mit ausreichend Nährstoffen zu versorgen, wird ein durchschnittlicher Bedarf berechnet. Da manche Menschen mehr brauchen als der Durchschnitt, werden die Referenzwerte entsprechend höher angesetzt. Hinzu kommen auch noch Sicherheitszuschläge, beispielsweise für Zubereitungsverluste beim Kochen. Zusammengefasst heißt das: Wer zeitweise weniger als die empfohlene Menge für ein bestimmtes Vitamin oder Spurenelement aufnimmt, wird nicht gleich krank. Je nach Nährstoff verfügt der Körper zudem über Reserven, sodass er einen Engpass auch kurzfristig ausgleichen kann. Er

> ist sogar in der Lage, sich – zumindest eine Zeit lang – einer Nahrungsverknappung anzupassen, etwa beim Fasten oder Abnehmen. Entwicklungsgeschichtlich war das lebensnotwendig, denn nur so konnte der Mensch auch unterschiedlich lange Hungerphasen einigermaßen überstehen. Die Referenzwerte sind also nur zur Orientierung für jeden einzelnen Menschen gedacht.

pflanzliche Lebensmittelkombinationen, die der Proteinqualität von Ei, Milch oder Rindfleisch qualitativ sehr nahekommen oder diese sogar übertreffen, wie beispielsweise das Sojaprotein.

Dennoch hält sich das Vorurteil, dass Veganer nicht genug Eiweiß bekommen. Dafür existiert sogar eine Grundlage, die allerdings überholt ist: Die *Deutsche Vegan-Studie* aus den 1990er-Jahren hatte ergeben, dass 41 Prozent der vegan lebenden Frauen und 31 Prozent der Männer nicht die Empfehlungen für die Proteinzufuhr erreichten. Das war ziemlich viel! Doch die Studie ist schon über 25 Jahre alt und daher nicht mehr aussagekräftig für die heutige Situation. Insgesamt zeigen die aktuelleren Studien, dass auch Veganer genügend Eiweiß konsumieren. Zwar nehmen sie meist weniger Eiweiß auf als die Fleischliebhaber, doch diese schießen bei Protein üblicherweise deutlich über das Ziel hinaus: Sie konsumieren viel mehr Eiweiß, als von der DGE empfohlen. Vor allem die Männer sind ganz vorn mit dabei.

Alle, die überwiegend oder ausschließlich pflanzlich essen (möchten), müssen sich also keine Sorgen machen, dass sie von Eiweißmangel niedergestreckt werden. Wer sich informiert und das Wissen in Form von leckeren Gerichten umsetzt, ist sowohl bei der Proteinmenge als auch bei der Eiweißqualität auf der sicheren Seite. Schon ein Müsli mit Haferflocken, Cashewkernen, Sojamilch und frischem Obst bietet alle Eiweißbausteine, die der Körper braucht. Oder mögen Sie lieber Falafel mit Fladenbrot – das klassische Gericht aus der nahöstlichen Küche? Es hat durch die Kombination von Hülsenfrüchten (Kichererbsen) und Getreide (Fladenbrot aus Weizen) eine sehr gute Proteinqualität. Übrigens muss man nicht in jeder Mahlzeit die verschiedenen pflanzlichen Eiweißquellen akribisch beisammenhaben. Es genügt, wenn dies im Laufe des Tages geschieht.

Plant-based schützt rundherum

Bisher ging es darum, was möglicherweise bei einer vegetarischen oder rein pflanzlichen Kost zu kurz kommt, denn ich finde es wichtig, Ross und Reiter zu nennen und nichts zu beschönigen. Doch unbestritten hat plant-based oder rein pflanzliches Essen sehr viel Gutes zu bieten. Es ermöglicht nicht nur köstliche und vielseitige Gerichte – es bietet zugleich eine gute bis sehr gute Versorgung mit fast allen Nährstoffen. Dazu gehören vor allem die Vitamine A (bzw. Beta-Carotin) und E, Vitamin C und B_1 (Thiamin), Folsäure, Biotin und Pantothensäure. Bei den Mineralstoffen sind es vor allem Kalium und Magnesium, außerdem Ballaststoffe und sekundäre Pflanzenstoffe, mit denen Pflanzenköstler glänzen können.

Tatsächlich werden mit pflanzenbasiertem Essen einige Empfehlungen der DGE sogar besser erreicht als durch die übliche Ernährung mit Fleisch, Milchprodukten und Eiern. Veggies haben beispielsweise ganz besonders bei Folsäure, Vitamin C und E sowie Magnesium die Nase vorn. Außerordentlich im Vorteil sind sie bei den Ballaststoffen. Die DGE empfiehlt mindestens 30 Gramm pro Tag, aber im Durchschnitt erreichen Frauen hierzulande nur 23 Gramm und Männer 25 Gramm täglich. Reine Pflanzenfans hingegen nehmen verschiedenen Studien zufolge täglich 40, 50 oder sogar 60 Gramm Ballaststoffe auf. Das ist sehr beachtlich – doch noch längst nicht alles!

Aus meiner Sicht liegt das größte – und am meisten unterschätzte – Potenzial von pflanzenbasiertem Essen darin, dass es uns vor verschiedenen Erkrankungen schützen kann. Viele Studien zeigen, dass Vegetarier und reine Pflanzenesser von vielen Wohlstandskrankheiten deutlich seltener betroffen sind als alle, die eine normale Mischkost essen. Ganz wichtig ist dabei: Diese Vorteile sind weitgehend unabhängig von dem insgesamt gesünderen Lebensstil, den diejenigen meist praktizieren, die viel Pflanzliches essen! Mit plant-based kann diesen Erkrankungen jedoch nicht nur vorgebeugt werden, sondern manche lassen sich damit auch gut behandeln, beispielsweise Übergewicht, Diabetes Typ 2 oder Bluthochdruck. Pflanzenbasiertes Essen hat also ein erhebliches Potenzial, bei der Prävention und Therapie dieser ernährungsmitbedingten Krankheiten unterstützend zu wirken. Dieses Potenzial wird leider meines Erachtens von vielen Ärztinnen und Ärzten bisher noch viel zu wenig genutzt und auch nicht erkannt. Doch von diesen Krankheiten sind weltweit Milliarden von Menschen betroffen. Dazu werde ich Ihnen auf den nächsten Seiten noch einiges erläutern, damit Sie wissen, welche gesundheitlichen Vorteile pflanzliches Essen hat – außer, dass es prima schmeckt.

Übergewicht: Pflanzenkost hält schlank

Haben Sie Vegetarier oder reine Pflanzenesser in Ihrem Freundeskreis? Oder essen Sie selber plant-based? Dann wissen Sie, dass Veggies selten zu viele Kilos mit sich herumtragen. Sie sind also oft schlanker als andere. Das haben auch große Studien wie die *Adventist Health Study 2 (AHS-2)* und die *EPIC-Oxford-Studie* bestätigt (siehe Seite 80). Die Auswertung der Daten ergab, dass reine Pflanzenesser (also Veganer) im Vergleich zu den anderen Ernährungsgruppen durchschnittlich den niedrigsten sogenannten Body-Mass-Index (BMI) oder Körpermasseindex haben.

Der BMI ist eine wissenschaftlich fundierte Maßzahl zur Bewertung des Körpergewichts. Sie errechnet sich aus dem aktuellen Gewicht in Kilo (kg) geteilt durch die Körpergröße in Metern zum Quadrat (m²). Durch eine Vielzahl von Langzeitstudien ist belegt: Die höchste Lebenserwartung haben wir bei einem BMI (ausgedrückt in kg/m²) zwischen 20 und 25. Unter 18,5 spricht man von Untergewicht, ab 25,0 beginnt Übergewicht und ab 30,0 liegt Adipositas, also Fettleibigkeit, vor. Wobei mit steigendem Alter der günstige BMI-Bereich auch etwas ansteigt (bis etwa 27 bei über 65-Jährigen).

Was heißt das bezogen auf die verschiedenen Ess-Stile? Während in der *AHS-2* der BMI bei Menschen, die „normal" essen, also auch Fleisch, Wurst, Eier und Käse zu sich nehmen, durchschnittlich 28,8 betrug, lag er bei den reinen Pflanzenessern nur bei 23,6. Er war also rund fünf Einheiten niedriger! Auch die durchschnittlichen BMI-Werte der Vegetarier waren geringer als die der Fleischesser, aber mit 25,7 bereits schon leicht im Bereich des Übergewichts (siehe Abbildung unten). Die Pflanzenesser waren in der *AHS-2* außerdem die einzige Gruppe, die im Schnitt im wünschenswerten BMI-Bereich lag! Das heißt auch, wer nur pflanzlich isst, leidet wesentlich seltener an Übergewicht oder Adipositas – vor allem im Vergleich zu den Fleischessern. Das haben sowohl die Adventisten-Studie als auch die *EPIC-Oxford-Studie* gezeigt.

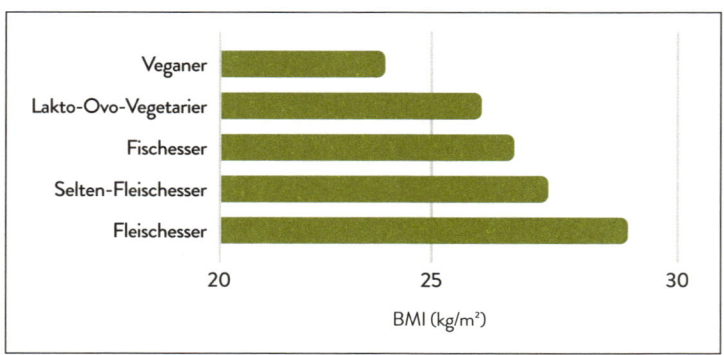

Veganer sind schlanker: Durchschnittlicher Body-Mass-Index (BMI) von Vegetariern und Nichtvegetariern in *der Adventist Health Study 2*
(Quelle: nach Tonstad et al. 2009).

Ist der BMI überhaupt aussagekräftig?
Vielleicht haben Sie auch gehört, dass der BMI kein so gutes Maß zur Beurteilung des Körpergewichts sei? So wird zu Recht kritisiert, dass er nicht zwischen Muskel- und Fettmasse unterscheidet. Kraftsportler haben daher oft einen hohen BMI, ohne übergewichtig zu sein. Doch Hand aufs Herz: Wie viele Kraftsportler kennen Sie und wie viele Übergewichtige? Genau! Nach wie vor ist der BMI daher ein sehr guter Messwert, um Übergewicht und Adipositas anzuzeigen und damit auch das Risiko zu beziffern, eine mit dem Dicksein einhergehende Folgeerkrankung zu entwickeln oder gar daran zu sterben. Neben dem BMI hat sich auch der Taillenumfang als einfache und aussagekräftige Messmethode bewährt, um Gesundheitsrisiken durch zu viel Körperfett zu beurteilen. Denn eine Fettansammlung im Oberbauch (man spricht vom sogenannten Apfeltyp) ist deutlich gefährlicher als die Polster im Hüft-, Oberschenkel- und Gesäßbereich beim sogenannten Birnentyp. Das in der Bauchhöhle eingelagerte Fettgewebe des Apfeltyps ist stoffwechselaktiv und erhöht dadurch beispielsweise das Risiko für Herz-Kreislauf-Erkrankungen. Übergewichtige Männer sind tendenziell eher vom Apfeltyp, Frauen eher vom Birnentyp betroffen.

Immer mehr Dicke als Dünne

Bei der Diskussion um Übergewicht und Adipositas geht es nicht um ein paar Kilos zu viel auf den Rippen oder die Nichterfüllung eines (vermeintlichen) Schönheitsideals. Es geht um die Gesundheit – und genau genommen auch um die Wurst. Weltweit leiden nach Angaben der Weltgesundheitsorganisation (WHO) 39 Prozent der Erwachsenen an Übergewicht, davon sind 13 Prozent adipös. Auf der Erde leben heute etwa zweieinhalbmal mehr übergewichtige als unterernährte Menschen – auch wenn Unterernährung in vielen Ländern der Welt weiterhin ein großes Problem ist.

Besonders häufig übergewichtig sind die Menschen in den wohlhabenden Industrie- und den aufstrebenden Schwellenländern.

In Deutschland sind 67 Prozent der Männer und 53 Prozent der Frauen zu dick. Zwei Drittel der Männer und mehr als die Hälfte der Frauen! Davon sind 23 bzw. 24 Prozent sogar adipös. Auch Kinder tragen schon zu viele Kilos mit sich herum. Zwar hat sich nach den letzten Auswertungen der *KiGGS-Studie* (Studie zur Gesundheit von Kindern und Jugendlichen in Deutschland) die Zahl der übergewichtigen Kinder und Jugendlichen im Vergleich zu den Vorjahren nicht weiter erhöht, aber sie hat sich auf einem hohen Niveau eingependelt. Demnach leiden rund 15 Prozent der Drei- bis 17-Jährigen an Übergewicht, fast sechs Prozent davon sind fettsüchtig. Das halte ich für besorgniserregend.

Durch die Lockdowns während der Corona-Krise – und damit einhergehend Stubenhockerei, Medienkonsum und viel mehr Futterei – sind diese Zahlen noch weiter angestiegen, wie verschiedene Studien belegen. So wurde im Rahmen der Schuleingangsuntersuchungen 2020 in der Region Hannover festgestellt, dass der Anteil übergewichtiger und adipöser Kinder im Vergleich zu 2019 von 9,5 Prozent auf 13,4 Prozent angestiegen ist. Ein Zuwachs von über 40 Prozent!

Nach allem, was man heute weiß, ist der regelmäßige Konsum von Lebensmitteln, die zu kalorienreich, zu fett und zu süß, die also sehr energiedicht sind, zusammen mit Bewegungsmangel der Hauptgrund für das grassierende Übergewicht. Eine wichtige Rolle spielt dabei das rote Fleisch (also das von Tieren mit vier Beinen wie Schweinen, Rindern, Schafen und Ziegen). Besonders heikel sind Wurstwaren, weil sie besonders viel Fett enthalten und sich zudem ungünstig auf die Zusammensetzung unserer Darmbakterien auswirken. Sie erhöhen das Adipositasrisiko besonders, fördern also einen sehr hohen BMI und einen sehr großen Taillenumfang. Dies legt eine Metaanalyse (zu den Studientypen siehe ab Seite 43) nahe, die Daten von rund einer Million Studienteilnehmern berücksichtigte. Danach stieg das Risiko für Adipositas mit zunehmendem Konsum von verarbeitetem Fleisch (also vor allem Wurst und Schinken) bei Männern um 35 Prozent, bei Frauen um zehn Prozent – im Vergleich zu allen, die nur wenig Fleisch und Wurst aßen. Die Gruppe mit dem höchsten Fleischverzehr hatte außerdem einen durchschnittlich höheren BMI – im Schnitt um 1,3 bis 1,4 Einheiten (kg/m^2). Ich finde, das sind eindrückliche Zahlen, über die man nachdenken könnte.

Umgekehrt sorgen Ballaststoffe aus vollwertigem pflanzlichem Essen dafür, dass wir satt und zufrieden sind und nicht zu viel Kalorien aufnehmen. Auch Obst und Nüsse (ja, Sie haben richtig gelesen: Nüsse!) gehören zu den Lebensmitteln, die sehr effektiv vor Übergewicht schützen. Nüsse machen also trotz ihres hohen Fettgehalts nicht dick, sondern im Gegenteil schlank, was verschiedene Studien gezeigt haben. Offenbar trägt neben den Ballaststoffen vor allem der hohe Eiweißgehalt der Nüsse zu einer guten Sättigung und somit zu einer insgesamt niedrigeren Kalorienzufuhr bei.

Aber natürlich schlagen nicht nur Fleisch und Wurst, sondern auch andere Lebensmittel zu B(a)uche. Gesüßte Getränke, Süßigkeiten, zu viel Alkohol und Fast Food zeigen ihre Wirkung. Auch anerzogenes Fehlverhalten wie „Iss den Teller leer" wirkt sich bei vielen auf die Figur aus. Zudem hat die Werbung für kalorienreiches Essen einen – im wahrsten Sinne des Wortes – gewichtigen Anteil am heutigen Übergewicht. Ich halte es für unverantwortlich, dass Kinder und auch Erwachsene quasi rund um die Uhr mit Werbung beschallt werden, die zum Konsum von stark verarbeiteten Fertigprodukten, Softdrinks sowie süßem und salzigem Knabberzeug verführt. Auch die „Quengelregale" an der Supermarktkasse zählen dazu, die mit Süßigkeiten aller Art gefüllt sind und über die Kinder geradezu stolpern. Während Erwachsene Werbebotschaften teilweise noch einordnen können, ist das für Kinder und Jugendliche meist nicht so einfach. Sie wollen das Süße, und zwar sofort! Notfalls fordern sie es mit viel Geschrei ein – wer ist da als Vater oder Mutter an der Kasse noch nicht weich geworden?

Eine zunehmende Rolle spielen auch die Influencer auf YouTube, Instagram und anderen digitalen Plattformen. Verschiedene Studien konnten nachweisen, dass Kinder, die zuvor Influencer-Werbung für energiereiche Snacks und Getränke gesehen hatten, im Anschluss häufiger zu den „ungesunden" Produkten griffen und auch mehr Kalorien aufnahmen als die Vergleichsgruppen (diese Kinder hatten Werbung für „gesunde" Lebensmittel gesehen).

Diese Beeinflussung finde ich geradezu unanständig. Aber vor allem die gesundheitlichen Folgen sind dramatisch. Zum einen belasten zu viele Kilos Gelenke, Bänder und Knochen, weil das zusätzliche Gewicht auf den Körper drückt. Zum anderen ist Übergewicht ein Risikofaktor für verschiedene chronische Folgeerkrankungen wie Diabetes Typ 2, Bluthochdruck, Herz-Kreislauf-Krankheiten, nichtalkoholische Fettleber, Gicht und Gallensteine sowie bestimmte Krebsarten (z. B. Brust-, Prostata- und Dickdarmkrebs). Übergewicht selbst ist außerdem Teil des Metabolischen Syndroms, auch „tödliches Quartett" genannt. Das ist eine Kombination von Erkrankungen und Risikofaktoren, die wiederum das Risiko für Herzinfarkt und Schlaganfall erhöhen. Neben dem Übergewicht (Taillenumfang bei Frauen > 80 cm, Männer > 94 cm) zählen dazu ein erhöhter Blutdruck (siehe ab Seite 91), ein gestörter Fettstoffwechsel (siehe ab Seite 102) und ein aus dem Lot geratener Blutzuckerspiegel (bzw. eine Insulinresistenz, siehe ab Seite 85). Die Kombination dieser vier Faktoren spitzt die Lage so zu, dass das Quartett häufig tödlich endet bzw. die Lebenszeit verkürzt.

Pflanzen essen hilft beim Abnehmen

Vegetarier und reine Pflanzenköstler sind also meist schlanker, haben einen geringeren BMI und eine schmalere Taille. Das pflanzliche Essen hilft dabei, Übergewicht zu vermeiden und das (Normal-)Gewicht im Lot zu halten. Viel Gemüse und Obst, Vollkornprodukte und Hülsenfrüchte sättigen gut und haben eine geringe Energiedichte, liefern also weniger Kalorien, bezogen auf die gegessene Menge, als beispielsweise Fertigpizza, Pommes oder Currywurst.

Rein pflanzliches oder vegetarisches Essen unterstützt aber auch das Abnehmen. Das wissen wir ebenfalls aus mehreren Studien: Pflanzenbasiertes Essen, das in einem Zeitraum von mindestens vier Wochen gegessen wurde, reduzierte das Gewicht der Probanden um durchschnittlich dreieinhalb bis viereinhalb Kilo. Das klingt vielleicht zunächst wenig. Aber das Besondere an den Studien war: Es gab keinerlei Vorgaben für den Kaloriengehalt der Mahlzeiten! Die Teilnehmer konnten also pflanzlich schlemmen, ohne Kalorien zu zählen – und nahmen dennoch ab. Ich finde das höchst interessant, denn bei jeder üblichen Diät für Übergewichtige werden erst einmal die Portionen radikal verkleinert – und das führt häufig zu hohen Abbruchquoten, weil es genussfeindlich und anstrengend ist und die Abnehmwilligen nicht satt werden. In pflanzenbasierter Ernährung liegt meiner Meinung nach ein hohes medizinisches Potenzial verborgen, die Gewichtsabnahme zu unterstützen.

Es gilt tatsächlich der Satz von Prof. Claus Leitzmann: „Entscheidend ist nicht, was zwischen Weihnachten und Neujahr gegessen wird, sondern was zwischen Neujahr und Weihnachten auf den Teller kommt." Wir haben also viel Zeit, gelegentliche kleine Ernährungssünden (ich nenne das ja eher Genuss) wieder auszugleichen, auch im Hinblick auf unsere Taille.

Pflanzenkost und Diabetes: Mit Grünzeug den Blutzucker in der Balance halten

Übergewicht kommt meist nicht allein. Es ist oft mit einer weiteren typischen Wohlstandskrankheit vergesellschaftet, dem Diabetes mellitus Typ 2, auch Typ-2-Diabetes genannt. Er wird manchmal noch als Altersdiabetes bezeichnet, weil er lange Zeit nur bei älteren Erwachsenen auftrat. Inzwischen sind davon aber zunehmend Kinder und Jugendliche betroffen, denn auch die Jüngsten tragen oft schon viel zu viel Gewicht mit sich herum und leben teilweise genauso ungesund wie Erwachsene: Sie essen zu kalorienreich, trinken viele zuckersüße Getränke, bewegen sich zu wenig und schlafen zu kurz.

Etwa 537 Millionen Menschen zwischen 20 und 79 Jahren waren im Jahr 2021 von Diabetes (überwiegend Typ 2) betroffen, so die International Diabetes Federation. Das sind 10,5 Prozent der weltweiten Bevölkerung dieser Altersgruppe. Auch in Deutschland leidet ein ähnlich hoher Prozentsatz der Bevölkerung an Diabetes. Doch das Ende der Fahnenstange ist noch nicht erreicht: Bis zum Jahr 2045 werden weltweit schätzungsweise 783 Millionen Menschen daran erkrankt sein. Diabetes wird daher auch als „Epidemie des 21. Jahrhunderts" bezeichnet.

Ich finde diese Entwicklung äußerst dramatisch, denn Diabetes geht meist mit massiven gesundheitlichen Komplikationen einher und die Betroffenen haben eine verringerte Lebenserwartung und -qualität. Das betrifft immer öfter auch jüngere Frauen und Männer. In Europa waren im Jahr 2019 über 30 Prozent aller Menschen, die an Diabetes verstorben sind, jünger als 60 Jahre. Das Gefährliche dabei ist, dass sich die Gesundheitsschäden schleichend einstellen, sich also zunächst nicht körperlich bemerkbar machen, weil sie nicht wehtun. Erst im Laufe der Zeit zeigen sich dann teils massive und auch schmerzhafte Schäden.

Um dies zu verstehen, ein kleiner Exkurs: Anders als beim Diabetes mellitus Typ 1, einer Autoimmunerkrankung, produziert die Bauchspeicheldrüse beim Diabetes mellitus Typ 2 zunächst noch genügend Insulin. Dieses Hormon sorgt dafür, dass die zu Einfachzucker (fachlich Glukose) abgebauten Kohlenhydrate aus der Nahrung in die Zellen der Gewebe eingeschleust und dort für die Energiebereitstellung genutzt werden. Wird nun ständig sehr fett- und energiereich gegessen, führt das dazu, dass die Zellen schlechter auf das Insulin reagieren und der Zucker im Blut bleibt.

Das nennt man Insulinresistenz. Wegen des hohen Blutzuckers wird aber ständig weiter Insulin produziert, auf das die Zellen immer weniger reagieren – ein Teufelskreis! Damit ist die Bauchspeicheldrüse auf Dauer überfordert und stellt die Insulinproduktion zunehmend ein. Die Folge: ein ständig hoher Blutzucker und die Bildung sogenannter AGEs, die Abkürzung für „advanced glycation endproducts" (glykierte Endprodukte). Sie entstehen, wenn Zucker im Stoffwechsel mit Eiweiß- oder Fettbestandteilen reagiert. Diese AGEs werden auch Glykotoxine genannt – umgangssprachlich sind das „zuckerhaltige Giftstoffe", denn sie fördern Ablagerungen in den Gefäßwänden der mittelgroßen und großen Blutgefäße. Die Folge sind Veränderungen an den Gefäßen, die auch als Atherosklerose (Arterienverkalkung) bezeichnet werden. Damit steigt das Risiko für Herzinfarkt und Schlaganfall. Daher haben Diabetiker im Vergleich zu Nichtdiabetikern ein vier- bis fünffach erhöhtes Risiko, einen Herzinfarkt zu bekommen! Sind die kleinen Gefäße betroffen, sind Schäden an der Netzhaut im Auge, an den Nieren und Nerven vorprogrammiert. Es kann zu Sehstörungen, Nierenversagen oder dem Diabetischen Fußsyndrom kommen.

Doch es gibt auch eine gute Nachricht: Typ-2-Diabetes ist kein unabwendbares Schicksal. Die Erkrankung ist in hohem Maß durch den Lebensstil bedingt, also unter anderem durch das, was wir essen und trinken, wie viel wir uns bewegen und ob wir genügend schlafen. Jeder kann also selbst etwas tun! Die Ernährung ist dabei ein ganz wichtiger Faktor! Die *Adventist Health Study 2* hat gezeigt, dass das Diabetesrisiko bei Vegetariern und reinen Pflanzenessern viel geringer ist als bei Fleischessern. Die Wahrscheinlichkeit, an Diabetes zu erkranken, war bei den Veggies um etwa 60 bis 70 Prozent niedriger! Doch man muss der Ordnung halber auch sagen, dass sich das Diabetesrisiko nicht allein durch das Weglassen von Steaks und Bratwurst verminderte. Den größten Einfluss hatte das (Über)Gewicht. Wurde der niedrigere BMI der Pflanzenesser herausgerechnet, war das Ergebnis aber immer noch beeindruckend: Bei den Vegetariern lag das Diabetesrisiko um 46 Prozent und bei den Veganern um 49 Prozent niedriger als bei den Fleischfreunden. Das geringere Risiko bestand also auch unabhängig vom Körpergewicht und kann nicht nur darauf geschoben werden, dass Veggies eben schlanker sind. Vom Fleisch zu lassen oder den Konsum zu reduzieren ist also auf jeden Fall eine gute Möglichkeit, um sich vor Typ-2-Diabetes zu schützen. Außerdem fördern Fleisch- und Wurstgenuss selbst Übergewicht (siehe Seite 82) und damit steigt das Diabetesrisiko. Darum bleibt es dabei: Pflanzliches Essen kann erheblich dazu beitragen, dass sich erst gar kein Diabetes entwickelt.

Vegetarier und reine Pflanzenkostesser haben im Durchschnitt auch niedrigere Blutzuckerwerte als Fleischesser, ergab eine Metaanalyse von 2017, in die Daten von 27 Vegetarier- und vier Veganer-Studien mit über 56 000 Teilnehmerinnen und Teilnehmern eingingen. Und ein dauerhaft erhöhter Blutzucker ist ja ein wichtiger Faktor bei der Entstehung von Diabetes Typ 2.

Mit Vollkornbrot, Obst und Gemüse gegen Diabetes

Was hilft nun, Diabetes vorzubeugen oder, wenn es dafür schon zu spät ist, ihn zu behandeln? Die beste Lösung heißt: Vollkorn! Ja, Sie haben richtig gelesen: Nicht Medikamente, sondern die im Vollkorngetreide enthaltenen Ballaststoffe helfen am einfachsten dabei, den Blutzucker in der Balance zu halten. In der *EPIC-Inter-Act-Studie,* einer Teilstudie der *EPIC-Studie* mit über 12 000 Diabetikern, zeigte sich: Pro zehn Gramm Getreideballaststoffe täglich verringerte sich das relative Diabetesrisiko um 25 Prozent. Das ist richtig gut! Ballaststoffe aus Vollkorngetreide sind also die Crème de la Crème in Sachen Diabetesschutz. Auch daher halte ich den Trend zu Low Carb nicht für sinnvoll. Die für die Diabetesvorbeugung so wichtigen wasserunlöslichen Ballaststoffe stecken nämlich hauptsächlich in Vollkornbrot, Naturreis, Haferflocken und anderen Lebensmitteln aus Vollkorngetreide und außerdem in Hülsenfrüchten, aber kaum in Gemüse oder Obst – und sowieso nicht in Fleisch, Fisch und Milchprodukten.

Doch auch reichlich Gemüse und Obst zu essen wirkt sich positiv auf das Diabetesgeschehen aus. Als besonders effektiv haben sich in Studien beispielsweise Wurzelgemüse (wie Karotten und Pastinaken), grünes Blattgemüse – Salate, Spinat, Grünkohl und Co. – sowie Blaubeeren, Weintrauben, Pflaumen und Äpfel gezeigt. Auch ein höherer Verzehr von Nüssen wirkte in Studien dem Diabetesrisiko und der Insulinresistenz entgegen. Mehr Hülsenfrüchte in der Ernährung verbesserten bei Diabetikern außerdem den Langzeitblutzuckerwert. Dieser ist sozusagen das Blutzucker-Langzeitgedächtnis, bei dem über einen Zeitraum von acht bis zwölf Wochen der sogenannte HbA_{1c}-Wert gemessen wird. Er lässt eine Aussage darüber zu, inwieweit der Blutzucker in dieser Zeit normal in die Zellen eingeschleust oder überschüssiger Zucker an die roten Blutkörperchen angelagert wurde.

Da diese Erkenntnisse langsam auch zu den Fachgesellschaften vorgedrungen sind, empfiehlt die kanadische Diabetesgesellschaft seit 2016 pflanzenbasierte Kostformen zum Schutz vor Diabetes. Sie verbessern die Blutzuckerwerte dermaßen gut, dass Diabetesmedikamente reduziert oder sogar abgesetzt werden können. Pflanzliches Essen liefert außerdem Magnesium und sogenannte Antioxidantien. Letztere sind Substanzen, die unsere Körperzellen vor negativen Wirkungen der sogenannten freien Radikale (siehe Kasten auf Seite 138) schützen, die beispielsweise auch durch hohe Blutzuckerwerte entstehen. Außerdem fördern sie die Aufnahme von Glukose in die Zellen und verbessern damit deren Empfindlichkeit für und die Wirksamkeit von Insulin. Eine Metaanalyse, für die Daten von über 530 000 Teilnehmern ausgewertet wurden, ergab außerdem: Mit steigender Magnesiumzufuhr verringerte sich das Diabetesrisiko bei Übergewichtigen.

Pflanzlich frei Schnauze hilft übergewichtigen Diabetikerinnen und Diabetikern

Diabetikern mit Übergewicht wird in der Regel empfohlen abzunehmen. Doch wie geht das am besten? Dass strenge Essenspläne weniger hilfreich sind als generelle Empfehlungen für eine vollwertige, ballaststoffreiche Kost, zeigte der US-amerikanische Forscher Prof. Neal Barnard im Rahmen einer 2018 publizierten Studie. Über einen Zeitraum von 20 Wochen sollten 19 adipöse Probanden mit Typ-2-Diabetes nur pflanzliche Lebensmittel essen, die wie Vollkornprodukte, Hülsenfrüchte und Gemüse viele Ballaststoffe enthalten und den Blutzuckerspiegel nicht belasten. Zudem sollten die Mahlzeiten eher fettarm sein. Aber: Die Teilnehmer mussten keinen strikten Diätplan einhalten, sondern konnten die Art und Menge der pflanzlichen Lebensmittel quasi „frei Schnauze" auswählen. Eine zweite Gruppe fettleibiger Diabetiker als Kontrollgruppe musste es anders machen: Sie hielt sich an eine fettarme und kalorienreduzierte Diät inklusive Kostplan. Alle Teilnehmer besuchten einmal in der Woche eines der zwei Gruppentreffen, wo es Infos und Unterstützung zur jeweiligen Ernährungsform gab. Fünf Monate später hatten die Teilnehmer beider Gruppen an Gewicht verloren, die „Pflanzen"-Gruppe mit minus 6,3 Kilo jedoch mehr als die „strengere" Diätgruppe (minus 4,4 Kilo). Die Blutfettwerte LDL-Cholesterin und der Langzeitblutzucker HbA_{1c} verbesserten sich in beiden Gruppen ähnlich. Ich finde, das sind beachtliche und vor allem interessante Erfolge, denn die Studie zeigt auch: Essen ohne strikten Diätplan hilft übergewichtigen Diabetikern offenbar besser beim Abnehmen und ist auf Dauer erfolgreicher umzusetzen als eine Diät mit Küchenwaage und Kalorienzählerei. Ob und wie eine Ernährungsumstellung auf rein pflanzliche, vollwertige Kost ohne Kalorienvorgabe auch bei Diabetikern in Deutschland wirkt, möchten wir in einer eigenen Studie herausfinden. Ich bin mir sicher, dass viele Diabetiker, die mit den üblichen Ernährungstipps gestrandet sind, Interesse hätten, daran teilzunehmen.

Was tut nicht gut im Fleisch?

Auch bei Diabetes ist der Konsum von Fleisch und Wurst eher ungünstig. Eine Übersichtsarbeit verschiedener Metaanalysen kam zu folgendem Ergebnis: Pro 100 Gramm rotem Fleisch täglich erhöht sich das Diabetesrisiko signifikant um etwa 13 bis 16 Prozent, pro 50 Gramm Wurst steigt es sogar um 13 bis 57 Prozent an. Weniger Fleisch und so wenig Wurst wie möglich – beides ist also sehr empfehlenswert!

Es ist nicht abschließend geklärt, welche Inhaltsstoffe in Fleisch und Wurst genau die Diabetesentstehung anheizen. Diskutiert wird, dass sich gesättigte Fettsäuren (siehe Seite 105), tierisches Eiweiß, Pökelstoffe wie Nitrit (siehe Seite 97) sowie das Hämeisen negativ auswirken. Alle zusammen fördern über verschiedene Mechanismen, wie beispielsweise Entzündungen, die Insulinresistenz an den Körperzellen – die Vorstufe von Diabetes.

Pflanzenkost und Bluthochdruck: Plant-based senkt den Druck

Es ist heute fast schon Mainstream: Fast jeder kennt jemanden, der Bluthochdruck hat. Wenn man nicht sogar selbst davon betroffen ist, sind vielleicht beim Partner, den Eltern oder bei Oma und Opa die Werte aus dem Ruder gelaufen. Es ist erschreckend! Weltweit hat sich die Zahl der betroffenen Erwachsenen zwischen 1975 und 2015 fast verdoppelt – von damals 594 Millionen auf über 1,1 Milliarden! In den reichen Ländern ging die Häufigkeit von Bluthochdruck in diesem Zeitraum zwar zurück, doch diese prinzipiell gute Entwicklung wird durch einen Anstieg in den Ländern mit geringem und mittlerem Einkommen mehr als wettgemacht. Dort wächst die Bevölkerung und die Menschen werden älter. Somit steigt auch die Zahl der an Bluthochdruck erkrankten Menschen. Aber wir müssen gar nicht in die Ferne schweifen: In Deutschland ist etwa jeder dritte Erwachsene von der Volkskrankheit Nummer eins betroffen. Bei Männern wird Bluthochdruck etwas häufiger diagnostiziert als bei Frauen, so ein Ergebnis der repräsentativen *GEDA-Studie (Gesundheit in Deutschland aktuell).*

Immer wieder erzählen mir befreundete Ärzte, dass Menschen die Diagnose Bluthochdruck fast schon achselzuckend zur Kenntnis nehmen. Es sei halt der Lauf der Dinge, dass mit dem Alter die Gebrechen zunehmen. Der Arzt verschreibt Blutdrucksenker (inklusive möglicher Nebenwirkungen) und empfiehlt, abzunehmen und das Essen nicht so sehr zu salzen. (Kochsalz kann den Blutdruck in die Höhe treiben.)

Erhöhten Blutdruck nicht auf die leichte Schulter nehmen

Bluthochdruck tut nicht weh und bleibt oft jahrelang unerkannt. Das jedoch kann fatale Folgen haben! Ist der Blutdruck dauerhaft erhöht, schädigt dies die Gefäße und es kommt zu Atherosklerose (siehe Seite 87). In der Folge leiden Herz, Gehirn, Nieren und Augen. Herzinfarkt und Herzschwäche (Insuffizienz), Schlaganfall, Nierenversagen und nach neueren Untersuchungen auch Demenz können die Folge sein. Schätzungsweise 35 (!) Prozent aller kardiovaskulären Ereignisse (gemeint sind zum Beispiel Herzinfarkt und Schlaganfall) sind auf Bluthochdruck zurückzuführen.

Medikamente einzunehmen ist bei hohen Blutdruckwerten, fortgeschrittener Erkrankung und beim Vorliegen weiterer Risikofaktoren wie einem erhöhten Blutzucker sicher sinnvoll und manchmal lebensrettend. Am Anfang der Behandlung sollte jedoch immer auch eine Lebensstilveränderung stehen: Abnehmen, Nichtrauchen, mehr Bewegung, weniger Alkohol und Salz. Das sehe nicht nur ich so, es steht so auch in den europäischen Behandlungsleitlinien für Bluthochdruck. Doch auch mit einer Ernährungsumstellung hin zu mehr Pflanzenkost lässt sich ein erhöhter Blutdruck zumindest in gewissem Umfang therapieren. Vor allem

> **Blutdruck: Was heißt denn normal?**
> Wenn der Arzt den Blutdruck misst, werden immer zwei Werte ermittelt (ausgedrückt in der Einheit Millimeter Quecksilbersäule [mmHg], weil früher quecksilberhaltige Messgeräte verwendet wurden). Der eine, höhere, Wert beschreibt den systolischen Blutdruck, also den Druck beim Herzschlag, wenn sich der Herzmuskel zusammenzieht und sauerstoffreiches Blut in die Gefäße pumpt. Der andere Wert, der für den diastolischen Blutdruck, misst den Druck auf die Gefäße, wenn der Herzmuskel erschlafft. Als optimal gilt ein Blutdruck von weniger als 120/80 mmHg. Dann liegt der systolische Wert bei unter 120 mmHg und der diastolische bei unter 80 mmHg. Ab einem Blutdruck von 130/85 mmHg ist der Blutdruck bereits hochnormal und ab 140/90 mmHg wird es ernst. Hier beginnt die Hypertonie, wie Bluthochdruck auch genannt wird.

kann man ihm damit vorbeugen. Studien zeigen, dass Vegetarier und alle, die rein pflanzlich essen, deutlich seltener von Bluthochdruck betroffen sind als Mischköstler. Der tägliche Genuss von Vollkornbrot, Gemüse, Obst, Hülsenfrüchten und vielen anderen pflanzlichen Lebensmitteln sorgt dafür, dass der Blutdruck im Normbereich bleibt.

Pflanzenesser haben seltener Bluthochdruck

Dass Veggies seltener unter Bluthochdruck leiden, hat auch, aber nicht nur, mit dem Essen zu tun. Wie bei anderen Erkrankungen ist der häufig gesündere Lebensstil von Vegetariern und reinen Pflanzenessern vorteilhaft: Sie sind meist Nichtraucher, trinken oft weniger Alkohol (ich kenne auch Ausnahmen, die die Regel bestätigen) und sind körperlich aktiver als Menschen, die eine übliche Mischkost essen. Das allein hilft schon, damit der Blutdruck im Lot bleibt. Auch das Körpergewicht spielt wieder eine gewichtige

Rolle. Mit jeder Zunahme des Taillenumfangs um zehn Zentimeter steigt das Risiko für Bluthochdruck um 27 Prozent, besonders bei Frauen! Es ist also auch sehr empfehlenswert, sein Gewicht im Rahmen zu halten – und dabei ist pflanzliche Kost sehr hilfreich.

Zudem hat die Art der Ernährung einen großen Einfluss auf den Blutdruck. In der *Adventist Health Study 2* stellten die Wissenschaftler nach Auswertung von 500 Teilnehmerdaten fest: Das Risiko für Hypertonie war bei Lakto-Ovo-Vegetariern, die also auch Milchprodukte und Eier essen, um 43 Prozent, und bei reinen Pflanzenessern sogar um 63 Prozent niedriger als bei denjenigen, die eine Mischkost einschließlich Fleisch und Fisch zu sich nahmen. Wurden das Körpergewicht bzw. der BMI bei der Auswertung herausgerechnet, schrumpfte der Veggievorteil bei den Vegetariern zwar auf 14 Prozent bzw. 47 Prozent (bei den Veganern) im Vergleich zu den Fleischessern. Aber die Tendenz blieb, wie man sehen kann, bestehen – und dieser Vorteil wird durch viele weitere Studien bestätigt.

Grün ist die Hoffnung

Sie fragen sich nun sicher, was bei Bluthochdruck genau auf den Teller soll? Um diese Frage zu beantworten, möchte ich Ihnen zunächst unsere vegetarische und auch die vegane Lebensmittelpyramide (siehe Seite 289) ans Herz legen. Beide sind zwar für Gesunde konzipiert, aber die Empfehlungen bieten auch eine gute Orientierung im Dschungel der Ernährungsratschläge bei Hypertonie. Darin setzen wir fast alles um, was auch international bei Bluthochdruck empfohlen wird. Dazu zählt zum Beispiel die sogenannte DASH-Diät (**D**ietary **A**pproaches to **S**top **H**ypertension: Diätetische Vorgehensweise zum Stopp von Bluthochdruck). Sie geht sehr in Richtung plant-based: Auf den Teller kommen bei DASH jeden Tag Vollkornprodukte, Gemüse und Obst, Hülsenfrüchte, Nüsse und Samen, ergänzt durch kleine Mengen an pflanzlichen Ölen und fettarmen Milchprodukten. Die DASH-Diät begrenzt den Salzkonsum und erlaubt auch ein wenig fettarmes

Fleisch, Geflügel und Fisch. Fleisch und Fisch sollten aber höchstens rund 170 Gramm pro Tag ausmachen – was ich im Hinblick auf weitere Erkrankungen, aber auch auf Umweltaspekte und Tierschutz immer noch viel zu viel finde (in unseren beiden Pyramiden gibt es natürlich weder Fleisch noch Fisch).

Doch insgesamt können sich die Erfolge der DASH-Diät sehen lassen: Sie wurde sogar „Sieger" bei einer Metaanalyse von 67 Studien, die insgesamt 13 verschiedene Ernährungsformen unter die Lupe nahm. Sie konnte also den Blutdruck am effektivsten senken. Wurde zum DASH-Menü zusätzlich ein Abnehmprogramm absolviert, verbesserten sich die Blutdruckwerte weiter.

Pflanzen essen statt Pillen schlucken
Aber auch andere pflanzenbasierte Kostformen zeigen Wirkung. Eine Metaanalyse fand heraus: Vegetarisches Essen oder eine Ernährungstherapie mit veganer Kost erreichte immerhin eine zusätzliche Blutdrucksenkung von 4,8 mmHg (systolisch) bzw. 2,2 mmHg (diastolisch) im Vergleich zu einer Mischkost als Vergleichsdiät. Plant-based macht hier also eine sehr gute Figur.

Eine weitere positive Folge einer Ernährungsumstellung auf pflanzenbasiert: Die Medikamentendosis kann oft reduziert oder die Blutdrucksenker können sogar ganz abgesetzt werden – und das alles „nur" durch gesundes, pflanzliches Essen! Ich finde das faszinierend und es sollte doch eigentlich jeden Betroffenen dazu motivieren, es selbst einmal auszuprobieren, denn wir wissen: Hochdruckmedikamente haben viele unangenehme Nebenwirkungen. Reizhusten, geschwollene Beine, Verdauungsprobleme, Schwindel, Kopfschmerzen, Benommenheit, Herzklopfen, Hautreaktionen, erhöhte Harnsäurewerte und – Männer, Achtung! – auch Erektionsstörungen können die Folge sein. Nebenwirkungen, die pflanzliche Lebensmittel nicht haben. Bitte verstehen Sie mich nicht falsch. Medikamente haben ihre Berechtigung. Aber oft werden sie dauerhaft immer weiter verschrieben, obwohl erfolgreiche Lebensstilveränderungen erlauben würden, sie zu reduzieren oder gar abzusetzen.

KAPITEL 3

An erster Stelle der natürlichen pflanzlichen Blutdrucksenker stehen Gemüse und Obst. Sie verringern nachweislich das Risiko für Hypertonie. Sechs Portionen oder mehr pro Tag senkten das Risiko für Hypertonie um elf Prozent, verglichen mit Gemüsemuffeln, die nur eine Portion Grünes am Tag zu sich nahmen. Das ergab die Auswertung von mehreren großen Studien mit fast 190 000 Teilnehmenden. Besonders wirksam waren Äpfel und Birnen, Rosinen und Weintrauben, Brokkoli und Karotten. Fruchtsäfte zeigten hingegen keine günstige Wirkung.

Was ich bei all dem ganz wichtig finde: Dieser schützende Effekt beginnt schon ganz früh. Wer als Kind oder Jugendlicher viel Gemüse und Obst isst, kann damit dem Bluthochdruck im Erwachsenenalter vorbeugen. Viele Ernährungsfachleute fordern darum seit Langem – und dem schließe ich mich an –, dass es in der Schulverpflegung viel mehr Gemüse und Obst geben müsste.

Sie fragen sich jetzt vielleicht, wie genau das gehen soll, den Blutdruck mit Grünzeug zu senken? Ist es der geringere Kaloriengehalt einer rein pflanzlichen Kost, der die Pfunde purzeln lässt und sich damit positiv auf den Blutdruck auswirkt? Ja, das spielt durchaus eine Rolle. Aber nicht nur das. Gemüse und Obst liefern uns vor allem reichlich Kalium, einen Mineralstoff, der nachweislich blutdrucksenkend wirkt – und damit quasi der Gegenspieler von Natrium ist, das den Blutdruck erhöht. Natrium nehmen wir primär als Natriumchlorid auf, besser bekannt unter dem Namen Kochsalz. Daneben enthalten Gemüse und Obst auch sogenannte sekundäre Pflanzenstoffe wie Polyphenole. Diese bioaktiven Substanzen stecken als Duft-, Farb-, Abwehr- und Geschmacksstoffe vor allem in Gemüse und Obst. Sie sind zwar nur in kleinen Mengen enthalten, entfalten aber teilweise große Wirkungen. In Studien taten sich ganz besonders die Anthocyane, das sind Stoffe, die Pflanzen eine rote, violette oder blaue Farbe geben, als Blutdrucksenker hervor. Hauptquellen waren Heidelbeeren und Erdbeeren. Überhaupt sind Beeren eine tolle Lebensmittelgruppe, die wir uns möglichst täglich schmecken lassen oder auch als Beerenmuttersaft – in kleinen

Nitrat, ungesund oder nicht?
Nitrat ist immer wieder in der Diskussion. Es ist von Natur aus in Gemüse enthalten, besonders Blatt- und Wurzelgemüse wie Rucola, Kopfsalat, Mangold, Spinat, Rote Bete und Rettich reichern Nitrat an. Es gelangt aber auch durch mineralische Düngemittel in Pflanzen, wie sie im konventionellen Landbau verwendet werden. Nitrat wird eher kritisch gesehen. Das stickstoffhaltige Nitrat wird unter Einwirkung von Bakterien im Mund zu Nitrit umgewandelt, das sich dann im Magen mit Eiweißstoffen zu Nitrosaminen verbinden kann. Diese gelten als krebserregend.

Zugleich wird Nitrat aber auch als Blutdrucksenker diskutiert, denn es weitet die Blutgefäße, der Durchfluss des Blutes verbessert sich und der Blutdruck sinkt. Bei Probanden, die Rote-Bete-Saft oder einen Salat- oder Spinat-Smoothie tranken, wurde unmittelbar nach dem Essen ein niedrigerer Blutdruck gemessen! Auch langfristig hatte eine Kost mit viel nitratreichem Gemüse eine blutdrucksenkende Wirkung, zeigen verschiedene Studien.

Tja, ist Nitrat in Gemüse nun gut oder gefährlich? Leider ist die Studienlage widersprüchlich. In den meisten Studien gab es keinen Zusammenhang zwischen Nitrat bzw. Nitrit und Krebs, ja, es wurde sogar ein verringertes Magenkrebsrisiko bei höherer Nitratzufuhr beobachtet. Andere Studien fanden hingegen ein tendenziell leicht erhöhtes Dickdarmkrebsrisiko. Das Bundesinstitut für Risikobewertung rät weiterhin zu einer gemüsereichen Ernährung, weil die möglichen Nachteile einer erhöhten Nitratzufuhr durch die vielfältigen Gesundheitsvorteile von Gemüse mehr als aufgewogen werden. Also: Ran ans Freilandgemüse! Ja, genau, bevorzugen Sie Grünzeug aus Freilandanbau, denn es hat nachweislich weniger Nitrat in sich als Gemüse aus dem Gewächshaus, weil Sonne und Luft Nitrat abbauen. Auch aus ökologischen Gründen ist Freilandgemüse besser, weil kein zusätzlicher Energieverbrauch für die Wärmeerzeugung anfällt (siehe Seite 165).

Mengen – trinken sollten! (Das ist der direkt aus Beeren gewonnene, bis auf eine kurze Erhitzung unbehandelte Saft.)

Klein, aber oho: Nüsse und Samen
Sie wirken klein und unscheinbar. Doch Nüsse und Samen haben es in sich, auch in Bezug auf den Blutdruck. Je mehr Walnüsse, Haselnüsse und Mandeln – bis zu einer Menge von 40 Gramm pro Tag – gegessen werden, umso geringer ist das Risiko, Bluthochdruck zu entwickeln, ergab eine Metaanalyse, in die Daten von rund 12 000 Teilnehmerinnen und Teilnehmern einflossen. Wer sie häufiger knabberte, konnte das Hochdruckrisiko um 15 Prozent vermindern. Mit jeder Nuss sank das Risiko weiter. Auch Ölsamen – gemeint sind vor allem Leinsamen oder daraus gewonnenes Leinöl – sollten täglich auf den Tisch bzw. ins Müsli gerührt werden, denn sie sorgen mit ihren Inhaltsstoffen ebenfalls für einen Blutdruck im grünen Bereich. Wenn Sie gleich Leinsamen besorgen wollen, beachten Sie: Gequetschte oder geschrotete Leinsamen wirken noch besser als daraus gepresstes Leinöl.

Haben es in sich: Getreide und Soja
Auch Getreide bringt den Blutdruck ins Lot. Um eine Wirkung zu erreichen, sollten es aber drei Portionen Weizen- und Hafervollkorn täglich sein. Dies entspricht beispielsweise zwei Scheiben Vollkornbrot (à 40 Gramm) plus 30 Gramm Vollkornhaferflocken im Müsli oder Porridge.

Zudem sind Hülsenfrüchte sehr wirksam. Verschiedene Studien zeigten, dass Erbsen, Bohnen und Linsen einen positiven Einfluss auf die Blutdruckwerte haben. Allerdings muss man sich schon 40 bis 50 Gramm (Rohgewicht) am Tag schmecken lassen (so viel empfehlen wir auch in unseren beiden Lebensmittelpyramiden). Wirksam ist zum einen das pflanzliche Eiweiß der kleinen Kraftpakete, zum anderen sind das enthaltene Kalium und wiederum die Ballaststoffe blutdrucksenkend. Die meisten Studien zu den gesundheitlichen Wirkungen von Hülsenfrüchten auf den Blutdruck

Treibt Kochsalz den Blutdruck in die Höhe?

„Warum sollten wir sparsam mit Salz umgehen?" Auf diese Frage werden wohl die meisten antworten: „Weil durch Salz der Blutdruck steigt." Andere werden sagen: „Moment, das mit dem Salz und dem Hochdruck ist doch längst überholt." Beides stimmt – und auch nicht. Die DGE und die Deutsche Hochdruckliga raten, höchstens sechs Gramm Kochsalz pro Tag zu konsumieren. Tatsächlich nehmen wir in Deutschland im Durchschnitt aber rund 7,6 Gramm (Frauen) bzw. über zehn Gramm (Männer) pro Tag zu uns. Das ist deutlich zu viel. Gerade verarbeitete Lebensmittel wie Wurst, aber auch viele pflanzliche Fleischalternativen, Käse, Brot, Fertiggerichte und Knabberkram wie Chips und Co. strotzen meist nur so vor Salz und sind gar nicht gut für den Blutdruck. Doch Fakt ist auch, dass das Ausmaß der Blutdrucksteigerung durch Salzkonsum individuell sehr verschieden ist. Einige Menschen reagieren deutlich auf eine höhere Salzzufuhr, andere kaum oder gar nicht. Diejenigen, bei denen sich der Salzstreuer bemerkbar macht, werden auch als „salzsensitiv" bezeichnet. Etwa 30 bis 50 Prozent der Menschen mit Hypertonie und rund 20 Prozent der Menschen mit normalem Blutdruck reagieren empfindlich auf die Zufuhr von Speisesalz. Allerdings wissen wir nicht, ob wir zu den „Salzempfindlichen" gehören oder nicht. Daher sollten wir alle den Salzgehalt des Essens im Blick behalten. Das ist auch deshalb sinnvoll, weil zu viel Salz schlecht für die Knochen und die Kalziumbilanz ist.

wurden jedoch in Asien durchgeführt, und zwar mit Sojabohnen. Die werden dort seit rund 5000 Jahren angebaut und sind ein alltägliches Lebensmittel wie bei uns Brot oder Kartoffeln. Die Studien zeigen: Der Genuss von Sojaprodukten wirkt den Blutdruckwerten direkt entgegen. Wer sie regelmäßig isst, kann sich über Werte im Normalbereich freuen.

Spannend finde ich, dass vor allem fermentierte Sojaprodukte positive Auswirkungen auf den Bluthochdruck haben. Gemeint sind die Würzpaste Miso, die Beilage Natto (der Duft erinnert an sehr, sehr gut gereiften Harzer Käse), die bekannte Sojasoße (aber bitte traditionell hergestellte verwenden!) und das aus ganzen Sojabohnen mithilfe von Pilzkulturen fermentierte Tempeh. Das sind allesamt Produkte, die schon viele Jahre auch in hiesigen Biomärkten erhältlich sind (bei Natto muss man allerdings etwas länger suchen).

Erklärt wird die blutdrucksenkende Wirkung mit dem Fermentationsprozess. Durch ihn werden die Sojainhaltsstoffe so ab- und umgebaut, dass sie für den Körper besser verfügbar sind, beispielsweise die Isoflavone. Dies sind hormonähnliche Stoffe, die unter anderem Entzündungen lindern und antioxidativ wirken. Auf diese Weise schützen sie die Gefäße und wirken dem Bluthochdruck entgegen.

Milch & Co.: Bitte nur in Maßen
Studien haben gezeigt, dass der tägliche Konsum von rund 500 bis 600 Gramm fettarmer Milch und daraus hergestellten Produkten das Risiko für Hypertonie um 16 Prozent senkt (im Vergleich zu denjenigen, die wenig Milchprodukte konsumieren). In anderen Studien wirkten sich alle Milchprodukte, auch die fettreichen, blutdrucksenkend aus. Vor allem das Milchmineral Kalzium sowie Magnesium und Kalium scheinen dabei eine Rolle zu spielen. Milch enthält auch sogenannte bioaktive Peptide, das sind Eiweißbruchstücke des Milchproteins. Sie können ein Enzym mit der Bezeichnung ACE hemmen, das die Blutgefäße eng stellt und den Blutdruck erhöht. Das ist gut, denn mit einem Blutdruck im Normalbereich lässt sich das Risiko für Schlaganfall und Herzinfarkt senken. Doch nötig sind Joghurt, Käse und Co. nicht, um gesund zu bleiben. Bei Menschen, die ausschließlich pflanzlich essen – also gar keine Milch und Milchprodukte zu sich nehmen –, ist der Blutdruck noch besser als bei denjenigen, die alles essen.

Wer jedoch Milch oder Joghurt konsumieren möchte, sollte unbedingt Produkte in Bioqualität kaufen. Biokühe haben meist mehr Weidegang und sie werden, so der Anspruch, artgerechter gehalten als ihre Artgenossen in der konventionellen Landwirtschaft.

> **Bittersüße Schokolade**
> Ähnlich wie Gemüse und Obst können auch Schokolade und Kakao den Blutdruck regulieren, denn auch sie enthalten sekundäre Pflanzenstoffe. Reines Kakaopulver, aber auch Edel- und Zartbitterschokolade mit einem Anteil von 85 bzw. 62 Prozent Kakao sind besonders reich an sogenannten Flavonoiden, eine Untergruppe der Polyphenole, die sich günstig auf den Blutdruck auswirken. Vollmilchschokolade und (gesüßtes) Kakaopulver haben da deutlich weniger zu bieten als die bitteren Produkte, weil sie mehr Zucker und weniger Kakao enthalten. Auch eine zweiwöchige Schokodiät ist – so leid es mir tut – nicht ratsam: Schokolade liefert neben Zucker auch viel Fett. Beides fördert, im Übermaß konsumiert, die Entstehung von Übergewicht und damit indirekt auch von Bluthochdruck. Doch wie so oft gilt auch in diesem Fall: Entscheidend ist das richtige Maß. Sie können also guten Gewissens ab und an etwas Süßes genießen.

Übrigens enthält Biomilch auch mehr wertvolle Inhaltsstoffe, etwa ungesättigte Fettsäuren einschließlich Omega-3-Fettsäuren und Vitamin E, als die Massenmilch.

Fleisch und Wurst: Besser meiden

„Weniger ist mehr", dieses Motto gilt ganz besonders für das Fleischessen. Die Studienergebnisse sind eindeutig: Es gibt einen klaren Zusammenhang zwischen Fleischkonsum und Bluthochdruck. Teilweise gibt es sogar direkte Dosis-Wirkungs-Beziehungen. Das heißt: Je mehr Fleisch gegessen wird, umso mehr erhöht sich das Risiko für Bluthochdruck. Noch ist aber nicht ganz klar, ob „nur" Wurstwaren schaden oder auch unverarbeitetes rotes Fleisch von Schwein, Rind, Kalb und Lamm. Für letzteres sprechen die Daten aus drei großen Studien mit über 188 000 Teilnehmerinnen und Teilnehmern. Zu Beginn hatten alle einen Blutdruck im Normalbereich. Bei denjenigen, die im Verlauf der nächsten 20 Jahre täglich mindestens eine Portion Wurst oder unverarbeitetes rotes Fleisch aßen, erhöhte sich die Wahrscheinlichkeit, an Hypertonie zu erkranken, um 30 Prozent (im Vergleich zu allen, die weniger als eine Portion pro Monat konsumiert hatten). Als Grund für diese ungünstigen Wirkungen von Fleisch und Wurst wurden unter anderem die AGEs diskutiert, die auch zur Diabetesentstehung beitragen (siehe Seite 87). Auch sogenannte HAA (heterozyklische aromatische Amine) und die Substanz Acrylamid spielen eine Rolle, beide können beim Erhitzen, vor allem beim Grillen und Braten von Fleisch entstehen. Sie alle fördern oxidativen Stress und Entzündungsvorgänge im Körper – und schaden dadurch unserem Blutdruck.

Pflanzenkost und Fettstoffwechselstörungen: Muss man sein Fett wegbekommen?

Erinnern Sie sich an die Diskussion um die Butter auf dem Brot und das Gelbe vom Ei? Jahrelang wurden sie bzw. das darin enthaltene Cholesterin für erhöhte Blutfette verantwortlich gemacht. Die Butter musste vom Brot – zugunsten von Margarine – und das Ei gab es nur noch sonntags. Überhaupt war striktes Fettsparen angezeigt. Grund für diese Ratschläge war die Annahme, dass tierisches Fett und Cholesterin die Arterien „zukleistern" und die Blutfette in die Höhe treiben. Tatsächlich muss man das heute etwas differenzierter betrachten.

Eine fettreiche Ernährung mit vielen tierischen Lebensmitteln fördert Übergewicht, Typ-2-Diabetes und auch Fettstoffwechselstörungen. Aus diesen Gründen ist das rechte Maß beim Fett besonders wichtig. Doch neben der Menge kommt es vor allem sehr auf die Qualität des Fettes an, wenn wir uns den Zusammenhang mit den genannten Krankheiten anschauen. In diesem Bereich punktet das Fett aus Pflanzen auf jeden Fall.

Mehr Durchblick beim Fett

Zunächst einige Basics zu den Fettstoffwechselstörungen – oder Dyslipidämien, wie sie in der Fachsprache heißen (alles mit „lipid" bezieht sich auf Fette und „-ämie" betrifft das Blut). Das Wort Dyslipidämie bedeutet Abweichung von den „normalen" Blutfettwerten. Diese kann mehrere Ursachen haben. Bei vielen Menschen ist die Neigung zu Blutfetten jenseits der Norm genetisch bedingt. Das bedeutet aber nicht, dass wir dieser Störung schicksalhaft ausgeliefert sind. Sie kommt vor allem dann zum Tragen, wenn die Ernährung zu viele Kalorien und zu viel Fett liefert. Fettstoffwechselstörungen können aber auch eine Folge von anderen Krankheiten wie Übergewicht, Typ-2-Diabetes oder Nierenproblemen sein. Oder sie werden durch Medikamente hervorgerufen, etwa durch Mittel zur Entwässerung (sogenannte Diuretika, die bei Herz-, Leber- und Nierenkrankheiten oder Bluthochdruck verschrieben werden). Das Gute: Wird die Grundkrankheit behandelt, regulieren sich meist auch die ungünstigen Blutfettwerte.

Wenn der Arzt diese überprüft, misst er immer verschiedene Fettwerte. Zum einen kommt das Gesamtcholesterin auf den Prüfstand, zum anderen das sogenannte LDL- und das HDL-Cholesterin. LDL (Low Density Lipoprotein) und HDL (High Density Lipoprotein) sind Transportmittel, in denen die Fette durch unser Blut zu den Zellen chauffiert werden. Sind Gesamt- und/oder LDL-Cholesterin im Blut erhöht, ist das nachteilig: Besonders die vom LDL-Cholesterin transportierten Fette können sich in den Wänden der Arterien ablagern, den Blutdurchfluss behindern und dadurch Atherosklerose und Herzerkrankungen hervorrufen. Ein hohes Gesamt- und LDL-Cholesterin wird daher als ungünstig angesehen. Manchmal wird nennt man Letzteres auch „schlechtes" Cholesterin.

Als das „gute" Cholesterin gilt hingegen das HDL, denn es nimmt überflüssiges Cholesterin auf und transportiert es für den Abbau zur Leber. Dadurch kann es Ablagerungen in den Arterien vorbeugen. Gut sind also niedrige Gesamt- und LDL-Cholesterinwerte und hohe HDL-Cholesterinwerte. Als Orientierung gelten: Gesamtcholesterin ≤ 155 Milligramm pro Deziliter (mg/dl), LDL-Cholesterin < 115 mg/dl und HDL-Cholesterin > 40 mg/dl. Diese Werte beziehen sich allerdings auf Menschen mit geringem Risiko für Herz-Kreislauf-Erkrankungen. Liegen bereits weitere Risikofaktoren vor, beispielsweise Rauchen oder erhöhter Blutdruck, werden die Zielwerte für das LDL-Cholesterin deutlich niedriger angesetzt.

Eins ist mir aber wichtig zu sagen: Cholesterin ist nicht per se „böse". Es ist sogar ein lebensnotwendiger Stoff. Er dient beispielsweise als Vorstufe für Vitamin D (siehe Seite 74), für Hormone (z. B. Östrogen und Testosteron) und Gallensäuren und ist wichtiger Bestandteil unserer Zellmembranen. Wir können Cholesterin allerdings auch selbst herstellen und sind nicht auf das Cholesterin aus der Nahrung angewiesen. Doch sicher ist auch: Zu viel ist zu viel!

Wenn Sie beim Arzt die Blutfette checken lassen, dann werden auch die Triglyzeride gemessen. Sie sollten ebenfalls nicht über einem bestimmten Normwert liegen (idealerweise ist dies < 150 mg/dl), weil sie sich auch negativ auf das Herz-Kreislauf-Risiko auswirken.

Laut der *DEGS1-Studie* haben in Deutschland zwei Drittel der Männer und Frauen zwischen 18 und 79 Jahren eine Fettstoffwechselstörung und es verhält sich ähnlich wie beim Bluthochdruck: Je älter die Menschen sind, umso häufiger tritt die Erkrankung auf. Doch bereits 27 Prozent der Männer und 34 Prozent der Frauen zwischen 18 und 29 Jahren leiden unter einer Dyslipidämie. Also rund ein Viertel bzw. ein Drittel! Das finde ich ziemlich bedenklich.

Etwa ein Drittel der Betroffenen nimmt Medikamente ein, um die Blutfette zu senken. Es ist zwar richtig, hohe Blutfette zu behandeln. Doch oft geht es – wie beim Bluthochdruck – auch ohne Pillen: mithilfe einer pflanzenreichen Ernährung. Dadurch lassen sich erhöhte Blutfettwerte nicht nur regulieren, sondern teilweise sogar normalisieren.

Eine wichtige Rolle spielt hierbei die Art des Fetts. Gesättigte Fette, die vor allem in Lebensmitteln von Tieren und in Fertigprodukten enthalten sind, sind besonders ungünstig: Sie erhöhen das „schlechte" LDL-Cholesterin im Blut. Vegetarier und alle, die sich rein pflanzlich ernähren, haben die besseren Karten, weil sie nur pflanzliche Öle wie Oliven-, Raps-, Lein- oder Walnussöl nutzen. Sie sind wie alle Pflanzenfette nicht nur frei von Cholesterin, sondern enthalten vor allem einfach und mehrfach ungesättigte Fettsäuren (siehe Seite 106). Diese wiederum wirken sich sehr günstig auf die Blutfettwerte aus. Eine Metaanalyse, in der die Daten von 108 Studien ausgewertet wurden, ergab, dass bei Vegetariern und Veganern das Gesamt- und LDL-Cholesterin signifikant niedriger ist, nämlich um jeweils 20 bis 30 Milligramm pro Deziliter, als bei den Fleischfreunden. Weitere (allerdings nicht alle) Studien zeigen, dass auch die Triglyzeridwerte bei Vegetariern (inklusive Veganern) niedriger liegen.

Pflanzliches Essen hilft also offenbar, denn vor allem das für den Körper ungünstige LDL-Cholesterin lässt sich damit sehr gut regulieren. Klinische Studien zeigen, dass mit jedem Prozent, um das das LDL-Cholesterin sinkt, sich auch das Risiko für Erkrankungen von Herz und Gefäßen um ein Prozent vermindert. Wer plant-based isst, schlägt also sozusagen zwei Fliegen mit einer Klappe. Das ist doch ein Anlass, sich intensiver mit Veggiefood zu beschäftigen!

Das sehen inzwischen auch Fachgesellschaften wie die European Society of Cardiology so. Um das LDL-Cholesterin zu verringern und die Blutfettwerte insgesamt zu verbessern, empfehlen sie: Vollkornprodukte, reichlich rohes und gegartes Gemüse, Obst und Nüsse, Hülsenfrüchte sowie ein klein wenig Fisch, Geflügel sowie fettarme Milch oder Joghurt. Das ist zwar keine vegetarische oder rein pflanzliche Kost, aber durchaus plant-based.

Betroffene können auch überlegen, ob sie ganz vom Fleisch lassen, denn es deutet viel darauf hin, dass sich erhöhte Blutfette so noch einfacher in den Griff bekommen lassen. Die Auswertung von 14 Interventionsstudien (siehe Seite 47) ergab, dass sich LDL-Cholesterin und Triglyzeride bei Umstellung auf eine rein pflanzliche Ernährung um etwa 15 bis 25 Prozent verringern ließen. Mithilfe einer vegetarischen Ernährung (inklusive Milchprodukte und Eier) sanken die Blutfette hingegen „nur" um zehn bis 15 Prozent. Auch neuere Metaanalysen bestätigen, dass rein pflanzliches Essen die größte Wirkung auf die Normalisierung der Blutfette hat.

Welches Fett soll auf den Teller?

Für gesunde Blutfettwerte brauchen Sie gesundes Nahrungsfett und das finden Sie primär in pflanzlichen Ölen aus Oliven, Samen und Nüssen. Sie alle haben einen hohen Anteil an einfach und mehrfach ungesättigten Fettsäuren, die wesentlich gesünder sind als die sogenannten gesättigten Fette aus Butter, Schmalz, Wurst, Fleisch, Käse und Sahne, aber auch als Kokos- und Palmfett. Die DGE empfiehlt darum in ihrer *Leitlinie Fettzufuhr und Prävention ausgewählter ernährungsmitbedingter Krankheiten,* gesättigte Fette am besten gegen mehrfach ungesättigte auszutauschen. Dazu zählen ganz besonders Lein-, Hanf- und Walnussöl, aber auch Sonnenblumen-, Weizenkeim- und Distelöl. Allerdings sind die letzten drei Öle für unsere Omega-3-/Omega-6-Balance nicht so günstig (siehe Seite 346). Außerdem sind auch Fette mit einfach ungesättigten Fettsäuren sehr gesund. Sie können sich also das beliebte Olivenöl und auch Rapsöl regelmäßig schmecken lassen.

Offen bleibt noch die Frage: Wie viel Fett sollte aufs Brot bzw. in den Kochtopf oder an den Salat, um die Blutfette im Lot zu halten und ungünstigen Folgen für die Gesundheit vorzubeugen? Nach wie vor gilt: (Zu)viel Fett fördert Fettstoffwechselstörungen. Wer von der momentan üblichen hohen Fettzufuhr runtergeht, senkt hingegen überzeugend seinen Gesamt- und LDL-Cholesterinspiegel, so die DGE in ihrer Fett-Leitlinie. Sie empfiehlt darum einen Anteil von maximal 30 Prozent Fett an der Gesamtenergiezufuhr.

Radikales Fettsparen ist meiner Meinung nach aber nicht der Schlüssel zur Gesundheit. Entscheidend ist es, gesättigte und sogenannte trans-Fettsäuren zu reduzieren und dafür mehr einfach und mehrfach ungesättigte Fettsäuren aufzunehmen – die wir in den guten Pflanzenölen finden.

Achtung Transfette!
Besondere Vorsicht ist bei trans-Fettsäuren angesagt. Sie sind ungesund, weil sie das Gesamt- und LDL-Cholesterin in die Höhe treiben und das „gute" gefäßfreundliche HDL-Cholesterin senken. Studien zeigen, dass reine Pflanzenesser nur etwa halb so viel Transfette mit dem Essen aufnehmen wie Fleischesser. Hingegen können Vegetarier eine ebenso hohe Transfettzufuhr haben wie Mischkostesser. Das liegt unter anderem daran, dass Milch und Milchprodukte sowie viele vegetarische Fertigprodukte reichlich Transfette liefern.

Natürlicherweise kommen trans-Fettsäuren in geringen Mengen nicht nur im Milchfett vor, sondern auch im Fett des Rinderbratens. Außerdem entstehen sie bei der Fetthärtung, also wenn flüssige Öle für Margarine und Co. chemisch verfestigt werden. Da gehärtete Fette ein häufiger Zusatz in Fertigprodukten wie Pizza, Keksen und Kuchen sind, werden auch darüber Transfette aufgenommen. Das Erhitzen von Fetten erzeugt ebenfalls Transfette, sodass frittierte Produkte wie Pommes oder Chicken Nuggets reichlich davon enthalten können. In vielen Untersuchungen des Magazins Öko-Test und der Stiftung Warentest bekam Margarine immer wieder die rote Karte, weil die Transfettmengen zu hoch waren. Inzwischen haben die Hersteller die Produktionsverfahren verbessert, sodass die Belastung meist gering ist. Doch in manchen Fertigprodukten sind trans-Fettsäuren nach wie vor reichlich enthalten. So beträgt der Anteil an Transfetten am Gesamtfett in frittierten Kartoffelprodukten wie Pommes und Kartoffelpuffer bis zu rund 15 Prozent, in Backwaren wie Kuchen und Keksen bis zu 33 Prozent und in Süßigkeiten bis zu 38 Prozent. Das ist

KAPITEL 3

> **Gibt es auch gute Transfette?**
> Eine Diskussion ist darüber entbrannt, ob bestimmte Transfette vielleicht doch gesund sein könnten. Gemeint sind die Transfette, die natürlicherweise im Pansen von Wiederkäuern entstehen und daher in Milch und Milchprodukten sowie in Fleisch von Kühen, Rindern, Schafen und Ziegen enthalten sind. Wissenschaftler der Universität Mannheim werteten die Blutproben von mehr als 3300 Teilnehmern der *LURIC-Studie (Ludwigshafen Risk and Cardiovascular Health Study)* aus. Sie überprüften, ob trans-Fettsäuren einen Einfluss auf das Risiko für Herzkrankheiten haben. Dabei stellten sie fest: Die höchste Konzentration an natürlichen Transfetten in den roten Blutzellen der Teilnehmerinnen und Teilnehmer ging mit dem geringsten Risiko für den plötzlichen Herztod einher. Das ist ein spannendes und vor allem überraschendes Ergebnis. Doch leider ist die Beweislage, dass die natürlichen trans-Fettsäuren in Milchprodukten und Rindfleisch anders wirken als die, die bei der industriellen Bearbeitung von Pflanzenfetten entstehen, noch etwas dünn. Darum empfehle ich weiterhin, möglichst wenig Transfette aller Art zu konsumieren.

zu viel und auch aus diesem Grund sollten Sie Fertiglebensmittel möglichst meiden.

Übrigens: Welche Bevölkerungsgruppe fällt Ihnen ein, die wahrscheinlich besonders viele Transfette konsumiert? Genau, junge Männer, etwa im Alter von 14 bis 24 Jahren, denn viele von ihnen lieben Pizza, Pommes und Chicken Nuggets.

Muss die Butter vom Brot?
Zurück zum Cholesterin: Mit dieser fettähnlichen Substanz ist es ähnlich wie bei Salz und Bluthochdruck. Manche Menschen reagieren auf das Cholesterin aus der Nahrung mit einer Erhöhung des Blutcholesterins, andere nicht. Darum sind die pauschalen

Cholesterin-Sparappelle der vergangenen Jahrzehnte auch überholt. Tatsächlich ist es so: Etwa ein Drittel der Bevölkerung reagiert empfindlich auf das Cholesterin aus dem Essen. Die Betroffenen zählen zu den sogenannten Hyperrespondern und müssen auf das Cholesterin auf dem Teller achten, also den Genuss von Käse, Butter, Milch und Eiern zurückfahren. Hingegen kann den anderen zwei Dritteln, den sogenannten Hyporespondern, das Cholesterin kaum etwas anhaben. Bei ihnen wird die Eigenproduktion einfach gedrosselt, sobald Cholesterin über das Essen „reinkommt". Normalerweise weiß man nicht, zu welcher Gruppe man gehört. Da Cholesterin aber meist nicht allein daherkommt, sondern – wie in vielen tierischen Lebensmitteln üblich – von reichlich Fett und gesättigten Fettsäuren begleitet wird, ist es sinnvoll, Cholesterinbomben zugunsten von pflanzlichen Lebensmitteln zu reduzieren oder auch ganz von Butter und Co. Abstand zu nehmen. So sind Sie auf der sicheren Seite – und auch Umwelt und Tiere freuen sich.

Mit Gemüse und Obst Cholesterin senken
Sollte der Arzt eine Fettstoffwechselstörung feststellen, können Sie sofort etwas dagegen tun: einfach viel mehr pflanzliche Lebensmittel genießen. Wie auf die anderen Wohlstandskrankheiten nehmen Gemüse und Obst auch Einfluss auf die Blutfette. Verschiedene Studien zeigten: Je mehr Grünzeug gegessen wird, umso niedriger ist der LDL-Cholesterinspiegel. In einer großen Studie waren bei Probandinnen und Probanden, die täglich 5,5 Portionen Gemüse und Obst knabberten, die LDL-Cholesterinspiegel um sechs bis sieben Prozent niedriger als bei den Gemüse- und Obstmuffeln. Besonders Beeren und Beerensäfte punkten beim Cholesterin, wie eine Metaanalyse aus 45 Studien ergab. Die Früchtchen sorgten bei den Teilnehmern für bessere Pegel bei LDL- und HDL-Cholesterin – anders als bei denen, die ein Placebo (z. B. einen anderen Saft) erhalten hatten. Allerdings stiegen auch die Triglyzeride (siehe Seite 104) leicht an. Das zeigt wieder mal, dass nicht einzelne Superfoods das Allheilmittel in der Ernährung sind, sondern es auf die Vielfalt auf dem Teller ankommt.

Auch Vollkorngetreide und Hülsenfrüchte helfen

Wenn Sie es nicht so mit Getreidekörnern haben, wie wäre es mit Flocken? Besonders Vollkornhaferflocken sind hervorragende Cholesterinkiller: Sie enthalten bestimmte Ballaststoffe, sogenannte Beta-Glucane, die die Blutfette hervorragend in die richtige Richtung lenken. Da ihre Wirksamkeit durch Studien sehr gut belegt ist, darf damit sogar geworben werden. Auf der Haferflockenpackung steht dann beispielsweise: „Beta-Glucane tragen zur Aufrechterhaltung eines normalen Cholesterinspiegels im Blut bei." Voraussetzung dafür ist allerdings, dass mindestens drei Gramm Beta-Glucane täglich gegessen werden. Die sind in 80 Gramm Vollkornhaferflocken enthalten. Aber auch die Ballaststoffe anderer Vollkornprodukte, wie Roggenvollkornbrot, Vollkornpasta aus Dinkel oder Vollkornreis, zeigen Wirkung auf Blutfette. Also: In der Vielfalt liegt die Kraft!

Auch Erbsen, Bohnen, Linsen, Kichererbsen und Lupinen, also Hülsenfrüchte, beeinflussen das Blutfettgeschehen positiv. Menschen, die regelmäßig Hülsenfrüchte aßen, konnten nachweislich ihren Gesamt- und LDL-Cholesterinspiegel senken. Dafür reichte mitunter schon eine zweimonatige Ernährungsumstellung mit täglich 250 Gramm gegarten Linsen, Kichererbsen und Co. Durch diese simple Maßnahme konnten sowohl gesunde als auch Menschen mit einem Blutfettproblem ihr Cholesterin senken. So verminderten sich das Gesamt- und das LDL-Cholesterin der gesunden Teilnehmer um jeweils rund acht Prozent. Bei jenen, die schon erhöhte Blutfette hatten, sorgten Bohnen und Linsen für eine Verringerung des Gesamtcholesterins um etwa sechs Prozent (zur Verträglichkeit von Hülsenfrüchten siehe Seite 299).

Eine Handvoll Nüsse statt Lipidsenker

Auch Nüsse sollten ihren festen Platz auf dem Teller haben, gerade bei erhöhten Blutfettwerten. Schon knapp 30 Gramm, also eine Portion täglich, zeigen Wirkung. Wurden in Studien sogar 100 Gramm Nüsse pro Tag gegessen, konnte das LDL-Cholesterin um sage und schreibe 35 Milligramm pro Deziliter vermindert werden. Das ist ziemlich viel: Es entspricht der Wirkung von üblichen Lipidsenkern, Medikamenten also, die bei erhöhten Blutfettwerten vom Arzt verschrieben werden! Das ist zwar viel Nuss und somit auch viel Fett – doch es ist „gutes" Fett mit vielen mehrfach ungesättigten Fettsäuren. Warum also nicht versuchen, mithilfe der kleinen Kraftpakete ungünstige Cholesterinspiegel in den Griff zu bekommen?

Pflanzenkost und Herz-Kreislauf-Erkrankungen: Essen gegen den Herzinfarkt

Todesursache Nummer eins in Deutschland sind die Herz-Kreislauf-Erkrankungen. Auf sie entfallen fast 40 Prozent aller Todesfälle, etwa 338 000 im Jahr 2020. In Europa sterben laut WHO jährlich etwa 3,9 Millionen Menschen an kardiovaskulären Erkrankungen, wie die Herz-Kreislauf-Erkrankungen im Fachjargon genannt werden. Und weltweit gehen rund ein Drittel aller Todesfälle auf diese Krankheiten zurück. Zwar sinken die Zahlen in den westlichen Ländern seit Jahren leicht, doch dafür sterben in den sogenannten Entwicklungs- und Schwellenländern immer mehr Menschen an kardiovaskulären Erkrankungen. Ein Grund dafür ist, dass sich auch in diesen Ländern der westliche Lebensstil und vor allem die Western-Style-Diät (siehe Seite 60) immer mehr ausbreiten.

Doch nicht allein die Anzahl der Todesfälle ist erschreckend. Mit der Behandlung von Herz-Kreislauf-Erkrankungen sind enorme Kosten verbunden. Seit Jahren stehen kardiovaskuläre Krankheiten an erster Stelle der Krankheitskosten im deutschen Gesundheitssystem. Im Jahr 2015 waren es rund 46 Milliarden Euro – fast 14 Prozent der gesamten Krankheitskosten. Hinzu kommt, was nicht in Geld auszudrücken ist: Hinter jeder Krankheit steht auch sehr viel Leid – bei den Betroffenen und ihrem Umfeld.

KAPITEL 3

Was sind Herz-Kreislauf-Erkrankungen?

Erst einmal ist dies der Oberbegriff für eine Reihe von Krankheiten, die das Herz und die Blutgefäße betreffen. Im engeren Sinne sind damit alle Erkrankungen gemeint, die mit einer spezifischen Veränderung der arteriellen Blutgefäße einhergehen, der Atherosklerose. In Deutschland leiden etwa vier Millionen Menschen unter einer Gefäßverkalkung, wie die Atherosklerose umgangssprachlich auch genannt wird. Besonders dramatisch ist, dass die Krankheit nur bei einem Drittel der Betroffenen überhaupt diagnostiziert wird, denn verkalkte Gefäße schmerzen zunächst nicht. Doch sie ist mit krankhaften Verdickungen und Verhärtungen der Gefäßwände verbunden. Unbehandelt kann sich daraus eine koronare (ischämische) Herzkrankheit, eine KHK, entwickeln. Die wiederum äußert sich in Ausprägungen wie Angina pectoris („Brustenge"), Herzinsuffizienz (Herzschwäche), Herzinfarkt und plötzlichem Herztod.

Verdickte Arterienwände sind gefährlich. Denn über die Arterien werden Sauerstoff und lebenswichtige Nährstoffe vom Herz in die Organe und Gewebe gepumpt. Über die Venen kommt das „verbrauchte" Blut zum Herzen zurück. Der Weg ist weit und verzweigt. Alle Gefäße des Körpers haben zusammen eine Länge von etwa 100 000 Kilometern – das entspricht einer Strecke zweieinhalb Mal

> **Schon bei Kindern sind die Gefäße betroffen**
> Geschädigte Arterien sind längst nicht mehr nur ein Thema bei Erwachsenen. Schon die Jüngsten haben damit zu tun. Untersuchungen in den USA ergaben, dass bereits etwa 30 Prozent der acht- bis zwölfjährigen Kinder und 70 Prozent (!) der zwölf- bis 15-jährigen Jugendlichen geschädigte Gefäße haben. Sie zeigen Läsionen, also Verletzungen, an den Koronararterien, die das Herz versorgen. Hervorgerufen werden sie – wie auch bei den Erwachsenen – unter anderem durch Übergewicht, das Metabolische Syndrom und Bewegungsmangel.

um die Erde! Man kann sich also gut vorstellen, dass sich ein Stau auf einer Strecke zum oder vom Herzen verheerend auswirken kann.

Vor dem „Stau" verengen sich die Arterien durch unerwünschte Stoffe, die sich mit der Zeit in den Gefäßwänden ablagern: weiße Blutkörperchen, Blutplättchen, Muskelzellen aus der Gefäßmuskulatur, LDL-Cholesterin, Bindegewebe, Zelltrümmer und Kalziumsalze – daher der Begriff „Verkalkung". Irgendwann kommt es dann zum Stau oder besser Gau, nämlich zum kompletten Verschluss der Arterie: Es fließt kein Blut mehr hindurch! Dann bricht die Sauerstoff- und Nährstoffversorgung zusammen, ganze Gewebeareale sterben ab. Spielt sich das Geschehen in den Herzkranzgefäßen ab, ist ein Herzinfarkt die Folge. Sind die Arterien des Gehirns betroffen, nennt man das Schlaganfall.

Was und wen trifft es besonders?

Viele Faktoren beeinflussen die Entstehung von Herzerkrankungen. Das Alter, das Geschlecht – Männer sind etwas häufiger betroffen – und auch die Genetik spielen eine wichtige Rolle. Doch vor allem geht eine ungesunde Ernährung ans Herz: Eine Kost, die zu viele Kalorien und zugleich ungünstige Fette liefert, aber nur wenig Gemüse, Obst und Vollkornprodukte, setzt unserem Herz besonders zu. Aber auch durch Übergewicht (siehe Seite 79) erhöht sich das Risiko für Herzerkrankungen. Bei Männern mit einem BMI von 30 und höher verdoppelt sich das KHK-Risiko, bei Frauen ab einem BMI von 35 – im Vergleich zu Menschen mit Normalgewicht.

Aber es gibt sehr viele einfache Möglichkeiten, Herzkrankheiten Paroli zu bieten. Mit einem gesünderen Lebensstil und einer pflanzenbasierten Ernährung lässt sich viel erreichen. Übergewicht, Diabetes Typ 2, Bluthochdruck und ungünstige Cholesterinwerte sind Risikofaktoren für kardiovaskuläre Erkrankungen, und die lassen sich, wie bereits beschrieben, gut durch pflanzliche Ernährung beeinflussen. Deshalb können wir mit einer vollwertigen Veggiekost mit viel Gemüse, Obst, Vollkornprodukten, Nüssen, Hülsenfrüchten und pflanzlichen Ölen effektiv vorbeugen. Zudem gibt es gute Behandlungserfolge durch pflanzliche Kost, wie einzelne Studien zeigen. Besonders im Anfangsstadium ist die Atherosklerose mit Pflanzenfutter gut therapierbar: Veränderungen an den Gefäßen können dann noch rückgebildet und der Blutdurchfluss verbessert werden. Darum ist es wichtig, das Ganze frühzeitig anzugehen!

Bekommen Veggies keinen Herzinfarkt?

Schon seit den 1960er-Jahren weiß man, dass Vegetarier seltener an Herz-Kreislauf-Erkrankungen leiden oder sterben als Menschen, die eine Mischkost mit Fleisch essen. Damals lief gerade die erste Adventistenstudie in den USA. Eine große Metaanalyse aus dem Jahr 2017, in die fünf große Langzeitstudien mit über 65 000 Teilnehmerinnen und Teilnehmern eingeflossen sind, bestätigte diese Ergebnisse: Das Risiko, an einer koronaren Herzkrankheit zu erkranken, ist bei pflanzenbasierten Kostformen, also vegetarischer (inklusive rein pflanzlicher) Ernährung, um etwa 25 Prozent geringer als bei einer üblichen Ernährung mit Fleisch, also der Western-Style-Diät. Das ist also ein Viertel weniger – unabhängig von anderen Risikofaktoren, die ebenfalls die Herzgesundheit beeinflussen.

Die neueste Auswertung der *EPIC-Oxford-Studie* mit etwa 48 000 Männern und Frauen, davon über 16 000 Vegetarier und Veganer, kam zu einem fast identischen Ergebnis: Die Pflanzenesser hatten ein 22 Prozent niedrigeres Risiko, eine koronare Herzkrankheit zu entwickeln, als die Fleischesser. Die Autoren der Studie rechneten außerdem aus, was das genau bedeutet: Über einen Zeitraum von zehn Jahren treten demnach bei Vegetariern zehn KHK-Fälle weniger pro 1000 Teilnehmer auf als bei den Fleischessern. Auch wenn diese Zahlen zunächst nur für die Teilnehmenden dieser Studie gelten, habe ich das mal auf die Bevölkerung in Deutschland hochgerechnet: Es wären alleine in der

Altersgruppe 40 bis 79 Jahre rund 830 000 Menschen, die im Laufe ihres Lebens von einer ischämischen Herzerkrankung verschont blieben. Ist das nicht beeindruckend? Sie sehen, das Potenzial von plant-based ist hier sehr, sehr groß.

Essen kann viel, aber nicht alles regulieren

Wer gesund isst, aber ständig Stress hat, lange vorm Fernseher sitzt und wenig schläft, wird weniger von einer gesunden Ernährung profitieren. Sport, Entspannung und ein ausgeglichener Lebensstil gehören also auch zu einem guten Herzschutz-Programm. Sehr faszinierend finde ich in diesem Zusammenhang eine Studie, an der übergewichtige Menschen mit Koronarsklerose teilnahmen. Die Frauen und Männer waren also an einer fortgeschrittenen Verkalkung der Gefäße erkrankt, die das Herz versorgen. Die Betroffenen wurden zu Beginn in zwei Gruppen aufgeteilt. Bei 20 Teilnehmenden wurde das Essen auf eine fettarme, vollwertige vegetarische Kost umgestellt, sie sollten sich mehr bewegen, mit dem Rauchen aufhören und Übungen zur Stressbewältigung durchführen. Also intensive Lebensstilveränderungen! Die Kontrollgruppe mit 15 Teilnehmerinnen und Teilnehmern sollte weiter den Empfehlungen des jeweiligen Hausarztes folgen, mit den üblichen Ratschlägen zur Lebensstilveränderung bei Herzerkrankungen (z. B. nicht rauchen, mehr körperliche Aktivität). Ergebnis: Nach ein bzw. fünf Jahren waren beide Gruppen körperlich ein bisschen aktiver geworden, aber die „intensive" Gruppe hatte aufgrund der pflanzenbasierten Ernährung eine deutlich niedrigere Zufuhr von Fett und Cholesterin als die Kontrollgruppe. Auch bei den selbst praktizierten Übungen zum Stressmanagement gab es große Unterschiede (etwa fünf Einheiten pro Woche in der „intensiven" Gruppe gegen weniger als eine Einheit pro Woche in der Kontrollgruppe). Aber das Beste: In der Veggiegruppe war der Grad der Gefäßverengung nach fünf Jahren um acht Prozent verringert. Hingegen war er bei denjenigen, die lediglich den üblichen Empfehlungen folgten

KAPITEL 3

und nur moderate Veränderungen vorgenommen hatten, um weitere 28 Prozent angestiegen. Nicht nur das: In der Kontrollgruppe kam es im Studienzeitraum zu etwa zweieinhalb mehr Vorfällen, die das Herz betreffen, als in der vegetarischen Gruppe. Sie erlitten also beispielsweise häufiger einen Herzinfarkt, mussten wegen Herzproblemen ins Krankenhaus oder sich einer Gefäßerweiterung durch Katheter oder Bypass-Operationen unterziehen.

Zwar ist diese Studie des US-amerikanischen Kardiologen Dr. Dean Ornish schon etwas älter, nämlich aus dem Jahr 1998, aber ich halte sie für bahnbrechend. Ja, ich wundere mich sehr, warum bisher kein Universitätsmediziner in Deutschland auf die Idee gekommen ist, diesen Therapieansatz mit pflanzenbasierter Ernährung bei Herzerkrankungen einzusetzen und in weiteren Studien zu untersuchen. Eine mögliche Erklärung kann ich vielleicht selbst geben: Die Mediziner kennen diese Studie gar nicht! Das stelle ich immer wieder auf Kongressen und Fortbildungen für Ärzte fest, wenn ich diese wegweisende Studie vorstelle. Zumindest einige Ärzte sind dann aber daran interessiert und wollen mehr darüber wissen. Lebensstilveränderungen wie Nichtrauchen und mehr Bewegung sind zwar schon lange ein wichtiger Bestandteil der offiziellen Leitlinien zur Prävention und Therapie der Atherosklerose und Herz-Kreislauf-Erkrankungen. Die Ernährung spielt in den Leitlinien aber weiterhin nur eine sehr untergeordnete Rolle.

Pommes, Weißmehl und Limonade sind pflanzlich, aber nicht gesund

Dr. Dean Ornish hat also schon damals gezeigt, was heute niemand mehr infrage stellt: Eine pflanzenbasierte Ernährung mit viel Gemüse, Obst, Vollkornprodukten und Hülsenfrüchten, ergänzt durch Nüsse, fettarme Milchprodukte und eventuell Fisch kann die Gesundheit von Menschen mit Herzerkrankungen deutlich verbessern. Dass man damit aber – zumindest im Anfangsstadium – sogar bereits verengte Herzkranzgefäße wieder erweitern, also Atherosklerose teilweise rückgängig machen kann, halten

> **Mit Bewegung Wohlstandskrankheiten vorbeugen**
> Wer regelmäßig körperlich aktiv ist, kann sich vor Erkrankungen schützen und senkt damit sein Sterberisiko, denn sportliche Betätigung beugt nachweislich Wohlstandskrankheiten wie Typ-2-Diabetes, Herz-Kreislauf-Erkrankungen und Krebs vor. Die WHO empfiehlt pro Woche mindestens 150 bis 300 Minuten moderate Ausdauerbelastung oder 75 bis 150 Minuten intensive Ausdauerbelastung oder einen entsprechenden Mix aus beiden Aktivitätsformen, um diese gesundheitlichen Vorteile zu erreichen.

viele Ärztinnen und Ärzte weiterhin für ausgeschlossen. Doch plant-based hat es in sich, denn es strotzt nur so vor herzgesunden Substanzen: mehrfach ungesättigte Fettsäuren, antioxidative Vitamine, verschiedene Mineralstoffe, Ballaststoffe, sekundäre Pflanzenstoffe wie Polyphenole und Flavonoide (siehe Seite 101) sowie pflanzliches Eiweiß.

Doch die meisten dieser wertvollen Substanzen sind nicht automatisch in pflanzlichen Produkten enthalten, sie stecken vor allem in vollwertigen Lebensmitteln. Es kommt also – wie so oft – auf die Qualität an. Das wurde in drei großen US-amerikanischen Langzeitstudien mit über 166 000 Krankenschwestern und etwa 43 000 Männern aus Gesundheitsberufen vor einer Weile sehr eindrücklich belegt: Es konnten nur diejenigen ihr Risiko für die Entstehung einer koronaren Herzkrankheit um 25 Prozent senken, die mehr gesundheitsfördernde pflanzliche Lebensmittel wie Vollkornprodukte, Gemüse und Nüsse aßen. Ungesundes pflanzenbasiertes Essen in Form von Weißmehlprodukten, Pommes, Säften, Limos oder Süßigkeiten half nicht. Im Gegenteil: Wer viel davon konsumierte, erhöhte sein Risiko für Herzkrankheiten sogar mehr als diejenigen, die weniger Pflanzliches und viele tierische Produkte aßen! Das heißt also: Plant-based allein genügt nicht, auch die Qualität muss stimmen.

KAPITEL 3

Mit Pflanzenkost LDL-Cholesterin senken

Auch ein zu hoher Cholesterinspiegel im Blut wirkt sich auf die Herzgesundheit aus. An sich ist Cholesterin ein lebenswichtiger Stoff, wie wir schon gesehen haben (siehe Seite 103). Es ist unter anderem Bestandteil der Zellmembranen und dient als Vorstufe für verschiedene Hormone oder auch Vitamin D. Doch zu viel Cholesterin im Blut ist ungesund, denn dann geht es ans Herz. Darum ist es wichtig, erhöhte Cholesterinspiegel zu regulieren. Ab einer Konzentration von mehr als 200 Milligramm Gesamtcholesterin pro Deziliter Blut steigt das Risiko für verschiedene Herzkrankheiten kontinuierlich an. Vor allem das „schlechte" LDL-Cholesterin sollten wir im Blick behalten. Je mehr davon durch unsere Blutgefäße strömt, umso höher ist die Wahrscheinlichkeit, dass es durch aggressive Sauerstoffteilchen (sie gehören zu den sogenannten freien Radikalen) geschädigt wird. Dieses oxidativ geschädigte LDL-Cholesterin wird bevorzugt in die Gefäßwände eingelagert. Es bilden sich atherosklerotische Plaques – ein Mix aus Fetten, Bindegewebe, Muskelzellen, Kalziumsalzen und Zellresten. Sie machen die Gefäße starr, verengen sie und behindern den Blutdurchfluss.

Eine gute – und sehr wichtige – Möglichkeit, das Herz zu schützen, ist, den Gesamt- und LDL-Cholesterinspiegel zu senken. Idealerweise erhöht sich dann auch das „gute" HDL-Cholesterin, denn es transportiert Cholesterin zurück zur Leber, wo es abgebaut und zum Teil ausgeschieden wird. HDL-Cholesterin wirkt aber möglicherweise auch der Plaquebildung und der Entstehung von Blutgerinnseln (Thrombosen) entgegen und schützt somit die Gefäße. Macht der Arzt ein Blutbild, ist also neben dem Gesamtcholesterin immer auch wichtig, wie es um die einzelnen Fraktionen LDL- und HDL-Cholesterin und ihr Verhältnis zueinander steht (auf dem Laborbefund finden Sie diese Angaben).

Doch wie senkt man Gesamt- und LDL-Cholesterin und pusht den Herzschützer HDL-Cholesterin? Zu den wichtigsten Möglichkeiten zählen: Abnehmen und mehr Bewegung. Runter mit dem

BMI (unter 25 kg/m^2) und fünfmal pro Woche 30 Minuten leichtes Training empfehlen auch die europäischen Leitlinien zur Prävention von Herz-Kreislauf-Erkrankungen.

Das alles ist gut fürs Herz

Aspekt	Empfehlung
Rauchen	Nicht rauchen, auch nicht passiv
Ernährung	Möglichst wenig gesättigte Fettsäuren, dafür ein- und mehrfach ungesättigte Fettsäuren, reichlich Vollkornprodukte, Gemüse und Obst, eventuell Fisch
Bewegung	Moderat mindestens 30 Minuten an fünf Tagen pro Woche oder intensiv mindestens 15 Minuten an mindestens fünf Tagen pro Woche
Körpergewicht	BMI* < 25 kg/m^2 sowie Vermeidung von Fettansammlung im Bauchbereich (Taillenumfang: Männer < 94 cm, Frauen < 80 cm)
Blutdruck	< 140/90 mmHg**
Blutfette	LDL-Cholesterin: bei niedrigem bis moderatem Risiko < 115 mg/dl, bei erhöhtem Risiko < 100 mg/dl, bei sehr hohem Risiko < 70 mg/dl
Diabetes	HbA$_{1c}$ < 7 %

* BMI = Body-Mass-Index
** mmHg = Millimeter Quecksilbersäule (siehe Seite 92)
(Quelle: modifiziert nach European Society of Cardiology/Piepoli 2016)

Doch auch Veggiekost hilft den Gefäßen. Viele Studien zeigen, dass Vegetarier – und ganz besonders reine Pflanzenesser – im Durchschnitt deutlich niedrigere Gesamt- und LDL-Cholesterinwerte haben als Fleischesser. Außerdem ist ihr LDL-Cholesterin auch besser vor Schäden durch aggressive Sauerstoffpartikel geschützt, was wiederum den Gefäßen nützt. Dieser Schutzeffekt kann vermutlich mit dem hohen Gehalt an Antioxidantien in Pflanzenkost erklärt werden. Sie liefert reichlich Vitamin C und Vitamin E, Beta-Carotin und Polyphenole. Diese gesunden Substanzen wirken der schädlichen Oxidation entgegen, die die unerwünschte Bildung von Plaques (Ablagerungen in den Gefäßwänden) fördert. Mit Gemüse und Obst lässt sich also tatsächlich der Atherosklerose entgegenessen.

Mit Low Fat gegen den Infarkt?

Immer wieder wird vor Fett gewarnt. Möglichst sparsam soll man damit sein, weil Fett das Risiko nicht nur für Übergewicht und Fettstoffwechselstörungen, sondern auch für Herzinfarkt und Schlaganfall erhöhe, heißt es. Doch von Low Fat, also einer möglichst fettarmen Kost, als Allheilmittel ist man inzwischen weitgehend abgerückt. Aus einer Vielzahl von Studien lässt sich ableiten, dass die absolute Fettmenge in der Nahrung vermutlich keine Rolle bei der Entwicklung von Herz-Kreislauf-Erkrankungen spielt. Die Butter oder Margarine muss also nicht vom Brot. Trotzdem sollte man die Menge im Blick haben, weil zu viel Fett Übergewicht fördert, und das wiederum kann die Entstehung von Herzkrankheiten (und anderen Erkrankungen) begünstigen. Von Bedeutung ist jedoch die Qualität des Fetts.

Die DGE hat in ihrer *Leitlinie Fett* eine Vielzahl von Studien ausgewertet und auch geprüft, wie sich der Fettverzehr auf das kardiovaskuläre Risiko auswirkt. Sie kommt zu dem Schluss, dass wahrscheinlich kein Zusammenhang zwischen der absoluten Fettmenge und dem KHK-Risiko besteht. Vielmehr ist der Austausch von gesättigten Fetten (also Fett aus Wurst, Käse und Fleisch sowie Palm- und Kokosfett) gegen mehrfach ungesättigte Fette (aus Pflanzenölen) und vor allem die langkettigen Omega-3-Fettsäuren (siehe ab Seite 68) wichtig. So können wir auf unserem Teller aktiv etwas gegen das Risiko für die koronare Herzkrankheit tun.

Auf eine langkettige Omega-3-Fettsäure, die Eicosapentaensäure (kurz EPA), möchte ich ausdrücklich hinweisen, denn sie ist für die Gesundheit unserer Gefäße besonders interessant. Aus ihr werden bestimmte Substanzen, sogenannte Eicosanoide, gebildet, die Entzündungen hemmen und die Gefäße erweitern. Dadurch können sie einer Thrombose, also einem Gefäßverschluss, entgegenwirken. Zudem hemmen sie andere Substanzen, die Entzündungen fördern und die Atherosklerose somit anheizen. (Pflanzliche EPA bekommen Sie durch mit Mikroalgen angereichertes Oliven- oder Leinöl, siehe Seite 346.)

Her mit dem Pflanzenprotein!

Interessant finde ich, dass unser Risiko für Herzkrankheiten auch von der Art des Proteins beeinflusst wird, das wir essen – und ob das Eiweiß aus tierischen oder pflanzlichen Lebensmitteln stammt. Die *Adventist Health Study 2* ergab: Je mehr Protein aus Fleisch gegessen wurde, desto höher war das Risiko, an einer Herz-Kreislauf-Erkrankung zu sterben. Dagegen konnte viel Eiweiß aus Nüssen und Samen das kardiovaskuläre Sterberisiko deutlich senken – um etwa 40 (!) Prozent. Andere pflanzliche Eiweiße, wie aus Getreide und Hülsenfrüchten, hatten hingegen keinen nennenswerten Einfluss auf die Sterblichkeit.

Weitere Studien kamen zu ähnlichen Ergebnissen. Nicht immer war der üppige Verzehr von eiweißhaltigen tierischen Lebensmitteln mit einem gesteigerten KHK-Risiko verbunden. Aber fast immer konnte der Genuss von mehr Pflanzenprotein sowohl das Erkrankungs- als auch das Sterberisiko für Herz-Kreislauf-Erkrankungen verringern. Ich finde das sehr überzeugend. Es ist also offenbar besser für die Herzgesundheit, das Eiweißkonto hauptsächlich durch Pflanzenprotein zu decken und wenig bis gar nicht durch Fleisch und Wurst.

Kohlenhydrate doch gut?

Low Carb, also der Konsum von möglichst wenig Kohlenhydraten, war schon beim Übergewicht Thema. Aber ist das gut fürs Herz? Die DGE hat auch die Studienlage zum Thema Kohlenhydrate und

Was bedeutet eigentlich Risikoreduktion?
Immer wieder ist in Studien davon die Rede, dass bestimmte Verhaltensweisen das Risiko für gewisse Krankheiten verringern oder erhöhen. So zeigen Studien, dass Veganer im Vergleich zu Fleischessern ein etwa 50 Prozent niedrigeres Diabetesrisiko haben. Das nennt man auch relatives Risiko, denn es wird das Diabetesrisiko von Veganern zum Diabetesrisiko von Fleischessern ins Verhältnis gesetzt. Doch was heißt das genau?
Nach aktuellen Schätzungen sind in Deutschland etwa zehn Prozent der Bevölkerung an Typ-2-Diabetes erkrankt, das entspricht rund acht Millionen Menschen. Der allergrößte Teil der Allgemeinbevölkerung ernährt sich mit Mischkost, konsumiert also auch Fleisch und Wurst. Nehmen wir nun eine kleinere Gruppe von 1000 Fleischessern. Dort wären demnach 100 Menschen (= zehn Prozent) an Diabetes erkrankt. In einer gleich großen Gruppe von 1000 Veganern ist das Diabetesrisiko um 50 Prozent verringert, also nur halb so hoch. Entsprechend wären bei den Veganern statt 100 nur 50 Menschen von den 1000 an Diabetes erkrankt. Das sind zwar immer noch viele, aber deutlich weniger als bei den Fleischessern. Hochgerechnet auf die Gesamtbevölkerung werden die Zahlen jedoch sehr eindrucksvoll: Statt acht Millionen Diabetikern gäbe es danach in Deutschland möglicherweise nur vier Millionen Diabetespatienten, wenn sich alle Menschen rein pflanzlich ernähren würden. Streng genommen kann man die Zahlen aus den Studien nicht ohne Weiteres auf die Allgemeinbevölkerung umrechnen, denn diese ist mitunter anders zusammengesetzt als die Teilnehmerinnen und Teilnehmer der Studien (z. B. bei der Alters- und Geschlechterverteilung). Wenn aber viele Studien zu ähnlichen Ergebnissen kommen, ist es durchaus wahrscheinlich, dass man eine entsprechende Risikoverringerung auch in der Allgemeinbevölkerung beobachten würde. Umgekehrt bedeutet eine Risikoreduktion leider nicht, dass man eine bestimmte Erkrankung überhaupt nicht bekommen

> kann, wenn man sich beispielsweise plant-based oder rein pflanzlich ernährt. Denn auch dann geht das Risiko nicht auf null zurück. Im Einzelfall kann es genau mich treffen. Aber die Wahrscheinlichkeit, dass man erkrankt, ist eben geringer. Ich kann also durch einen gesundheitsfördernden Lebensstil, inklusive der Ernährung, meine Chancen teilweise deutlich erhöhen, von verschiedenen Krankheiten verschont zu bleiben.

Herzerkrankungen gesichtet. Sie kommt in ihrer *Leitlinie Kohlenhydratzufuhr und Prävention ausgewählter ernährungsmitbedingter Krankheiten* zu dem Schluss, dass insbesondere Vollkorn und Ballaststoffe das KHK-Risiko senken. Eine große spanische Studie mit über 17 000 Teilnehmerinnen und Teilnehmern zeigte: Je höher der Vollkorn- und Ballaststoffanteil an den Kohlenhydraten, die täglich gegessen wurden, umso geringer das Risiko, eine Herz-Kreislauf-Erkrankung zu entwickeln. Außerdem wissen wir aus Metaanalysen: Bis zu 210 Gramm Vollkornprodukte pro Tag setzen dem KHK-Risiko effektiv etwas entgegen. Das ist übrigens ziemlich genau die Vollkornmenge, die wir in unserer vegetarischen und veganen Lebensmittelpyramide empfehlen (siehe Seite 287 und 289).

Den Verlauf von bereits bestehenden koronaren Herzkrankheiten kann Vollkorn ebenfalls verbessern. Das ergab eine Studie, die mich sehr beeindruckt hat. Von rund 4000 Patientinnen und Patienten, die einen Herzinfarkt überlebten, hatten alle, die nach dem Infarkt ihre Ballaststoffzufuhr um mindestens zehn bis zwölf Gramm täglich erhöhten, eine etwa 35 Prozent höhere Wahrscheinlichkeit, nach neun Jahren noch am Leben zu sein. Und zwar unabhängig davon, wie viele Ballaststoffe sie vorher gegessen hatten! Nur durch mehr Vollkornprodukte, unabhängig von vielen weiteren Einflussfaktoren wie Gewichtsabnahme, Blutdruck, Rauchen, Alkoholkonsum, Zufuhr von Energie und gesättigten Fettsäuren oder sogar Medikamenteneinnahme! Das ist faszinierend und gehört für mich klar in die Kategorie „kleiner Aufwand mit großer Wirkung", denn diese zehn bis zwölf Gramm stecken beispielsweise in nur zwei Scheiben Vollkornbrot (à 50 Gramm) und 100 Gramm gegartem Vollkornreis. Das ist also sehr gut machbar.

Grünzeug ist gut fürs Herz

Es gibt so viele Studien, die zeigen, dass reichlich Gemüse und Obst super fürs Herz sind, dass ich sie gar nicht alle nennen kann. Grundsätzlich lässt sich sagen: Je mehr Pflanzliches gegessen wird, umso geringer ist das Risiko für KHK und Schlaganfall. Bis zu einer Menge von 400 Gramm Gemüse pro Tag war das Risiko sowohl für die koronare Herzkrankheit als auch für den Schlaganfall um zwölf Prozent vermindert, im Vergleich zu einem sehr geringen Verzehr, ergab eine große Übersichtsarbeit. Noch mehr Gemüse konnte zwar das KHK-Risiko weiter senken, nicht aber das für den Schlaganfall. Auch viel Obst schützt vor Herzerkrankungen: Pro 100 Gramm Obst ging das Risiko für die KHK um sechs Prozent und das Risiko für den Schlaganfall um zehn Prozent runter. Ideal war eine Menge von bis zu 200 Gramm Obst am Tag, denn hier zeigte sich der beste Effekt.

Aber warum wirken Gemüse und Obst überhaupt? Als sicher gilt, dass die in Grünzeug enthaltenen antioxidativen Substanzen wie Vitamin C und sekundäre Pflanzenstoffe, etwa die Flavonoide, eine Schutzfunktion auf Herz und Gefäße ausüben. Aber auch Ballaststoffe, Folsäure sowie die Mineralstoffe Kalium und Magnesium tun dem Herzen gut.

Essen Sie querbeet und bunt!
Spannend finde ich, dass auch die Farbe des Essens, vor allem von Gemüse und Obst, von Bedeutung ist. Ich bin kein Freund von Superfoods, denn wir sollten die Vielfalt nutzen und uns nicht auf einzelne „Superlebensmittel" stürzen. Auch beim KHK-Risiko sind

es Gemüse oder Obst insgesamt und weniger einzelne Arten, die sich positiv auf Herzerkrankungen auswirken. Dennoch will ich ein paar Beispiele für Gemüse und Obst nennen, die sich in Studien als besonders wirkungsvoll erwiesen haben. So punkten besonders dunkelorange Gemüse und Obstarten wie Möhren und Aprikosen: Pro 25 Gramm Möhren täglich, das ist eine kleine Karotte, reduzierte sich bereits das KHK-Risiko um 32 Prozent! Beim Schlaganfall konnte dieselbe Menge an Äpfeln oder Birnen das Risiko sogar um 52 Prozent verringern, verglichen mit einem geringen Verzehr. Eine besondere Schutzwirkung haben wohl auch rotes Obst und Gemüse, allen voran Tomaten. Sie enthalten Lykopin, das ihnen ihre charakteristische rote Farbe verleiht und zu den Carotinoiden zählt. Ein höherer Verzehr von Tomatensoße, frischen Tomaten und Tomaten aus der Dose, Tomaten auf der Pizza sowie Tomatensaft zeigte in einer Studie aus den USA eine Verringerung des Risikos für eine koronare Herzkrankheit um 24 Prozent.

Jede Gemüse- und Obstart und jede Farbe hat also ihre eigenen Vorzüge. Darum kann die Empfehlung nur lauten: Essen Sie bunt! Genießen Sie regelmäßig Gemüse und Obst quer durch das Angebot – je mehr, desto besser! Fünf Portionen pro Tag – auch als Snack am Arbeitsplatz – sind perfekt!

Eins auf die Nuss

Ganz besonders gut tun unserem Herzen die Nüsse. Mindestens fünf Portionen (à rund 30 Gramm) sollten Sie sich wöchentlich gönnen, um von ihrer Wirkung zu profitieren. Am besten sind Walnüsse, gefolgt von anderen Nüssen wie Mandeln oder Pistazien. Wie für den Cholesterinsenker Hafer, so gibt es auch für Walnüsse einen Health Claim, also eine gesundheitsbezogene Aussage, die auf der Verpackung aufgedruckt werden darf. Er lautet: „Walnüsse tragen dazu bei, die Elastizität der Blutgefäße zu verbessern." Das klappt aber nur, wenn (mindestens) 30 Gramm Walnüsse pro Tag gegessen werden.

Auch Erdnüsse und Erdnussbutter wurden in Studien untersucht. Während Erdnüsse als solche ebenfalls zur Herzgesundheit beitragen – aber nur, wenn sie ungesalzen sind –, ist das bei Erdnussbutter nicht der Fall. Üblicherweise enthält die gerade in den USA (und auch in den Niederlanden und zunehmend auch bei uns) so beliebte Peanut Butter (bzw. Pindakaas) reichlich gesättigte Fettsäuren, weil für die sämige Konsistenz auch Palmfett zugegeben wird. Zudem steckt viel Salz und Zucker drin. Das alles ist weder gut für die Blutfette noch für alle, die unter Bluthochdruck leiden und auf das Salz im Essen achten müssen. Zum Glück gibt es aber auch Erdnusscremes, die frei von irgendwelchen Zusätzen sind.

Ihr Geheimnis liegt in den inneren Werten. Sie enthalten nicht nur einfach und mehrfach ungesättigte Fettsäuren, Ballaststoffe und die Aminosäure Arginin. Sie haben auch sogenannte Phytosterole zu bieten. Diese sekundären Pflanzenstoffe sind eine Art pflanzliches Cholesterin, das die Aufnahme des tierischen Cholesterins aus der Nahrung in den Darm hemmen kann – und dadurch den Gesamt- und LDL-Cholesterinspiegel senkt. Außerdem liefern Nüsse Polyphenole, Folsäure und Vitamin E sowie die Mineralstoffe Kalzium, Magnesium und Kalium. Einige dieser Substanzen senken erhöhte Blutfette und verbessern die Elastizität der Blutgefäße. Antioxidantien schützen das LDL-Cholesterin vor oxidativen Schäden und wirken Entzündungen entgegen. Und das Beste: Nüsse machen nicht dick, obwohl das immer noch behauptet wird (siehe Seite 301)!

Alles Soja, oder was?

Auch Sojabohnen haben positive Wirkungen auf die Gefäße. In einer großen japanischen Studie konnte gezeigt werden, dass sie das Risiko für Hirninfarkt (nicht jedoch das Herzinfarktrisiko) deutlich senken. Vor allem Frauen in den Wechseljahren profitieren offenbar von Sojaprodukten. Bei Männern war das in dieser Studie mit mehr als 40 000 Teilnehmern hingegen nicht der Fall. Doch die

Frage ist für mich, ob die schützende Wirkung von Soja auf Hirn und auch Herz (so sahen das nämlich andere Studien) auch für uns in Europa von Bedeutung ist. Fast alle Studien, die Sojaprodukte und die darin enthaltenen Isoflavone untersuchten, wurden in Asien durchgeführt. Dort essen die Menschen von Kindheit an viel mehr Sojalebensmittel als bei uns. Selbst wenn bei uns Tofu und Sojawürstchen immer öfter auf den Tisch kommen und Sojamilch in den Kaffee, so sind die Verzehrsmengen verglichen mit denen in Asien sehr gering. Auch das muss man bei solchen Studien immer bedenken: Andere Länder, andere Esssitten – und darum manchmal auch andere Wirkungen bei denselben Lebensmitteln.

Hülsenfrüchte als Herzschutz

Wie sieht es aus mit Erbsen, Bohnen, Kichererbsen und Linsen? Diese Hülsenfrüchte sind vielen von uns vertrauter als Soja. Können Sie das Herz schützen? Sie können. Wurden sie mindestens dreimal pro Woche gegessen, reduzierte sich das Risiko für kardiovaskuläre Erkrankungen bei Frauen und Männern über 55 Jahren um 34 Prozent, ergab eine iranische Studie aus dem Jahr 2016. Ob das auch grundsätzlich gilt, überprüfte ein Team von Wissenschaftlern aus Deutschland. Der Vergleich hoher versus niedriger Verzehr von Hülsenfrüchten zeigte, dass das Risiko für ischämische Herzkrankheiten leicht, nämlich um neun Prozent, gesenkt werden konnte, nicht jedoch das für den Schlaganfall. Auch wenn Hülsenfrüchte keine generellen Lebensretter sind, ist der regelmäßige Genuss sehr zu empfehlen. Denn sie schützen auch vor Diabetes Typ 2, Bluthochdruck und vor hohen Blutfettwerten – und das sind alles Risikofaktoren für Herz-Kreislauf-Krankheiten.

Was ist mit Eiern und Milchprodukten?

Ob Eier und Milchprodukte dem Herzen eher schaden als nützen, ist nicht ganz einfach zu beantworten. Neuere Analysen finden überwiegend keinen Zusammenhang zwischen höherem Eikonsum und Herz-Kreislauf-Erkrankungen. Auch bei Milch und Milchprodukten gibt es vermutlich keine negative Verbindung zum kardiovaskulären Risiko. Im Gegenteil: Fettarme Milchprodukte können die Blutfette vermutlich sogar günstig beeinflussen und das Risiko vermindern, an einer kardiovaskulären Erkrankung zu sterben. Auch Fermentiertes aus Milch, etwa Joghurt und Kefir, hat möglicherweise einen schützenden Effekt. Wie so oft besteht auch hier noch weiterer Forschungsbedarf.

Wurst: Weniger ist mehr

Gut belegt ist hingegen, dass Fleisch und Wurstwaren dem Herzen nicht guttun. Vor allem der Konsum von rotem Fleisch – also Produkte von Tieren mit vier Beinen wie Schwein, Rind, Kalb und Lamm – setzt ihm zu. Nach den schon etwas älteren Ergebnissen der *CORA-Studie (Coronary Risk Factors for Atherosclerosis in Women*, Koronare Risikofaktoren für Atherosklerose bei Frauen) aus Deutschland hängt das Risiko für einen akuten Herzinfarkt und die Entwicklung von Herz-Kreislauf-Erkrankungen direkt mit der Fleischmenge zusammen: Pro 100 Gramm Fleisch und Wurst täglich erhöht sich das Risiko um 150 Prozent. Auch die große *EPIC-Studie* mit fast 500000 Teilnehmerinnen und Teilnehmer fand bei einem reichlichen Verzehr von rotem Fleisch und Fleischwaren ein leicht erhöhtes KHK-Risiko.

Fleischwaren, also Schinken und Wurst wie Salami und Leberwurst, sind offenbar besonders schlecht fürs Herz. In einer weiteren Auswertung der *EPIC-Studie* hatten jene Teilnehmer, die gern und viel Wurst konsumierten (nämlich mehr als 160 Gramm pro Tag), sogar ein 72 Prozent höheres Sterberisiko durch Herz-Kreislauf-Erkrankungen als diejenigen, die eher Maß hielten (also nur zehn bis 20 Gramm Wurst pro Tag aßen). Auch andere Analysen finden bei höherem Konsum von rotem Fleisch und Fleischwaren ein erhöhtes kardiovaskuläres Sterberisiko.

Nun heißt es oft, ein wenig Fleisch schade nicht. Wie bei fast allem im Leben stimmt das auch hier: Es kommt immer auf die Menge an. In der *CARDIO2000-Studie* aus Griechenland war bei maximal einer Fleischmahlzeit (rotes Fleisch) pro Woche die Herzgesundheit noch im grünen Bereich. Weder das Risiko für Herzinfarkt noch für Angina pectoris waren erhöht. Doch kam mehr Fleisch und Wurst auf den Teller, stieg die Wahrscheinlichkeit für ein Herzereignis sehr schnell an. Teilnehmer, die mehr als acht Portionen rotes Fleisch pro Monat (also mehr als zwei Portionen pro Woche) konsumierten, hatten ein fast fünfmal (!) so hohes Risiko. Das heißt im Klartext: Weniger Fleisch bedeutet mehr Gesundheit, und ganz besonders gilt das für die Wurst!

Wie genau der Fleischkonsum der Herzgesundheit schadet, dafür gibt es verschiedene Erklärungsansätze. Zum einen sind es die gesättigten Fettsäuren, vor allem wenn sie zu Lasten mehrfach ungesättigter Fettsäuren gehen. Zum anderen fördert das in Fleisch und Wurst enthaltene Hämeisen (siehe Seite 66) die oxidative Schädigung von LDL-Cholesterin, heizt Entzündungen an und erhöht zusätzlich die Neigung zu Thrombosen, also Gefäßverschluss. Das Salz in der Wurst steigert den Blutdruck, zumindest bei Menschen, die salzsensitiv sind (siehe Kasten auf Seite 99). Der Pökelstoff Nitrit, der konserviert und für die rote Farbe der Wurst sorgt, begünstigt die Entstehung von Atherosklerose, weil er die Gefäße schädigen und sie in ihrer Funktion beeinträchtigen kann.

Was ist mit Geflügel und Fisch?

Wer überhaupt nicht vom Fleisch lassen will, könnte aus gesundheitlicher Sicht auf Geflügel umsteigen: Man findet in Studien meist keine nachteiligen Wirkungen aufs Herz. Fisch scheint ebenfalls keinen sehr großen Einfluss auf die Herzgesundheit zu haben – obwohl das in der Werbung meistens anders dargestellt wird. Einige Metaanalysen ergaben zwar, dass Fischesser seltener an Herzleiden erkranken und sterben. Das war aber nur bei Studien in Asien der Fall, nicht in Europa oder den USA. Wie schon beim Soja zeigt sich auch beim Fisch, dass man genau hinschauen muss, was und wie viel die Menschen in ihren Heimatländern tatsächlich von bestimmten Lebensmitteln essen. Weder Fisch noch Soja kommen hierzulande häufig auf den Tisch. Darum lassen sich auch die Studienergebnisse aus anderen Weltregionen nicht ohne Weiteres übertragen.

Plant-based und Krebs: Was ist gesichert?

Obwohl dies immer wieder postuliert wird: Die eine Diät, die vor Krebs schützt, gibt es nicht! Es ist eher das „Gesamtpaket", um das es in diesem Buch schon öfters ging. Also der Mix aus Lebensstil, Ernährung und Umweltfaktoren, Alter und Genetik, der über Wohl und Wehe entscheidet. Erstmals 1997 hatten Krebsexpertinnen und -experten aus der ganzen Welt im Rahmen des Netzwerks World Cancer Research Fund Ernährungsempfehlungen zur Krebsvorbeugung veröffentlicht. Diese wurden seitdem immer wieder überarbeitet und umfassen heute zehn Punkte (siehe Abbildung rechts). Sie sollen dabei helfen, jeden Mann, jede Frau und jedes Kind vor Krebs zu schützen.

Zwar gibt es eine gewisse Veranlagung, an Krebs zu erkranken, sodass in manchen Familien bestimmte Krebsarten gehäuft auftreten, doch insgesamt ist dieser genetische Einfluss von untergeordneter Bedeutung. Er liegt wahrscheinlich bei „nur" fünf bis zehn Prozent aller Krebsfälle. Das Alter und vor allem die sogenannte Exposition sind viel entscheidender.

Gegen das Alter kann man naturgemäß nichts machen. Doch das, was sich Exposition nennt, ist in unterschiedlichem Maße beeinflussbar. Dazu zählen alle Umweltfaktoren. Dies sind beispielsweise Schadstoffe aus der Luft, Pflanzenschutzmittel und Rückstände von Schwermetallen in Lebensmitteln oder die

GESÜNDER LEBEN MIT PFLANZENKOST

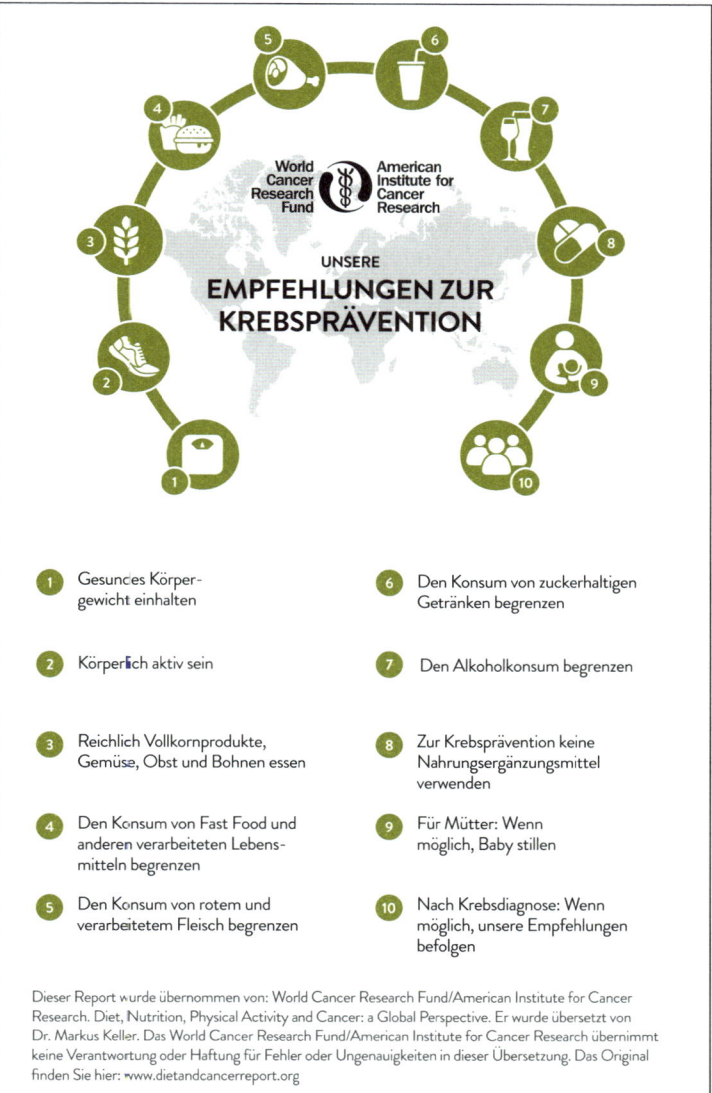

Das Gesamtpaket macht es aus: Empfehlungen des World Cancer Research Fund zum Schutz vor Krebs (Quelle: WCRF 2018).

KAPITEL 3

UV-Strahlung der Sonne. Ohne Frage kann das (seit 1993 in Europa verbotene) Asbest Lungenkrebs verursachen, ebenso wie das Edelgas Radon, das regional eine hohe Belastung darstellen kann und sich in der Luft und in Wohnräumen vor allem von Altbauten befindet. Nach einer Übersichtsarbeit von 2018 gehen aber nur ein Prozent der Krebsneuerkrankungen in Deutschland auf Umweltfaktoren wie Radon, Feinstaub, Passivrauchen oder die UV-Strahlenbelastung durch Solarien zurück.

Unter den Pflanzenschutzmitteln (Pestiziden) ist immer wieder das Glyphosat in der Diskussion. Es wurde von der Internationalen Agentur für Krebsforschung (International Agency for Research on Cancer, IARC), die zur WHO gehört, im Jahr 2015 als „wahrscheinlich krebserregend für den Menschen" eingestuft. Auch andere Spritzmittel wurden von der Behörde so klassifiziert. Darum plädiere ich klar für eine Ernährung mit Bioprodukten. Allerdings will ich nicht verschweigen: Der direkte Nachweis, dass Lebensmittel, die bei ihrer Erzeugung mit Pestiziden behandelt wurden, gesundheitsschädliche Wirkungen hervorrufen, fehlt bislang.

All diese Umweltfaktoren spielen als Verursacher von Krebs, als Kanzerogene, also eine Nebenrolle, werden aber von vielen Menschen als große Gefahr eingeschätzt. Tatsächlich hat etwas ganz anderes den größten Einfluss auf das Krebsrisiko, nämlich etwas, das wir sehr gut beeinflussen können: unser Lebensstil. Die WHO schätzt, dass durch ein gesünderes Verhalten in allen Lebensbereichen – dazu zählt auch eine Verminderung der Belastung durch Umweltfaktoren und krebserregende Stoffe – zwischen 30 und 50 Prozent der weltweiten Krebsfälle vermeidbar wären. Der World Cancer Research Fund empfiehlt daher, nicht zu rauchen (auch nicht passiv), täglich Bewegung einzuplanen und beim Alkohol maßzuhalten. Auch das Körpergewicht sollte im Normalbereich sein und exzessive Sonnenbäder sollten vermieden werden. Müttern wird geraten, ihre Babys zu stillen – in den ersten sechs Monaten ausschließlich, dann ergänzend zur Beikost bis zum Ende des zweiten Lebensjahrs. Denn das Stillen schützt Frauen vor Brustkrebs.

Schlechtes Essen schadet

Die Bedeutung der Ernährung für die Krebsentstehung konnte noch nicht bis auf das letzte Prozent geklärt werden und wahrscheinlich werden wir das auch nie ganz genau wissen. Viel entscheidender ist es, dass die Zusammenstellung unseres täglichen Speisezettels ohne Frage einen Einfluss auf das Risiko hat, an Krebs zu erkranken. Während man früher annahm, dass etwa ein Drittel aller Krebserkrankungen auf eine ungünstige Ernährung zurückzuführen sind, sieht man das heute – vor dem Hintergrund vieler neuer Studien – etwas verhaltener: So kam eine umfassende Analyse aus dem Jahr 2018 zu dem Ergebnis, dass in Deutschland von den Krebsneuerkrankungen, die zu erwarten waren, drei Prozent auf eine zu geringe Ballaststoffzufuhr, zwei Prozent auf zu wenig Gemüse und Obst, zwei Prozent auf zu viel Wurst, weitere 0,4 Prozent auf zu viel rotes Fleisch und 0,3 Prozent auf zu viel Salz als Ursache zurückzuführen waren. Vor allem auf bestimmte Krebsarten, nämlich Darm-, Lungen- und Brustkrebs, wirken sich unser Essen und Trinken aus. Für diesen Bereich waren etwa neun bis 16 Prozent der Fälle einer ungünstigen Ernährung zuzuordnen. (Das entspricht etwa dem Risiko des Rauchens, das für 19 Prozent aller Krebsneuerkrankungen verantwortlich war – bei Lungenkrebs sogar für rund 80 bis 90 Prozent.)

Unser Essverhalten kann also direkt auf die Entstehung von Krebs Einfluss nehmen, wenn auch in geringerem Maße, als man lange Zeit gedacht hatte. Über den Umweg Übergewicht kommt die Ernährung jedoch wieder ins Spiel: Auf zu viele Kilos auf den Rippen entfallen etwa sieben Prozent der neuen Krebsfälle. Bewegungsmangel kann für sich einen Anteil von sechs Prozent der Krebsneuerkrankungen verbuchen. Es hängt also alles zusammen und es gibt nicht nur den einen Bereich, den wir ändern müssten, um uns so weit wie möglich vor Krebs zu schützen. Es ist wieder das Gesamtpaket Lebensstil.

> **Einwanderer helfen der Wissenschaft**
> Vielleicht haben Sie sich schon mal gefragt, wie Wissenschaftler überhaupt darauf kamen, dass der Lebensstil – und so auch die Ernährung – die Krebsentstehung beeinflusst? Auf diesen Zusammenhang haben schon früh sogenannte Migrationsstudien hingewiesen. Japaner und Afrikaner, die in die Vereinigten Staaten einwanderten und die dortigen Ess- und Lebensgewohnheiten im Sinne der Western-Style-Diät (siehe Seite 60) übernahmen, entwickelten teilweise bereits in der nächsten Generation (!) ein ebenso hohes Risiko für Tumore wie die US-Amerikaner, und zwar vor allem für Dickdarm-, aber auch für Brust-, Prostata- und andere Karzinome. Ihre Landsleute, die weiter in den Heimatländern lebten, waren von diesen Krebsarten deutlich seltener betroffen.

Pflanzenesser machen vieles richtig

Der World Cancer Research Fund empfiehlt zur Krebsprävention grundsätzlich eine pflanzenbasierte Ernährung mit reichlich Vollkornprodukten, Gemüse, Obst und Hülsenfrüchten. Außerdem sollten so wenig wie möglich Fast Food, verarbeitete Lebensmittel, Limonaden sowie rotes Fleisch und Fleischwaren auf den Teller kommen. Vegetarier und reine Pflanzenesser machen also schon vieles richtig, was zum Schutz vor Krebs empfohlen wird.

Umso erstaunlicher ist es, dass die großen internationalen Studien bislang nur leichte Vorteile von Vegetariern und Veganern beim Krebsrisiko fanden. Vegetarier und auch reine Pflanzengenießer erkrankten in den älteren Studien meist deutlich seltener an Dickdarmkrebs und auch an Brustkrebs als die Mischkostesser der Vergleichsgruppen. In neueren Analysen gab es jedoch keinen signifikanten Unterschied mehr zwischen Menschen, die auch Fleisch essen, und Vegetariern in Bezug auf das Risiko für Brust-, Prostata- und Dickdarmkrebs, also den (neben Lungenkrebs) drei häufigsten Krebsarten weltweit und auch in Deutschland. Schaut man sich wiederum das Gesamtkrebsrisiko an – also das Risiko für alle Krebsarten zusammen – sieht es jedoch anders aus. Laut einer weiteren Metaanalyse hatten Vegetarier ein um acht Prozent und die strikten Pflanzenesser ein um 15 Prozent geringeres Erkrankungsrisiko als alle, die eine Mischkost mit Fleisch essen.

Studien werfen Fragen auf
Gibt es eine mögliche Erklärung für diese doch eher mageren Ergebnisse? Ja. Sie lautet, dass die Probandinnen und Probanden, die sich bereit erklären, an Studien teilzunehmen, meist viel gesünder essen und bewusster leben als die Mehrzahl der Menschheit „da draußen". So ist das beispielsweise auch in der *EPIC-Oxford-Studie*. Die Nichtvegetarier essen dort deutlich weniger Fleisch und viel mehr Obst und Gemüse als der Durchschnitt der britischen Bevölkerung. Dem entsprechend war auch das Risiko, an Krebs zu erkranken, in beiden Gruppen etwa gleich hoch. Außerdem ist die Zahl der reinen Pflanzenesser im Vergleich zu den anderen Ernährungsgruppen in der *EPIC-Oxford-Studie* sehr klein. Auch das schränkt die Aussagekraft der Ergebnisse ein. Ein weiterer wichtiger Punkt ist: Krebserkrankungen entwickeln sich über Jahrzehnte und treten viel mehr als die anderen ernährungsmitbedingten Krankheiten überwiegend erst im höheren Alter auf. Wenn also die Teilnehmerinnen und Teilnehmer der großen Veggie-Ernährungsstudien durchschnittlich älter geworden sind, wird es auch da insgesamt mehr Krebsfälle und damit auch eine höhere Aussagekraft geben. Wir müssen also noch etwas abwarten. Das alles ist wichtig zu wissen und zu verstehen, wenn es um die Aussagekraft von Studien geht. Schnell ist sonst (auch in den Medien) die Rede davon, dass es unproblematisch (oder gar gesund) sei, Fleisch zu essen und dies kein Risiko für Krebs darstelle. Was so aber nicht stimmt, wie wir noch sehen werden.

KAPITEL 3

Wir haben die Wahl

Fakt ist, dass es viele Hinweise darauf gibt, dass unsere Ernährung und damit unsere Lebensmittelauswahl eine wichtige Rolle bei der Krebsentstehung spielen. So gibt es krebsfördernde und -hemmende Lebensmittel und Substanzen. Sie sind entweder natürlicherweise in Lebensmitteln enthalten oder entstehen während der Lagerung, Verarbeitung und Zubereitung. Als definitiv fördernd für die Entstehung von Dickdarm- und Mastdarmkrebs (in der Fachsprache Kolorektalkrebs) gelten Fleischwaren wie Wurst und Schinken sowie Alkohol. Auch rotes Fleisch zählt dazu, wenn auch in geringerem Maße. Vollkornprodukte mit ihren vielen Ballaststoffen, Gemüse und Obst, Milchprodukte und Fisch gelten hingegen als hemmend in Bezug auf diese Krebsarten.

Bei der Entstehung von Brustkrebs spielen Lebensmittel dagegen eine eher untergeordnete Rolle. Aber es gibt Hinweise, dass verschiedene Gemüsearten, vor allem solche mit viel Carotinoiden wie sie beispielsweise Karotten enthalten, sowie Milchprodukte das Risiko verringern. Magenkrebs hingegen wird durch Alkohol, durch Lebensmittel, die mit viel Salz konserviert sind, Fleischwaren und gegrilltes Fleisch und zugleich einen niedrigen Obstverzehr gefördert, wohingegen Zitrusfrüchte wie Orangen und Zitronen hemmend wirken.

Mir ist es wichtig, bei diesem sensiblen Thema keine falschen Erwartungen oder Hoffnungen zu wecken. Wunderwirksame Lebensmittel (denken Sie an die viel gerühmten Himbeeren, die angeblich Krebszellen killen) zur Krebsvorbeugung oder gar Behandlung gibt es (leider) nicht. Doch wie so oft macht es die Mischung: Wer möglichst viele der vom World Cancer Research Fund ausgesprochenen Empfehlungen befolgt, tut das Bestmögliche, um die eigene Gesundheit zu fördern und Krebserkrankungen weniger Chancen zu geben.

Da ist Musik drin: Gemüse und Obst

Gemüse und Obst sind wichtige Lebensmittel zum Schutz vor Krebs. Nach allem, was man heute weiß, ist es aber nicht der eine Inhaltsstoff, auf den es ankommt, sondern es ist wie bei einem Orchester: Durch das Zusammenspiel der verschiedenen krebshemmenden Stoffe entsteht der gute Klang – und da ist bei Gemüse und Obst besonders viel Musik drin. Sie enthalten verschiedene Antioxidantien wie Beta-Carotin, Vitamin C und E sowie sekundäre Pflanzenstoffe. Das sind Substanzen, die den sogenannten freien Radikalen Paroli bieten (siehe Kasten auf Seite 138). Freie Radikale sind reaktionsfreudige Moleküle, welche unsere Zellen und auch unser Erbgut, die DNA, schädigen können. Das passiert auch jetzt gerade, während Sie dieses Buch lesen. Üblicherweise werden diese Schäden aber wieder repariert oder die geschädigte Zelle wird eliminiert. Wenn dieser Reparaturmechanismus jedoch nicht mehr funktioniert, kann sich die geschädigte Zelle weiter teilen – der erste Schritt zur Tumorentwicklung. Schon weit vor der Tumorbildung haben die Antioxidantien daher eine wichtige Schutzfunktion.

Neben ihrer antioxidativen Wirkung können Vitamin C und E auch die Bildung von krebserregenden Nitrosaminen hemmen. Diese sind in gepökelten Fleischwaren (also Wurst und Schinken) enthalten und werden zusätzlich im Magen (aus Nitritpökelsalz und Eiweiß aus dem Essen) gebildet (siehe Seite 97). Diese Verbindungen zählen zu den stärksten bekannten krebserregenden Substanzen. Folsäure aus frischem Gemüse wiederum schützt die DNA und senkt ebenfalls das Krebsrisiko. Carotinoide, die vor allem in gelben, orangen und roten, aber auch in grünen Gemüse- und Obstarten vorkommen, können das Risiko für Brust- und Lungenkrebs verringern. Allerdings nur in ihrer natürlichen Form, also beispielsweise als Möhre, gelbe Zucchini oder Tomate.

Vegetarier und reine Pflanzenköstler, die per se viel Buntes essen, sind in Sachen natürliche Antioxidantien, Folsäure und Carotinoide also sehr gut aufgestellt. Von Carotinoidpräparaten jedoch sollten Sie die Finger lassen. Sie bewirkten in Studien genau

> **Freie Radikale – nicht grundsätzlich schlecht**
> Vielleicht haben Sie schon von freien Radikalen gehört, jenen Molekülen, die die Zellen des Körpers unter Beschuss nehmen und sie schädigen. Äußere Einflüsse wie etwa Zigarettenrauch, Umweltschadstoffe und UV-Strahlung tragen zu ihrer Bildung bei. Freie Radikale entstehen allerdings auch in allen menschlichen Zellen bei Stoffwechselvorgängen wie der Energiegewinnung. Sie sind sehr reaktionsfreudig, reagieren also schon nach kurzer Zeit mit anderen Substanzen, und bilden weitere freie Radikale – eine Kettenreaktion beginnt. Dadurch kann es schließlich zur Schädigung der Zelle kommen, Enzyme werden deaktiviert und die DNA wird verändert – Krankheiten wie Typ-2-Diabetes, Herz-Kreislauf-Erkrankungen, Alzheimer, Rheuma oder Krebs können die Folge sein.
> Anders als früher angenommen haben freie Radikale aber auch positive Wirkungen, etwa bei der Immunabwehr oder der Weitergabe von Signalen in der Zelle. Darum sind sie nicht grundsätzlich schlecht, es geht vielmehr um die richtige Balance zwischen der Bildung von freien Radikalen und ihrer Vernichtung. Dazu können wir einiges beitragen: Freie Radikale werden unter anderem durch sogenannte Antioxidantien gestoppt. Diese finden sich natürlicherweise im Körper, können aber auch über die Nahrung zugeführt werden. Zu den wichtigsten Antioxidantien aus Lebensmitteln zählen Beta-Carotin und andere Carotinoide, Vitamin C und E, Selen sowie sekundäre Pflanzenstoffe wie Polyphenole. Dies sind allesamt Substanzen, die reichlich in verschiedenen pflanzlichen Lebensmitteln wie frischem Gemüse und Obst, Vollkorngetreide oder Nüssen enthalten sind.

das Gegenteil: In höheren Mengen förderten sie die Lungenkrebsentstehung bei Rauchern!

Gesunde Kornkraft

Von den gesundheitlichen Vorzügen von Vollkornbrot und Co. war in diesem Buch schon öfter die Rede. Auch als Schutzfaktoren bei Krebs sind sie ganz weit vorn: Es gilt als relativ sicher, dass ein höherer Verzehr von Vollkorngetreide das Risiko für Kolorektalkrebs vermindert. Verantwortlich dafür sind vor allem die Ballaststoffe im Getreide. In vielen, wenn auch nicht in allen Studien, waren sie zudem wirksamer als die Ballaststoffe aus Gemüse und Obst. Was wieder mal zeigt, dass Low Carb und damit auch der weitgehende Verzicht auf Vollkorngetreide wahrscheinlich nicht optimal für den Darm ist.

Aber wie wirkt Vollkorn? Die unlöslichen Ballaststoffe aus dem Vollkorngetreide kurbeln die Verdauung an und verkürzen so die Passagezeit des Essens durch den Darm. Dadurch ist auch die Kontaktzeit der Darmschleimhaut mit möglichen krebsfördernden Substanzen verkürzt. Ballaststoffe vergrößern zudem die Menge des Stuhls, weil sie aufquellen. Dadurch kommt es zusätzlich zu einer Verdünnung möglicher Kanzerogene, die von den Ballaststoffen wiederum gebunden und ausgeschieden werden. Beim Abbau der Ballaststoffe entstehen nicht zuletzt kurzkettige Fettsäuren. Diese senken den pH-Wert im Darm und machen dadurch schädlichen Mikroorganismen das Leben schwer. Studien zeigen, dass das Mikrobiom, also die Gesamtheit der Bakterien im Darm, bei Vegetariern vielfältiger ist als bei Fleischessern (siehe ab Seite 142). Außerdem finden sich im Darm von Pflanzenessern mehr „gute" Bakterienarten, die beispielsweise Entzündungen entgegenwirken und kurzkettige Fettsäuren aufbauen. Das alles könnte sich positiv auf das Dickdarmkrebsrisiko auswirken. Optimal im Sinne der Krebsvorbeugung ist eine Vollkornmenge von bis zu rund 120 Gramm pro Tag, das zeigen Metaanalysen. Das klingt vielleicht viel, ist aber beispielsweise schon mit zwei dickeren Scheiben Vollkornbrot (à 60 Gramm) erledigt.

Milch und Milchprodukte eher gesund

Selbst wenn es manche Pflanzenfans nicht hören mögen: Wer Milch und daraus hergestellte Produkte wie Joghurt und Käse isst, hat wahrscheinlich ein geringeres Risiko für Dickdarmkrebs und möglicherweise auch für Brustkrebs. Allerdings muss ich sagen, dass hier die Studienlage teilweise widersprüchlich ist und nicht so eindeutig wie bei Vollkorn, Gemüse und Obst. In manchen Studien profitierten nur Männer, nicht aber Frauen, vom Milchkonsum. In anderen Untersuchungen gab es nur bei nichtfermentierten Milchprodukten einen schützenden Effekt, aber nicht bei Joghurt und Co. Dennoch: Die meisten Analysen stellen ein verringertes Dickdarmkrebsrisiko bei höherem Verzehr von Milch und Milchprodukten fest. Verantwortlich dafür ist wohl, zumindest teilweise, der hohe Kalziumgehalt von Milch und Käse. Der Mineralstoff kann bestimmte schädliche Gallensäuren und freie Fettsäuren binden und somit die Zellen und auch die DNA schützen.

Doch keine Regel ohne Ausnahme. Das Risiko für eine Krebsart erhöhen Milch und Milchprodukte offenbar, nämlich für das Prostatakarzinom. Dürfen Männer also keine Milch mehr trinken? Macht sie Männer krank statt munter? Wie gesagt kommt es auf die gesamte Ernährung an, nicht auf einzelne Lebensmittel oder Lebensmittelgruppen, und auf die Dosis: Milch als Getränk zu sehen, das man glasweise heruntergekippt, wie es im Fernsehen leider immer noch zu sehen ist, ist sicher nicht zu empfehlen.

Krebs durch Fleisch?

Mit dem Fleisch ist es genau andersherum. Es gilt als weitgehend gesichert, dass Krebs durch den Konsum von Fleisch gefördert wird: Das Risiko für verschiedene Krebsarten steigt durch den

Verzehr von rotem Fleisch mit der Menge, die gegessen wird. Vor allem Fleischwaren sind riskant. Im Jahr 2015 stufte die Internationale Agentur für Krebsforschung (IARC) verarbeitetes Fleisch wie Schinken, Wurst und Co. in die Kategorie 1 ein, das bedeutet „kanzerogen für den Menschen". Rotes Fleisch wurde der Kategorie 2 A zugeordnet, „wahrscheinlich kanzerogen für den Menschen". Die Bewertung bezieht sich zwar vor allem auf das Risiko für Kolorektalkrebs, aber auch auf Pankreas-, Prostata- und andere Krebsarten. Damit stehen Fleischwaren laut IARC in derselben Kategorie wie Asbest, Benzo(a)pyren (es entsteht beim Räuchern von z. B. Schinken und Grillen von gepökeltem Fleisch) und Zigarettenrauch. Allerdings, und das ist ganz wichtig: Es bedeutet nicht, dass Fleischwaren in demselben Maße krebserregend sind wie das Rauchen. Die Einstufung bezieht sich auf die Stärke des Nachweises für einen kausalen Zusammenhang, also die Stärke der wissenschaftlichen Evidenz (siehe Seite 44). Lange Rede kurzer Sinn – meine Empfehlung ist: Meiden Sie Wurst und andere Fleischwaren möglichst, um sich vor Krebs zu schützen.

Fleischwurst, Salami, Leberwurst, Schinken und andere Wurstwaren werden mithilfe verschiedener Zusatzstoffe hergestellt. Einer davon ist das Pökelsalz, das für die rote Fleischfarbe von Salami und Schinken sorgt. Daher wird Pökeln traditionell auch als „Umröten" bezeichnet. So lässt sich das Grauwerden der Wurst verhindern, was Verbraucherinnen und Verbraucher offenbar nicht mögen. Zudem wirkt Pökelsalz konservierend und gibt Wurstwaren den typischen Pökelgeschmack. Doch das Nitrit aus dem Pökelsalz geht Verbindungen mit Eiweißen aus dem Fleisch ein und es bilden sich Nitrosamine. Diese zählen zu den stärksten Kanzerogenen überhaupt. Kein Zusatzstoff, aber trotzdem sehr potent, ist das Hämeisen. Der rote Blutfarbstoff ist naturgemäß in Fleisch und Wurst enthalten, sehr reaktionsstark und fördert die Entstehung von freien Radikalen. Diese können zum Beispiel die DNA der Darmzellen schädigen (die erste Stufe der Krebsentstehung). Beim Braten und Grillen, also bei hohen Temperaturen, entstehen an der Oberfläche von Fleisch außerdem heterozyklische aromatische Amine, kurz HAA, sowie polyzyklische aromatische Kohlenwasserstoffe, kurz PAK. Beide Stoffgruppen gelten ebenfalls als krebserregend. Sind das nicht genug Argumente, um beim Essen öfter mal die Sau rauszulassen?

Veggiekost hält den Darm gesund – und der den Menschen

In unserem Darm tummeln sich etwa 10^{14} Mikroorganismen, das sind rund 100 Billionen Bakterien, aber auch Viren und Pilze. Sie machen das sogenannte Mikrobiom aus, das auch als Mikrobiota bezeichnet wird – früher sagte man dazu Darmflora. Die Begriffe Mikrobiom und Mikrobiota beschreiben zunächst die Gesamtheit aller Mikroorganismen, die die Erdkruste, die Gewässer und die Erdatmosphäre besiedeln. Auch auf unserer Haut und auf den Schleimhäuten von Mund, Nase und Genitalorganen befinden sich unzählige Mikroorganismen. Aber wenn wir jetzt vom Mikrobiom sprechen, dann sind vor allem die winzigen Bewohner unseres Darms gemeint.

In den vergangenen Jahren sind die Wechselwirkungen zwischen unserer Ernährung und der Darmgesundheit vermehrt in den wissenschaftlichen Blick gerückt. Dabei geht es vor allem um die Billionen von Darmbakterien, die sehr wichtige Funktionen ausüben. So schottet diese Darmcrew den Körper vor äußeren krank machenden Keimen ab, beeinflusst das Immunsystem, kontrolliert die Zellteilung und produziert lebenswichtige bioaktive Substanzen.

Sehr spannend finde ich, dass unser Mikrobiom je nach Ernährungsweise unterschiedlich zusammengesetzt ist. So haben Vegetarier und reine Pflanzenesser in ihrem Darm eine viel größere Bakterienvielfalt als diejenigen, die Mischkost essen. Die Konzentration an Bakterien der Gattung Bacteroides und des relativ häufigen *Faecalibacterium prausnitzii* ist bei Veggies (zumindest in einigen Studien) viel größer. Diese Bakterien sind wichtig, weil sie Entzündungsvorgängen im Darm entgegenwirken. Es ist inzwischen bekannt, dass sich die Zusammensetzung der Darmbakterien schnell verändern kann, wenn etwas in der Ernährung nicht stimmt. Schon eine kurzfristige Verschiebung des Essens hin zu mehr Fleisch und anderen tierischen Produkten beispielsweise kann das Darmmikrobiom zum Nachteil verändern. Aber das gilt auch umgekehrt: Mehr frisches Pflanzliches auf dem Teller begünstigt die Bakterienvielfalt und vor allem erwünschte „Bewohner" im Darm.

Eine Vielzahl von Krankheiten wird heute auch damit erklärt, dass das Darmmikrobiom aus dem Lot geraten ist. Chronisch-entzündliche Darmerkrankungen gehören ebenso dazu wie das Metabolische Syndrom (siehe Seite 84), Psoriasis (Schuppenflechte), Rheuma, Herz-Kreislauf-Erkrankungen, Übergewicht sowie Autoimmunerkrankungen wie Typ-1-Diabetes und Multiple Sklerose.

So haben beispielsweise übergewichtige Menschen oft einen geringeren Anteil an Darmbakterien der Gattungen *Bacteroides* und *Prevotella*, dafür aber mehr *Firmicutes* und *Actinobacteria*. *Firmicutes*-Bakterien verwerten die Nahrung besonders gut, sodass täglich rund 150 Kilokalorien mehr im Körper ankommen. Das kann über ein Jahr hinweg zu einigen überzähligen Kilos führen.

Gutes Futter für den Darm

Es ist zwar nicht nur die Ernährung, die über die Zusammensetzung des Darmmikrobioms und somit auch über unseren Gesundheitszustand entscheidet. Auch genetische Faktoren, die Art der Geburt – ob per Kaiserschnitt oder auf natürliche Art –, das Alter, die Lebenssituation (Stress!) und Umweltfaktoren spielen eine Rolle. Vermutlich ist die Ernährung aber *der* Einflussfaktor schlechthin. Schließlich liefert sie den Bakterien und anderen Mikroorganismen das „Futter", aus dem diese wiederum günstige und weniger günstige Substanzen herstellen. Einer dieser günstigen Stoffe ist Butyrat. Diese kurzkettige Fettsäure spielt vermutlich eine wichtige schützende Rolle bei der Entstehung von Dickdarmkrebs, Colitis ulzerosa (eine chronisch-entzündliche Darmkrankheit) und anderen Erkrankungen, die unter Beteiligung von Entzündungen im Darm hervorgerufen oder gefördert werden.

Besonders gut schmecken den Darmbakterien Ballaststoffe. Man kann es als eine Art sehr gelungene Resteverwertung bezeichnen, was die Darmbewohner da machen: Die für uns unverdaulichen Nahrungsfasern werden von den (richtigen) Bakterien zu etwas Neuem abgebaut, nämlich zu Butyrat und anderen kurzkettigen Fettsäuren. Ernährungsweisen mit einem hohen Anteil an Ballaststoffen aus Vollkorngetreide, Gemüse, Obst und Hülsenfrüchten sind darum besonders gesund für den Darm. Auch wenn noch nicht alle Einzelheiten geklärt sind: Die meisten Forscher gehen heute davon aus, dass die Ernährung über Wohl und Wehe des Mikrobioms und somit auch über Gesundheit und Krankheit maßgeblich mitentscheidet. Fakt ist, dass Vegetarier und Pflanzenesser von vielen Erkrankungen deutlich seltener betroffen sind als Fleischesser. Ein Schlüsselfaktor dafür könnte sein, dass ihr Darmmikrobiom aufgrund des pflanzlichen Essens oft günstiger zusammengesetzt ist als das der Fleischliebhaber – und Veggies auch dadurch besser vor vielen Krankheiten, zum Beispiel Übergewicht, Herz-Kreislauf-Erkrankungen und manche Krebsarten, geschützt sind.

Pflanzenkost und Osteoporose: Brechen die Knochen schneller?

Kalzium ist wichtig für die Knochengesundheit und Kalzium steckt in der Milch. Das weiß heute (fast) jedes Kind – und es ist sehr gut durch Studien belegt: Nehmen wir zu wenig von dem Mineralstoff auf, kann sich das nachteilig auf unsere Knochengesundheit auswirken. Darum leiden Veganer und alle anderen, die keine oder kaum Milchprodukte konsumieren, unter Osteoporose, oder?

Im Jahr 2020 erschien eine Studie, die für Wirbel sorgte und dies zu bestätigen schien. Sie ging der Frage nach: Gibt es Belege dafür, dass Männer und Frauen, die sich rein pflanzlich ernähren, instabilere Knochen haben als Mischköstler? Schließlich essen reine Pflanzengenießer keine Milchprodukte, die mengenmäßig wichtigsten Kalziumspender der Allgemeinbevölkerung in Deutschland. Das Bundesinstitut für Risikobewertung (BfR) in Berlin hatte bei 72 Frauen und Männern per Ultraschall die Knochendichte überprüft – die Hälfte der Gruppe lebte rein pflanzlich, die andere aß das Übliche, also eine Mischkost inklusive Fleisch und Milchprodukten. Zudem wurden verschiedene Werte im Blut und Urin gemessen. Unter anderem solche Biomarker, die mit der Knochengesundheit im Zusammenhang stehen. Ergebnis: Die Knochenmasse der Pflanzenköstler war tatsächlich etwas geringer. Auch ihre Blutspiegel von einigen knochengesunden Substanzen wie Vitamin B_2, Zink und Selen, dem Eiweißbaustein Lysin sowie den langkettigen Omega-3-Fettsäuren EPA und DHA waren niedriger als bei den Mischkostessern. Daraus zogen die Autoren den zunächst korrekten Schluss, dass „Veganerinnen und Veganer eine geringere Aufnahme von Nährstoffen haben, die relevant für das Skelett sind und vor allem in tierischen Lebensmitteln vorkommen".

Das wiederum sorgte für ein gewisses Medienecho. Die Bauernzeitung freute sich und stellte fest: „Vegane Ernährung schwächt laut Studie die Knochen." Nicht erwähnt wurde dabei aber, dass es bei anderen „Knochennährstoffen", wie Vitamin D, Vitamin B_{12} (dank Supplementen) und Folsäure keinen Unterschied zwischen Veggies und Fleischies gab. Gibt es dennoch ein Problem mit den Knochen bei Pflanzenkost?

KAPITEL 3

Milch: Kalziumquelle oder Kalziumräuber?
Wenn ich in Vorlesungen die Frage stelle, welcher Mineralstoff besonders wichtig für die Knochen sei, antworten die Studentinnen und Studenten meist wie aus der Pistole geschossen: „Kalzium". Damit liegen sie völlig richtig. Milch und Milchprodukte, darunter besonders Käse, enthalten viel Kalzium und sind in Deutschland die Kalziumquelle Nummer eins in der Durchschnittsernährung. Doch zumindest meine vegan lebenden Studentinnen und Studenten – und das sind die meisten – erheben dann sogleich Einspruch: „Das Kalzium aus der Milch kann man doch gar nicht aufnehmen. Gerade Milch und Käse verursachen doch Osteoporose!" Diese Mythen halten sich hartnäckig und beruhen auf älteren Erkenntnissen, die aber inzwischen alle überholt sind! Tatsächlich hat Kalzium aus Milch und Milchprodukten eine gute Bioverfügbarkeit, unser Körper kann es also gut verwerten: Die Nutzungsrate liegt etwa zwischen 25 und 45 Prozent.

Käse enthält naturgemäß viel Eiweiß und in diesem tierischen Eiweiß (ebenso wie im Fleisch) sind reichlich schwefelhaltige Aminosäuren (sie heißen Methionin und Cystein) zu finden. Diese werden im Körper zu Säuren abgebaut und müssen ausgeschieden werden, sodass man das im Urin messen kann. Deshalb ist die sogenannte Säurelast bei Menschen, die Mischkost essen, üblicherweise höher als bei Pflanzenessern. Um die Säurelast im Körper auszugleichen, müssen Basen her. Eine Möglichkeit sind basisch wirkende Mineralsalze, die reichlich in Obst und Gemüse vorkommen. Wenn wir aber davon zu wenig essen, muss der Knochen herhalten, denn zusammen mit Kalzium wird dort Carbonat rausgeholt, das die Säuren ebenfalls neutralisiert und anschließend ausgeschieden wird. Tatsächlich ist bei steigender Proteinzufuhr mit der Nahrung auch die Kalziumausscheidung mit dem Urin erhöht. Mehr Eiweiß sorgt also dafür, dass mehr Kalzium den Körper verlässt. Heute weiß man aber, dass dies üblicherweise durch eine ebenfalls höhere Kalziumaufnahme aus dem Darm ausgeglichen wird. Es droht also nicht automatisch Osteoporose bei höherer Proteinzufuhr. Außerdem stammt das ausgeschiedene Kalzium bei käse- und fleischreicher Ernährung weniger aus den Knochen als aus der Nahrung. Die höhere Kalziumausscheidung über den Urin hat somit keinen nennenswerten Einfluss auf die Kalziumbilanz im Körper.

Schlanke Veggies sind gefährdet

Der Fall ist also nicht so klar, wie es auf den ersten Blick scheint. Oder doch? Auch eine neue Auswertung der *EPIC-Oxford-Studie* (siehe Seite 50) scheint in die Richtung der BfR-Studie zu gehen: Sie fand heraus, dass reine Pflanzenesser ein um 43 Prozent höheres Risiko für Knochenbrüche haben als die Teilnehmer mit Mischkost, die also auch Milch und Fleisch konsumieren. Das ist heftig! Woran liegt das? Teilweise konnte das Ergebnis durch die niedrigere Protein- und Kalziumzufuhr der Veganerinnen und Veganer erklärt werden. Beides sind sehr wichtige Nährstoffe für eine gute Knochengesundheit. Diesmal wirkte sich aber – anders als bei allen anderen Krankheiten, die wir schon besprochen haben – der geringere BMI negativ aus, also das Gewicht.

Sie haben richtig gehört: Den reinen Pflanzenessern wurde es teilweise zum Verhängnis, dass sie schlanker sind als die Fleischesser! Wie kann das sein? Ganz einfach: Wer mehr Kilos rumträgt, „trainiert" durch die zusätzliche Last die Knochen, sie werden kräftiger und stärker. Außerdem: Wer mehr Fettpolster hat, fällt weicher. Das ist kein Witz! Denn tatsächlich werden dadurch Stürze abgefedert, die Hauptursache für beispielsweise Hüftfrakturen. Also freie Fahrt den Pfunden? Sicher nicht. Bedenken Sie, dass Übergewicht das Risiko für viele Stoffwechselerkrankungen erhöht und die Krebsentstehung fördert, wie Sie in den vorigen Kapiteln gesehen haben.

Wichtiger als die Frage nach dem Gewicht ist es mit Blick auf Osteoporose, besonders auf eine ausreichende Kalziumzufuhr zu achten (siehe Seite 72). Damit lässt sich Knochenbrüchen am besten vorbeugen – und das gilt nicht nur für Pflanzenesser. Mithilfe einer guten Ernährung und einem gesunden Lebensstil können Sie das Risiko für Osteoporose senken.

Betroffene wissen, was diese Krankheit bedeutet. Osteoporose ist eine Skeletterkrankung, die langfristig zu brüchigen (porösen) Knochen führt, weil die Knochenmasse stetig abnimmt. Das Risiko, sich dann schon bei kleinen Stößen die Knochen zu brechen, kann sehr hoch sein. Vor allem Frauen sind betroffen. Sie leiden mit 7,8 Prozent der Erwachsenen viel häufiger an Osteoporose als Männer (zwei Prozent). Mit dem Alter steigt bei Frauen das Risiko für Osteoporose stark an. Das hat vor allem mit der Hormonumstellung zu tun. Ab 65 Jahren sind bereits 24 Prozent der Frauen, aber „nur" knapp sechs Prozent der Männer betroffen. Neben nichtbeeinflussbaren Faktoren wie Alter und Geschlecht spielen aber auch viele andere Dinge eine Rolle. Einige kennen Sie schon: Es sind wieder einmal Bewegungsmangel, Rauchen und auch Alkoholkonsum. Hinzu kommen außerdem Vitamin-D-Mangel sowie eine unzureichende Versorgung mit Protein, Kalzium und Vitamin B_{12}. All diese Faktoren erhöhen das Risiko für Osteoporose. Wir haben also viele Möglichkeiten, unseren Knochen etwas Gutes zu tun.

Gibt es in typischen Milchländern weniger Knochenbrüche?

Die Behauptung, dass Käse und Co. Osteoporose verursachen, wird auch in manchen Vegan-Foren gern aufgestellt. Wir haben uns darum die Länderstatistiken einmal genau angeschaut. Tatsächlich ist es so, dass beispielsweise in nordischen Ländern wie Dänemark, Norwegen, Schweden und Finnland sowie in Deutschland, wo überall reichlich Milch konsumiert wird, hohe Frakturraten auftreten (also die Anzahl der Knochenbrüche bezogen auf die Bevölkerungszahl). Allerdings gibt es auch einige Länder, in denen viel weniger Milch und Milchprodukte auf den Tisch kommen, die aber trotzdem hohe Frakturraten aufweisen. Das sind beispielsweise Iran, Taiwan, Singapur oder Japan. Nach Angaben der Internationalen Osteoporosegesellschaft (International Osteoporosis Foundation) hat sich die Osteoporoserate in vielen asiatischen Ländern in den letzten 30 Jahren verdoppelt bis verdreifacht. Aber nicht, weil die Menschen dort inzwischen genauso viel Milchprodukte konsumieren wie in vielen westlichen Ländern. Vielmehr wird als Hauptursache die steigende Lebenserwartung und damit ein immer größerer Anteil älterer Menschen gesehen – Osteoporose ist ja vor allem eine Erkrankung des Alters.

Aber zurück in den Norden. Warum ist das Knochenbruchrisiko im Norden so hoch? Warum ist es sogar umso höher, je weiter ein Land vom Äquator entfernt ist? Eine sehr wahrscheinliche Erklärung ist: Vitamin-D-Mangel. Mit steigenden Breitengraden verschlechtert sich die Möglichkeit, Vitamin D in unserer Haut selbst zu bilden. Das liegt an der flacheren Sonneneinstrahlung und ist sogar innerhalb eines Landes messbar. In Schweden beispielsweise (55. bis 69. Grad nördlicher Breite) – wo ich übrigens diese Zeilen schreibe – erhöht sich pro Breitengrad das Risiko für eine Hüftfraktur bei Männern um drei Prozent und bei Frauen um etwa zwei Prozent. In vielen asiatischen und arabischen Ländern scheint zwar die Sonne viel mehr als bei uns, aber dafür ist dort aus kulturellen oder religiösen Gründen eine weitgehende Körperbedeckung üblich – keine Chance für Vitamin D!

Kalziumquellen in ihrer Vielfalt einsetzen

Nicht nur „die Milch macht's", wie uns die von der Agrarlobby finanzierte Werbung jahrzehntelang einflüstern wollte. Auch viele pflanzliche Lebensmittel und verschiedene Mineralwässer liefern viel Kalzium (siehe Seite 341). Zudem hat der Mineralstoff aus

KAPITEL 3

Mineralwasser eine sehr gute Bioverfügbarkeit: Es kommen – wie bei Milchprodukten – rund 24 bis 48 Prozent des enthaltenen Kalziums im Körper an. Beim Gemüse punkten vor allem die Kohlgewächse wie Grünkohl, Pak Choi oder Brokkoli, die eine hohe Kalzium-Bioverfügbarkeit von rund 50 Prozent haben.

Nicht so prickelnd ist es bei Lebensmitteln, die zwar viel Kalzium, aber auch viel Oxalsäure enthalten. Spinat beispielsweise gibt leider nur fünf Prozent seines Kalziums frei. Bei Sesamsamen, die oft als Kalzium„bomben" bezeichnet werden und die wir zum Salat oder als Sesammus (Tahin) essen, sind es leider nur magere drei bis vier Prozent. Wir sollten uns deshalb nicht auf einzelne „Kalziumsuperfoods" stürzen, sondern die ganze Vielfalt der pflanzlichen Produkte, die Kalzium enthalten, sowie kalziumreiches Mineralwasser nutzen, um das Beste für unsere Knochen zu tun.

Ohne Vitamin D nützt Kalzium nicht viel

Doch alles Kalzium hilft nichts, wenn nicht auch genügend Vitamin D da ist. Nur mithilfe dieses Vitamins kann Kalzium nennenswert aus dem Darm aufgenommen, in die Knochen eingebaut und der Knochenabbau dadurch vermindert werden. Das ist auch eine sehr plausible Erklärung, warum die Menschen in den nordischen Ländern, obwohl sie viel Milchprodukte konsumieren und somit gut mit Kalzium versorgt sind, sehr häufig von Osteoporose betroffen sind. Im Norden scheint die Sonne nun mal weniger, und im Herbst und Winter ist die UV-Strahlung der Sonne zu gering. Vitamin D wird aber mithilfe des Sonnenlichts in unserer Haut gebildet. Während in Deutschland der „Vitamin-D-Winter", also die Zeit, in der wir praktisch kein Vitamin D selbst bilden können, mindestens vier Monate beträgt, sind es in Dänemark schon sechs, in Island sieben und in Nordnorwegen sogar acht Monate. Erst weit im Süden, etwa auf Kreta, bildet der Körper theoretisch das ganze Jahr über Vitamin D. Es hängt also wieder alles mit allem zusammen: Ohne Sonne kein Vitamin D, und ohne Vitamin D sieht es schlecht aus mit der Aufnahme von Kalzium aus dem Darm!

Lassen Cola & Co. die Knochen knacken?

Der Knochen ist wie ein Puzzle. Viele Faktoren spielen eine Rolle, damit am Schluss das Bild stimmt, der Knochen also gesund ist. Kalzium allein nützt nichts, es muss auch genügend Vitamin D vorhanden sein. Doch auch Phosphor spielt eine Rolle. Zusammen mit Kalzium bildet der Mineralstoff die Grundlage für die Hartsubstanz des Knochens (sowie der Gelenkknorpel und der Zähne). Jedoch kann zu viel Phosphor auch schaden, besonders wenn auch die Kalziumzufuhr niedrig ist. Beides wird durch die Western-Style-Diät (siehe Seite 60) begünstigt. Dort versteckt sich Phosphor in den Phosphaten, die als Zusatzstoff in vielen Fertigprodukten und Getränken enthalten sind. Sie werden Wurst, Schmelzkäse, Backpulver, Fischkonserven, Fertigprodukten und Cola (dort auch als Phosphorsäure) als Konservierungsstoffe, Säuerungsmittel, Trennmittel und Emulgatoren zugesetzt. Wer sich im Western Style ernährt, nimmt rund zwei- bis dreimal so viel Phosphor auf, wie die DGE empfiehlt.

Es gibt seit Langem Hinweise, dass schon Kinder und Jugendliche, aber auch Erwachsene, die viel Cola und andere Softdrinks trinken, schlechtere Knochen haben, sprich eine geringere Knochenmineraldichte und auch mehr Knochenbrüche. Allerdings fanden nicht alle Studien diese Zusammenhänge. Dennoch: Im Sinne der Knochengesundheit rate ich dazu, keine Softdrinks mit Phosphatzusatz zu trinken – und überhaupt generell Lebensmittel zu meiden, denen Phosphate zugesetzt wurden. Werfen Sie ein Blick aufs Etikett. In der Zutatenliste auf der Packung müssen verwendete Zusatzstoffe deklariert werden. Steht dort etwas von „Phosphat" oder „Phosphorsäure", lassen Sie das Produkt besser im Regal.

Das heißt aber natürlich nicht, dass wir in der dunklen Jahreszeit alle an Kalziummangel leiden. Wir haben schließlich Vitamin-D-Speicher, vor allem im Fettgewebe, in den Muskeln und auch in der Leber. Doch die Speicher leeren sich zunehmend, wenn die Sonne im Herbst ihre Kraft verliert. Ich empfehle daher, den Vitamin-D-Spiegel ab und zu messen zu lassen. Als ausreichend für die Knochengesundheit gelten Blutwerte des Messwerts 25-OH-Vitamin D von mindestens 50 Nanomol pro Liter. Das können wir in Deutschland zwischen April und September durch die Sonneneinstrahlung erreichen (wenn die Sonne denn scheint und wir ausreichend im Freien sind). Allerdings sind einige Vitamin-D-Forscher der Ansicht, dass höhere Blutwerte von mindestens 75 Nanomol pro Liter nötig seien, um beispielsweise das Risiko für viele weitere Erkrankungen zu senken, die auch mit Vitamin-D-Mangel zusammenhängen (siehe Seite 74). Ich tendiere nach Durchsicht der wissenschaftlichen Literatur ebenfalls dazu, die höheren Werte zu empfehlen. Das heißt: Täglich raus in die Sonne und im Herbst und Winter Vitamin D mithilfe von Präparaten ergänzen.

KAPITEL 4

DIE UMWELT SCHONEN
DEN PLANETEN ERHALTEN

Was wir essen und trinken, kann heute nicht mehr losgelöst von den Auswirkungen auf unsere Umwelt gesehen werden. Das Klima aufheizende Treibhausgase durch Massentierhaltung und Lebensmitteltransporte, belastete Böden durch Dünger und Pestizide, Wasserknappheit durch intensiven Gemüseanbau: Die Liste der Umweltprobleme, die mit unserem Lebensmittelkonsum einhergehen, ist lang und wird täglich länger. Was bis vor Kurzem bei uns nicht direkt sicht- und spürbar war, wird nun auch in Europa immer greifbarer: tagelange Starkregen, extratrockene Sommer und heimische Insekten, die nicht mehr da sind, dafür andere, die früher nur in südlichen Gefilden lebten. Es wird höchste Zeit, umzuschwenken – hin zu einer nachhaltigen Ernährung, die unsere Umwelt schont und unseren Planeten erhält. Lesen Sie in diesem Kapitel, wie schädlich unsere derzeitige Ernährung für das Klima, für Böden und Wasserressourcen ist – und wie wir mit pflanzenbasiertem Essen gegensteuern können, ja müssen.

Ich weiß nicht, wie viele Vorträge ich in den vergangenen zehn Jahren zum Thema Ernährung und Klimaschutz gehalten habe. Es waren wohl drei Dutzend. Besonders interessant waren für mich die Veranstaltungen, wo ich direkt zu Verbraucherinnen und Verbrauchern sprechen konnte. Dabei fiel mir immer wieder auf – und das ist bis heute so –, dass vielen Zuhörenden durchaus bewusst ist, dass Fleisch und Co. deutlich klimaschädlicher sind als pflanzliche Lebensmittel. Trotzdem springt bei manchen Menschen sofort ein Abwehrmechanismus an, wenn ich in Vorträgen sage, dass wir aus ökologischen Gründen deutlich weniger tierische Lebensmittel essen sollten. Keiner will sich buchstäblich die Butter oder eben die Wurst vom Brot nehmen lassen. Doch wenn ich dann das Stichwort „Sonntagsbraten" fallen lasse, macht es bei vielen „klick". Fast immer berichten dann einige – vor allem ältere – Teilnehmerinnen und Teilnehmer, dass es bei ihnen zu Hause, als sie noch Kinder waren, meist nur einmal in der Woche Fleisch zu essen gab: sonntags. Dieser Sonntagsbraten war dann auch ein echtes Highlight, das ausgiebig zelebriert wurde. Jeder bekam (nur) ein Stück Braten und dazu frisch zubereitetes Gemüse und Kartoffeln. Der Tisch war immer besonders hübsch gedeckt – es war wie ein kleines Fest.

Während der Woche war der Speiseplan dann viel schlichter, berichten die Zuhörerinnen und Zuhörer. Es gab vor allem Kartoffeln, Reis und Nudeln, dazu Gemüse, und zum Nachtisch Obst. Ab und zu spendierten die Eltern auch ein Würstchen, ein Ei oder ein Glas Milch. Aufs Schulbrot gab es eine Scheibe Käse. Vom Prinzip her machten die Leute damals das, was heute allgemein empfohlen wird: pflanzenbasiert essen. Der Anteil an Gemüse und Obst war aus heutiger Sicht eher zu gering. Dafür gab es teilweise mehr Vollkornbrot, vor allem aber auch Hülsenfrüchte wie Erbsen und Linsen. Keiner der Vortragsgäste empfand das aber als Hunger- oder Mangelkost, das wird immer deutlich. Im Gegenteil: Sie konnten den Sonntagsbraten einfach genießen, eben weil es ihn nicht jeden Tag gab.

Wir essen viel zu viel Fleisch

Das ist heute anders. Bekanntlich essen die meisten Menschen in Deutschland viel zu viel Fleisch und Wurst, aber auch zu viele andere tierische Lebensmittel wie Milch, Käse und Eier. Das gilt zumindest aus ökologischer Sicht, denn gesundheitlich schneiden Milchprodukte besser ab als Fleisch und Eier. Etwas mehr als 57 Kilo Fleisch und Wurst isst jeder Deutsche statistisch gesehen pro Jahr. In diese Zahl sind übrigens Babys, sehr alte Menschen und auch Vegetarier und Veganer eingerechnet, die ja nur ganz, ganz wenig oder gar kein Fleisch konsumieren. Da beispielsweise ich auch kein Fleisch esse, muss irgendjemand da draußen meine Portion mitessen – das sind dann schon 114 Kilo pro Jahr. Fast unglaublich wird das, wenn wir diese Zahlen auf die Tiere umrechnen, die im Laufe eines Jahres insgesamt in Deutschland geschlachtet werden: Es sind fast 800 Millionen sogenannte Nutztiere, also Rinder, Kälber, Schweine, Schafe, Ziegen, Hühner, Enten, Gänse, Puten und Tauben, so die Heinrich-Böll-Stiftung. Hinzu kommen noch etwa elf Milliarden (!) Fische, die in Deutschland auf dem Teller landen, hat die Albert Schweitzer Stiftung für unsere Mitwelt nach Daten der britischen Organisation fishcount.org ausgerechnet. Die Zahl der Fische ist zwar nur grob abzuschätzen, dürfte sich aber in diesem Bereich bewegen.

Im Laufe eines Menschenlebens summiert sich das pro Person auf satte 635 Tiere (ohne Fische) in Deutschland, errechnete der Agrarökonom Dr. Jonas Luckmann für die Heinrich-Böll-Stiftung. Diese Zahl basiert auf einem höheren durchschnittlichen Fleischkonsum als dem heutigen, nämlich auf dem einer Person, die 1960 geboren wurde. Es werden also auch die besonders fleischlastigen 1970er- und 1980er-Jahre berücksichtigt. Doch Luckmann nennt auch eine Zahl, die den geringeren Fleischverzehr von heute einschließt – und kommt sogar auf noch mehr Tiere: 715 Zwei- und Vierbeiner pro Menschenleben. Das klingt erst einmal paradox, hat aber seine Richtigkeit: Früher wurden mehr große Tiere wie Rinder und Schweine gegessen, heute deutlich mehr Hühner, kleinere Tiere also.

Das müssen Sie vielleicht erst einmal verdauen: Jeder und jede Deutsche verdrückt im Laufe ihres Lebens mehrere Tierherden! Daran ändert auch nichts, dass die konsumierte Fleischmenge seit ungefähr zwei Jahren leicht rückläufig ist. Auch besagte 57 Kilo Fleisch pro Person und Jahr sind viel zu viel – man kann es nicht oft genug wiederholen.

Fleischhunger der Schwellenländer

Nicht nur bei uns in Deutschland kommt zu viel Fleisch auf den Tisch. Global gesehen steigt der Konsum seit Jahrzehnten massiv an. Zwischen 1961 und 2018 hat sich der weltweite Pro-Kopf-Verzehr bereits um etwa 85 Prozent (!) erhöht (von jährlich 23 Kilo auf fast 43 Kilo). Mit steigendem Wohlstand in vielen Ländern wird also auch immer mehr Fleisch gegessen. Darum wächst der Fleischverbrauch in den zunehmend wohlhabenderen, den sogenannten Schwellenländern wie Brasilien und China viel stärker an als in den sogenannten Entwicklungsländern. Bereits zu Beginn des 21. Jahrhunderts haben die Schwellen- und Entwicklungsländer die Industrieländer beim Fleischkonsum überholt. Zwar lag der Pro-Kopf-Verbrauch in den ärmeren und aufstrebenden Ländern im Jahr 2002 nur bei 28 Kilo pro Person und Jahr, während es in den reichen Ländern fast dreimal so viel war, nämlich 78 Kilo. In absoluten Mengen wurde in den Schwellen- und Entwicklungsländern aber bereits mehr Fleisch gegessen als in den Industrieländern, nämlich 137 Millionen versus 102 Millionen Tonnen Fleisch pro Jahr. Das erklärt sich durch die größere Bevölkerungszahl in diesen Ländern. Ein Ende dieser Entwicklung ist nicht in Sicht. Und das ist erschreckend.

Zwar wird der jährliche Pro-Kopf-Konsum weltweit von heute bis 2030 nur noch leicht ansteigen, nämlich auf 43,7 Kilo pro Kopf, schätzen die Organisation für wirtschaftliche Zusammenarbeit und Entwicklung (OECD) und die Ernährungs- und Landwirtschaftsorganisation der Vereinten Nationen (FAO). Allerdings werden es immer mehr Menschen sein, die diese Fleischkilos pro Person verputzen (etwa 8,5 Milliarden bis 2030; zum Vergleich: im Januar 2022 waren es 7,9 Milliarden). Während die Nachfrage

DIE UMWELT SCHONEN, DEN PLANETEN ERHALTEN

nach Rindfleisch sogar leicht zurückgeht, werden immer mehr Schweinefleisch und ganz besonders Geflügel gegessen. Treiber in Sachen Fleischverzehr sind auch zukünftig sowohl die Schwellen- als auch die Entwicklungsländer. Sie haben offenbar beim Fleischkonsum einen enormen Nachholbedarf – was wir ihnen nicht vorwerfen können, schließlich haben wir es in den reichen Ländern in der Vergangenheit genauso gemacht – und zahlen heute den gesundheitlichen und ökologischen Preis dafür. Zumindest bleibt als Hoffnungsschimmer, dass sich der Anstieg der globalen Fleischnachfrage in den vergangenen zehn Jahren immerhin etwas abgeschwächt hat. Die Kurve steigt also etwas langsamer an als zuvor. Besonders China, Lateinamerika und Afrika werden aber zukünftig weiter nachlegen.

Für uns und unseren Planeten ist das gar nicht gut. Zum einen geht der weltweite Appetit auf Fleisch und Wurst mit einer dramatischen Zunahme von Übergewicht und anderen Wohlstandskrankheiten einher, von denen schon die Rede war. So hat der steigende Verzehr von tierischen Lebensmitteln, verarbeiteten Produkten, Zucker und Fett maßgeblich dazu beigetragen, dass es heute weltweit viel mehr übergewichtige Menschen gibt als solche, die hungern müssen – nämlich rund zwei Milliarden gegenüber etwa 800 Millionen. Zum anderen bringt der Fleischhunger auch eine Vielzahl von ökologischen Problemen mit sich, wie wir noch sehen werden. Unser Lebensmittelkonsum kann, ja darf, also nicht mehr losgelöst vom Klimawandel und anderen schädlichen Umweltwirkungen gesehen werden. Es ist allerhöchste Zeit, auf die Bremse zu treten, um unsere Lebensgrundlagen nicht weiter zu gefährden.

Tierfutter belegt wertvolle Ackerflächen

Jedes Tier, das für Braten, Aufschnitt oder Leberwurst aufgezogen und gemästet oder wie die Kühe gemolken wird, muss gefüttert werden. Es benötigt also Nahrung, die es jedoch nicht draußen in der Natur findet – anders als die meisten Wildtiere. Das Futter muss also immer wieder angebaut werden. Dieser Tierfutteranbau braucht Platz. So werden für sämtliche in Deutschland jährlich gegessenen Nahrungsmittel rund 19 Millionen Hektar landwirtschaftliche Nutzfläche benötigt. Davon liegen 14 Millionen Hektar im Inland und fünf Millionen Hektar im Ausland. Insgesamt sind von diesen 19 Millionen Hektar unglaubliche 14 Millionen Hektar nur für Tierfutter „reserviert". Diese Flächen werden also nur dafür genutzt, um darauf Futterpflanzen anzubauen, oder dienen als Grünland bzw. Weide, auf der Tiere stehen und grasen. Unsere eigenen Nutzflächen – das sind 16 Millionen Hektar – reichen aber schon längst nicht mehr aus, um unseren Appetit auf Schnitzel, Salami, Milch und Käse zu stillen. Darum belegen wir auch in anderen Ländern jede Menge Ackerflächen, auf denen Futterpflanzen für unser Fleisch, unsere Milch und unseren Käse angebaut werden. Allein für die Erzeugung von Soja, einem preiswerten und darum häufig verwendeten Eiweißfuttermittel, werden in Ländern wie Brasilien und Argentinien, aber auch Paraguay und den USA, etwa zwei Millionen Hektar landwirtschaftliche Fläche beansprucht. Wissen Sie, wie viel Grund und Boden das ist? Das entspricht ungefähr der Gesamtfläche des Bundeslandes Sachsen-Anhalt!

Unter dem Strich werden auf rund 70 Prozent der Böden und Flächen, die hier und in fernen Ländern für unsere Ernährung genutzt werden, Futterpflanzen angebaut. Davon gehen etwa 42 Prozent auf das Konto der Fleischerzeugung und 25 Prozent dienen der Herstellung von Milch und Milchprodukten. Auf dem Rest der Anbauflächen, also auf etwa 30 Prozent, wachsen pflanzliche Lebensmittel wie Getreide, Hülsenfrüchte, Gemüse, Obst und Nüsse. Wer wissen möchte, welche Lebensmittelgruppen anteilsmäßig wie viel Boden „besetzen" – man nennt dies auch den Flächenfußabdruck unserer Ernährung – findet in der Abbildung rechts die genauen Infos.

Für die Erzeugung von Fleisch und anderen tierischen Lebensmitteln wird also viel mehr Boden benötigt als für pflanzliche Lebensmittel. Grund dafür ist, dass die Fleischgewinnung sehr

DIE UMWELT SCHONEN, DEN PLANETEN ERHALTEN

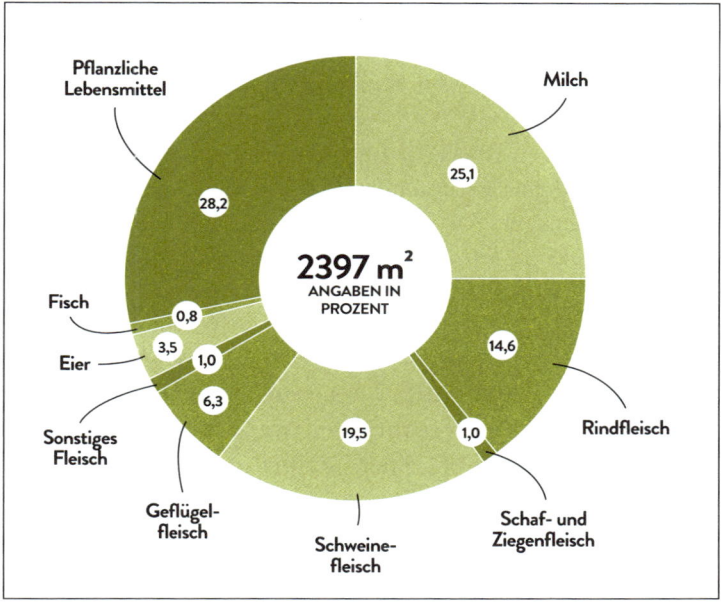

Fleisch ganz vorn: So viele Quadratmeter Acker- und Weidefläche benötigt jeder Bewohner Deutschlands für seinen jährlichen Lebensmittelkonsum. Der Großteil der Fläche wird durch die Erzeugung tierischer Produkte belegt (Quelle: WWF 2015).

ineffizient ist. Während man eine Karotte, einen Apfel, Getreide oder Nüsse quasi direkt vom Feld, Gemüsebeet oder Baum essen kann, werden Fleisch und Milchprodukte über den „Umweg" Tier hergestellt: All diese Rinder, Schweine und Hühner müssen zunächst selbst reichlich Futter aufnehmen, bevor sie groß und stark sind. Diese Umwandlung von Futter wie beispielsweise Soja oder Getreide in Fleisch, Milch und Ei wird in Fachkreisen auch „Veredelung" genannt. Ich finde aber, dass dies eine unangemessene Bezeichnung, sogar eine Beschönigung, ist. Sie suggeriert, dass minderwertige pflanzliche Futtermittel in hochwertige tierische Nahrungsmittel umgewandelt werden und dass Fleisch und Co. besonders edel sind. Dabei sind Soja und Getreide bereits selbst hochwertige pflanzliche Lebensmittel, die dem Menschen unter anderem reichlich Eiweiß liefern könn(t)en. Darum setze ich das Wort „Veredelung" in diesem Zusammenhang gern in Anführungszeichen.

Fakt ist, dass es bei der Erzeugung von tierischen Produkten stets zu erheblichen Verlusten kommt: Um ein Kilo Fleisch zu erzeugen, werden laut FAO in den westlichen Industrieländern etwa drei bis neun Kilo Getreide, Hülsenfrüchte und Knollen benötigt. Im Falle von Getreide sind dies Körner, aus denen man auch direkt Brot und Brötchen backen, Flocken für das Müsli quetschen oder Maisgries für eine leckere Polenta gewinnen könnte. Auch den größten Teil der Hülsenfrüchte, Rüben und Stärkeknollen, die im Trog landen, könnten wir selbst essen. Der Grund für die enormen Verluste ist, dass das Tier einen Großteil des Futters, genauer: der darin enthaltenen Nahrungsenergie, dafür aufwendet, um seinen eigenen Stoffwechsel am Laufen zu halten. Ebenso wird das enthaltene Eiweiß nicht 1:1 in Fleisch, Milch und Eier umgewandelt, sondern auch zum Aufbau von Bindegewebe, Knochen und anderen Tierteilen benötigt, die wir normalerweise nicht essen. Untersuchungen aus den USA zeigen, dass zwischen 79 und 97 Prozent (!) der Energie und des Proteins, die im Futter enthalten sind, auf dem Weg vom Trog zum fertigen Fleisch auf der Strecke bleiben. Beim Rindfleisch sind diese „Veredelungs"verluste am größten, bei Schweinefleisch und Geflügel etwas geringer. Auf jeden Fall ist es eine riesige Verschwendung, wenn für das Rindersteak pro 100 Gramm Pflanzeneiweiß, die ich verfüttere, am Ende nur rund drei Gramm tierisches Protein rauskommen!

Auch wenn wir uns die Acker- und Weideflächen anschauen, die für unser Fleisch benötigt werden, ist das sehr ernüchternd. Eine US-amerikanische Fallstudie für den Bundesstaat New York zeigte, dass 30 Quadratmeter Ackerfläche und Grünland nötig sind, um 1000 Kilokalorien in Form von Rindfleisch zu produzieren. Das entspricht einer kleinen Ein-Zimmer-Wohnung oder einem mittelgroßen Wohnzimmer. Um diese Kalorienmenge in

Form von Getreide zu erzeugen, sind nur 1,1 Quadratmeter nötig. Also fast 30-mal weniger! Ebenso ineffektiv ist das Ganze bei Schweinefleisch und Geflügel. Bei diesen Fleischarten kommt dazu, dass kein Grünland genutzt werden kann. Schließlich sind Schweine und Geflügel primär keine Grasesser, auch wenn Hühner gern mal am Gras zupfen und genau wie Schweine mit Vergnügen draußen herumlaufen, es also das Ziel sein müsste, öfter mal die Sau oder das Huhn rauszulassen. Die benötigte Fläche besteht also ausschließlich aus Ackerland für den Anbau von Futtermitteln. Im Vergleich zum Getreide sind es bei Schweinefleisch rund siebenmal und bei Geflügel rund neunmal so viel Fläche, um besagte 1000 Kilokalorien zu produzieren. Die Fleischerzeugung ist also sehr, sehr ineffizient und geht mit einer enormen Verschwendung von wertvollem Ackerland einher. Daher kann ich es nur wiederholen: Das Wort „Veredelung" ist hier völlig fehl am Platz.

Flächen für Tierfutter statt für Menschen
Fast die Hälfte des weltweit erzeugten Getreides landet heute im Futtertrog von Tieren. Bei den Ölsaaten inklusive Soja sind es laut *Fleischatlas* der Heinrich-Böll-Stiftung von 2021 etwa 57 Prozent und bei Soja sogar 90 Prozent. Das bedeutet, dass diese Feldfrüchte den Menschen nicht direkt als Nahrung zur Verfügung stehen. Besonders hart trifft dies die Bevölkerung in den Anbauländern, meist Länder des Globalen Südens. Viele Menschen dort leiden an Hunger und Unterernährung – auch wegen unseres Konsums. Sie werden von ihrem Grund und Boden vertrieben, damit neue Flächen für Futterpflanzen erschlossen werden können. Würden hingegen alle Menschen weniger oder besser gar kein Fleisch mehr essen, wäre das hinfällig: Dieses Land könnte dann direkt für den Anbau von Nahrungspflanzen und die Versorgung der lokalen Bevölkerung genutzt werden.

Es gibt eine eindrucksvolle Berechnung, die den Wahnsinn verdeutlicht, der aktuell stattfindet: Würde sich die gesamte Weltbevölkerung so ernähren wie wir in Deutschland – also mit viel

KAPITEL 4

Problem Soja
Soja hat einen schlechten Ruf, denn für den Anbau werden Urwälder gerodet und Menschen aus ihrer Heimatregion verdrängt. Doch der Anbau von Soja war nicht schon immer problematisch. Die Sojabohne hat ihren Ursprung in Ostasien und wurde dort bereits vor vermutlich 5000 Jahren als Kulturpflanze angebaut. Im 18. Jahrhundert gab es erste Anbauversuche in Europa und den USA, und zwar als hochwertige Eiweißpflanze für die menschliche Ernährung. Seit den 1940er-Jahren erfolgte die massive Ausweitung des Sojaanbaus in den USA, diesmal jedoch für die Tiermast. Heute werden Sojabohnen weltweit auf einer Fläche von 122 Millionen Hektar angebaut. Das entspricht mehr als der Gesamtfläche von Deutschland, Frankreich, Belgien und den Niederlanden zusammen! Allein im Jahr 2020 lag die globale Produktionsmenge bei etwa 340 Millionen Tonnen. Drei Viertel davon werden in Form von eiweißreichem Sojaschrot an Tiere verfüttert, vor allem an Geflügel und Schweine. Ein Großteil, etwa 80 Prozent, dieses Futters stammt aus den USA, Brasilien und Argentinien, wo es überwiegend mithilfe von gentechnisch veränderten Sorten in intensiv bewirtschafteten Monokulturen angebaut wird. Hauptimporteure sind die Volksrepublik China und die Europäische Union.
Um den wachsenden Fleischhunger zu stillen, sind also Unmengen von Soja nötig. Dafür werden immer neue Anbauflächen angelegt, Savannenflächen umgestaltet sowie Wälder gerodet. Brasilien gilt dabei als das Land mit der weltweit höchsten Abholzungsrate. Im August 2019 erreichte die Abholzung ein Rekordhoch von etwa 112 000 Hektar in nur einem Monat. Dies entspricht etwa der halben Fläche des Saarlands! Es ist ein heikler Kreislauf. Wenn ehemalige Rinderweiden in Sojafelder umgewandelt werden, wird woanders Fläche für neue Weiden benötigt – und dafür wiederum Wald umgelegt bzw. abgebrannt. Auch die gefällten Bäume werden oftmals verbrannt, was zu den verheerenden Flächenbränden im Ama-

DIE UMWELT SCHONEN, DEN PLANETEN ERHALTEN

> zonasgebiet mit riesigen freigesetzten CO_2-Mengen beiträgt. Mit dem zunehmenden Verlust der Regenwälder, besonders im Amazonasgebiet, wird auch ein wichtiger CO_2-Speicher der Erde immer kleiner – und das Treibhausgas gelangt zurück in die Atmosphäre. Eine alarmierende Studie von 2021 kam zu dem Ergebnis, dass der brasilianische Teil des Amazonasgebiets zwischen 2010 und 2019 mehr CO_2 ausgestoßen hat als im selben Gebiet vom Regenwald gespeichert wurde. Neben der Abholzung und Verbrennung ist dafür vor allem auch die Degradation verantwortlich, also die Beschädigung und der Qualitätsverlust des Regenwaldes, die wiederum durch den Klimawandel und die massiven Brandrodungen gefördert wird.
> Der Anbau von Futtermitteln wie Soja erfordert außerdem große Mengen an Dünger und Pestiziden. Deutsche und andere europäische Unternehmen exportieren dafür Pestizide in Drittländer, die in der EU längst verboten sind, ergaben Recherchen der Heinrich-Böll-Stiftung. Dadurch werden nicht nur die Menschen gefährdet, die sie ausbringen. Die giftigen Stoffe gelangen auch ins Grundwasser und verschlechtern so die Trinkwasserqualität in den Anbauländern.

Fleisch, Milchprodukten und Eiern –, gäbe es für uns alle nicht mehr genug Platz zum Wohnen und Leben! Dann müsste nämlich praktisch die gesamte bewohnbare Fläche der Erde inklusive Wälder, Buschland und Siedlungen – immerhin 104 Millionen Quadratkilometer – in landwirtschaftliche Fläche umgewandelt werden. Für einen Ernährungsstil, wie ihn die US-Amerikaner mit besonders viel Barbecue und Steak praktizieren, müssten sogar 138 Prozent der bewohnbaren Fläche umgepflügt werden. Sie sehen schon: Das klappt nicht, denn die Erde können wir ja nicht vergrößern. Sie hat immer nur 100 Prozent! Das heißt schlussendlich: Wenn sich der globale Trend zu immer mehr tierischen

Lebensmitteln fortsetzt, essen wir damit im wahrsten Sinne des Wortes auch unsere eigenen Lebensgrundlagen auf.

Fleischgenuss mit Umweltfolgen

Unsere Gier nach Fleisch belegt nicht nur die globalen Ackerflächen mit Pflanzen für Tierfutter, sondern bringt auch eine enorme Verschwendung von Energie mit sich. Auf jeder Stufe der Produktionskette von tierischen Lebensmitteln – vom Acker bis zur Supermarktkasse – kommen die fossilen Energieträger Erdöl, Kohle und Erdgas zum Einsatz. Fachlich wird diese Energie auch als Primärenergie bezeichnet. Sie wird benötigt, um Tierfutter anzubauen, zu ernten und zu transportieren, Ställe zu heizen, Tiere zu schlachten, Fleisch und Milch zu verarbeiten, zu verpacken und zu kühlen und schließlich in die Supermärkte zu transportieren. Primärenergie wird zwar auch verbraucht, wenn Getreide, Gemüse und Obst erzeugt werden, aber die benötigten Energiemengen sind pro Kilo Lebensmittel meist viel geringer.

Der Irrsinn wird besonders deutlich, wenn man die Energie, die in die Erzeugung von Fleisch gesteckt, also verbraucht wird, dem energetischen Nutzen gegenüberstellt, der dabei herauskommt. Bei Rind- oder Schweinefleisch ist der Energieverbrauch etwa achtmal höher als die Kalorienmenge, die uns das Lebensmittel am Ende liefert. Bei pflanzlichen Produkten ist es meist genau andersherum: Wir gewinnen aus dem Lebensmittel sehr viel mehr Energie als für die Erzeugung benötigt wird. Getreide bringt etwa 50 Prozent, Pflanzenöle spenden 90 Prozent und Nüsse sogar 100 Prozent mehr Energie, als reingesteckt wurde. Nahrung aus pflanzlichen Lebensmitteln ist somit wesentlich energieeffizienter und dadurch umweltgerechter. Auch das ist für mich ein starkes Argument für plant-based!

Aber wie kommt es zu diesem Energieplus bei den Pflanzen? Ganz einfach. Der Hauptgrund ist die Sonne, denn die liefert die für das Wachstum benötigte Energie gratis. Das gilt zwar auch für die Futtermittel, aber hier schlagen wieder die „Veredelungs"-verluste (siehe Seite 160) voll durch. Werden Pflanzen zudem ökologisch angebaut, verbessert sich die Energiebilanz weiter. Bioprodukte benötigen durch den Verzicht auf synthetische Düngemittel und Pestizide, die energieaufwendig erzeugt werden müssen, deutlich weniger Primärenergie als Nahrungsmittel aus konventioneller Landwirtschaft.

Aber: Das stimmt in der Form nur, wenn Gemüse und Obst im Freiland angebaut werden. Beim beheizten Gewächshausanbau steigt der Energieverbrauch drastisch an. Schließlich muss auch diese Wärme erzeugt werden, die für das Wachsen und Gedeihen von Tomaten, Paprika und Salaten im Treibhaus benötigt wird. Experten des Freiburger Öko-Instituts haben berechnet, wie groß die Unterschiede sind. Ergebnis: Je nach Gemüseart ist der Energieverbrauch bei Treibhausgemüse 18- bis 33-mal (!) höher als bei Pflanzen aus dem Freilandanbau. Es ist also sehr sinnvoll, saisonal zu essen. Lassen wir also im Winter Tomaten und Gurken aus dem Gewächshaus zugunsten von Grünkohl, Feldsalat und Karotten im Laden liegen, die entweder von draußen kommen oder im Herbst eingelagert wurden.

Tierhaltung schluckt viel Wasser

Oft bekomme ich zu hören, Gemüse und Co. seien gar nicht so umweltfreundlich. Vor allem Avocados und Mandeln seien katastrophal, denn sie schluckten doch beim Anbau extrem viel Wasser. Ich freue mich immer, wenn ich merke, dass sich Menschen mit der Erzeugung unserer Lebensmittel beschäftigen. Außerdem stimmt es: Die genannten Produkte benötigen relativ viel Wasser beim Anbau, zumindest mehr als andere pflanzliche Lebensmittel. Für die Erzeugung von einem Kilo Mandeln sind es sage und schreibe rund 16 000 Liter Wasser, für Avocados etwa 2000 Liter pro Kilo im globalen Durchschnitt. Das ist eine erhebliche Menge im Ver-

KAPITEL 4

gleich zu Tomaten, bei denen etwa 210 Liter Wasser für ein Kilo aufgewendet werden, oder Karotten mit rund 200 Liter je Kilo.

Doch Beispiele wie Avocados und Mandeln sind für mich Totschlagargumente, wenn es um rein pflanzliches Essen geht. Bleiben wir bei den Fakten: Tatsächlich ist der Wasseraufwand für die Erzeugung von pflanzlichen Lebensmitteln fast immer geringer als der für die Fleischerzeugung und die Produktion von Milch und Milchprodukten. So benötigt ein Kilo Rindfleisch im weltweiten Durchschnitt 15 400 Liter Wasser, ein Kilo Schweinefleisch 6000 Liter und ein Kilo Eier 3000 Liter Wasser. Die Erzeugung von tierischen Produkten ist so wasserintensiv, weil zunächst das Futter für die Tiere angebaut werden muss. Bei Rindfleisch beispielsweise entfallen bis zu 98 Prozent des aufgewendeten Wassers auf die Futtermittelerzeugung. Die Tiere benötigen zudem Flüssigkeit zum Trinken, die Ställe und Melkanlagen müssen gereinigt werden und auch beim Schlachten wird viel Wasser eingesetzt. Zudem wird bei der Herstellung von Fleischwaren Wasser direkt in die Produkte eingearbeitet – oft in Form von Eis. Es kommt zum Fleischteig, um zu verhindern, dass das Eiweiß beim Kuttern, dem Wursteigmachen, gerinnt. So sinkt der Fleischanteil – und die Wurst wird für die Fleischkonzerne am Ende billiger.

Milch von der Kuh hat es ebenfalls in sich, wie der direkte Vergleich von Kuhmilch und Sojamilch (als pflanzliche Milchalternative) zeigt. Berechnungen ergaben, dass der durchschnittliche globale Wasserfußabdruck – so wird das direkt und indirekt genutzte Wasser auch genannt (siehe Kasten rechts) – bei der Herstellung von einem Liter Kuhmilch mit rund 1000 Litern Wasser deutlich höher ausfällt als der von Sojamilch mit etwa 300 Litern Wasser. Für die Erzeugung von tierischen Lebensmitteln wird also in der Regel viel mehr Wasser benötigt, auch wenn Pflanzen natürlich ebenfalls Wasser zum Wachsen brauchen. Das weiß jeder Hobbygärtner, der – wie ich – sein Gemüse im Sommer zusätzlich gießen muss.

Was noch hinzukommt: Die sogenannte Wasserproduktivität, also der Output des Lebensmittels (in Bezug auf das essbare

Eiweiß je Kubikmeter eingesetzten Wassers), ist bei pflanzlichen Lebensmitteln meist deutlich höher. So können beispielsweise aus einem Kubikmeter Wasser, also aus 1000 Litern, etwa 50 bis

> **Der Wasserfußabdruck**
> Sie haben vielleicht schon einmal vom virtuellen Wasser gehört. Das ist das Wasser, das in Lebensmitteln „versteckt" ist, also im Laufe ihrer Erzeugung aufgewendet wird. Man spricht dabei vom Wasserfußabdruck, analog zum CO_2-Fußabdruck (siehe Kasten auf Seite 183). Beim Wasser unterscheidet man nach grünem, blauem und grauem Wasserfußabdruck. Grünes Wasser stammt aus dem Boden und aus den Niederschlägen, es verdunstet über die Pflanzen. Blaues Wasser ist die zur künstlichen Bewässerung eingesetzte Menge an Grundwasser oder Oberflächenwasser. Als graues Wasser wird die Wassermenge bezeichnet, die benötigt wird, um verschmutztes Trinkwasser so weit zu verdünnen, dass beispielsweise der Gehalt an Nitrat oder Pestiziden die erlaubten Grenzwerte unterschreitet.
> Das Konzept des Wasserfußabdrucks zielt darauf ab, Wasser in Regionen mit Wassermangel zukünftig sparsamer zu verwenden. In diesen Regionen ist es ökologisch problematisch, wasserintensive Agrarprodukte (inklusive Futtermittel) anzubauen, denn es erhöht den Druck auf die bereits knappen Wasserreserven. Entscheidend ist daher die lokale Verfügbarkeit von Wasser. Ein hoher Wasserfußabdruck in eher wasserreichen Regionen (zum Beispiel der Schweiz) ist weniger problematisch als ein hoher Wasserfußabdruck in wasserarmen Regionen (wie Spanien und Griechenland) oder Wüstengebieten. Deutschland zählt bereits zu den Ländern mit mittelhohem Wasserstress. Weltweit lebt ein Viertel der Menschheit sogar in Ländern mit extrem hohem Wasserstress (v. a. Länder des Nahen Ostens, Nordafrika, Indien und Pakistan). Das bedeutet, dort wächst die Gefahr, dass in absehbarer Zeit nicht mehr ausreichend Frischwasser verfügbar sein wird.

150 Gramm Eiweiß aus Weizen und 90 bis 150 Gramm Eiweiß aus Linsen, jedoch nur zehn bis 30 (!) Gramm Eiweiß aus Rindfleisch „herausgeholt" werden. Selbst der Anbau von Tomaten – die nicht gerade als Eiweißbomben gelten – ist wassereffizienter als die Erzeugung von Rindfleisch, denn die roten Früchte liefern 50 bis 200 Gramm Eiweiß pro Kubikmeter eingesetztem Wasser.

Der Blick auf die Liter, die beim Anbau sozusagen den Bach runtergehen, reicht allein also nicht. Entscheidend ist, was ich dafür bekomme, zum Beispiel in Form von Eiweiß. Darum gehen wir zurück zu den wasserschluckenden Mandeln. Tatsächlich sind auch sie wassereffizienter als Rindfleisch: Pro Gramm Eiweiß benötigen sie rund 65 Liter Wasser, während es beim Rindfleisch bis zu 100 Liter Wasser pro Gramm Protein sind.

Dünger schaden dem Boden und belasten das Grundwasser

Um unseren Appetit auf Fleisch zu stillen, werden Tiere heute überwiegend in intensiver Massentierhaltung gehalten. Das führt nicht nur zu viel Tierleid (siehe ab Seite 238), sondern auch das Grundwasser wird massiv verschmutzt. Werden die Ausscheidungen der Tiere in Form von Gülle und Mist auf Feldern und Äckern entsorgt, wird unter anderem das stickstoffreiche Nitrat freigesetzt. Ein Teil des Nitrats kann genutzt werden, um die Böden zu düngen, es wird also auf diesem Weg wieder verbraucht. Übersteigt die Menge jedoch den Bedarf der Pflanzen und die Aufnahmefähigkeit der Böden, wird das überschüssige Nitrat ins Oberflächen- und Grundwasser ausgespült und reichert sich darin an. Das ist ein großes Problem, denn auf diesem Weg gelangt Nitrat auch in unser Trinkwasser. Doch dieser Stoff kann schädlich für den Menschen sein (siehe Seite 97), weil er teilweise zu Nitrit umgewandelt wird. Daraus können im Magen gemeinsam mit Eiweißstoffen Nitrosamine entstehen, die krebserregend sind. Bei Babys kann eine hohe Nitratzufuhr eine sogenannte Blausucht

DIE UMWELT SCHONEN, DEN PLANETEN ERHALTEN

auslösen. Dabei wandelt Nitrit den roten Blutfarbstoff Hämoglobin in Methämoglobin um, und dieses kann keinen Sauerstoff mehr binden und entsprechend auch nicht mehr mit dem Blut zu den Organen transportieren.

Um vor allem Säuglinge zu schützen, schreiben die EU-Grundwasserrichtlinie und die deutsche Grundwasserverordnung einen Grenzwert von 50 Milligramm Nitrat pro Liter vor. Allerdings liegt bereits ab einer Nitratkonzentration von 25 Milligramm pro Liter eine durch menschliche Aktivitäten verursachte erhöhte Grundwasserbelastung vor. Angestrebt werden sollten daher Durchschnittswerte von unter 25 Milligramm pro Liter Grundwasser.

Jedoch ist es zumindest in landwirtschaftlich stark genutzten Regionen aus meiner Sicht fast unmöglich, diesen Wert zu erreichen – sofern sich an der heutigen Massentierhaltung nichts ändert. Im *Nitratbericht 2020* des Bundesumweltministeriums ist nachzulesen, dass in Deutschland im Berichtszeitraum 2016 bis 2018 an fast 27 Prozent der 692 Messstellen in landwirtschaftlich genutzten Regionen sogar der Grenzwert von 50 Milligramm Nitrat pro Liter überschritten wurde. Die Belastung ist dort also höher, als es die EU erlaubt. Weitere rund 24 Prozent der Messstellen lagen zwischen 25 und 50 Milligramm pro Liter. Von den Messstellen ohne landwirtschaftlichen Einfluss lagen hingegen 85 Prozent im besseren Bereich unter 25 Milligramm pro Liter! Es ist also ein klares Muster zu erkennen: Je größer bzw. dichter die Tierbestände pro Hektar, umso stärker die Belastung und umso häufiger werden die Grenzwerte überschritten. Zusätzlich tragen aber auch sogenannte Sonderkulturen wie Spargel, Brokkoli oder Salat, Qualitätsweizen (mit hoher Eiweißqualität für Bäckereien) und Energiepflanzen wie Mais und Raps zur Nitratbelastung bei, weil sie in der konventionellen Landwirtschaft kurz vor der Ernte noch reichliche Stickstoffgaben durch Mineraldünger erhalten.

Antibiotika sind im Grundwasser angekommen
Durch die heute überwiegend praktizierte Intensiv- und Massentierhaltung sind Schweine, Hühner und auch Fische aus Aquakultur besonders anfällig für Krankheiten. Sie werden darum regelmäßig mit Antibiotika behandelt. Aktuell sind rund 430 antibiotische Wirkstoffe in Deutschland als Tierarzneimittel zugelassen. Davon gilt etwa die Hälfte als umweltrelevant, die Mittel sind somit kritisch für Gewässer. Mit Gülle und Mist gelangen Medikamente, aber auch teilweise resistent gewordene Keime, unter anderem Salmonellen und *Escherichia coli,* ins Oberflächen- und Grundwasser – und damit manchmal auch ins Trinkwasser. Im Falle einer bakteriellen Verunreinigung müssen sofort die Wasserwerke aktiv werden. Sie müssen die Quelle der Belastung finden bzw. abstellen und das Wasser entsprechend aufbereiten. Auch über Nahrungspflanzen können diese Erreger in die Küche kommen. Inwieweit das eine mögliche Gesundheitsgefährdung für den Menschen darstellt, ist bisher unklar, weil es dazu bisher kaum Forschung gibt. Antibiotika belasten also auf mehreren Wegen: Über den Umweg Exkremente via Wasser und Nahrungspflanzen und ganz besonders über tierische Lebensmittel, die unmittelbar und damit stärker belastet sind. Das Fatale ist, dass Antibiotika als lebenswichtige Arzneimittel für den Menschen zunehmend nicht mehr wirken, weil sich die Erreger im Schweine- oder Hühnerstall bereits an die Medikamente „gewöhnt" haben. Diese Keime bilden infolge des massiven Antibiotikaeinsatzes Resistenzen, werden also unempfindlich gegen Antibiotika. Das Bundesamt für Verbraucherschutz und Lebensmittelsicherheit hat in seinem *Zoonosen-Monitoring 2019* (einem Überwachungsprogramm, mit dem man Infektionskrankheiten erfasst, die von Tieren via Lebensmittel auf Menschen übertragen werden) ermittelt, dass rund 50 Prozent der auf Schweinefleisch gefundenen Salmonellen und etwa ein Drittel der *Escherichia coli*-Bakterien gegen ein oder mehrere Antibiotika resistent waren. Weltweit

sterben rund 700 000 Menschen pro Jahr an Infektionen durch resistente Keime, für Deutschland liegen die Schätzungen bei 1000 bis 4000 Todesfällen jährlich. Das ist eine unhaltbare Situation, der es dringend gegenzusteuern gilt. Meine Empfehlung: Wir sollten weniger oder sogar gar kein Fleisch mehr konsumieren.

Phosphat lässt Pflanzen sprießen

Mit der Gülle gelangt neben Nitrat auch Phosphat in den Boden und in die Gewässer. Dieser Stoff ist manchen vielleicht aus Wasch- und Spülmitteln im Haushalt bekannt. Er wird nach wie vor in diesen Produkten eingesetzt, auch wenn die Verwendung stark rückläufig ist. Phosphat ist aber auch in Düngern und tierischen Exkrementen wie Gülle enthalten und es trägt wie Nitrat zur Überdüngung der Gewässer bei und lässt Wasserpflanzen und Algen im Übermaß sprießen. Das wird auch Eutrophierung genannt und führt mit der Zeit zur zunehmenden Beschattung und damit zum Absterben der am Boden wachsenden Pflanzen, sodass in den Gewässern irgendwann kein Leben mehr möglich ist.

Darum kann jeder, der seinen Verzehr tierischer Produkte zurückfährt, direkt einen Beitrag zum Schutz unseres Trinkwassers leisten. Aber vor allem muss sich auf Seiten der Landwirtschaft einiges verändern. Ein erster Schritt wäre es, vorzugeben, dass auf jedem Hof nur eine bestimmte Anzahl Tiere gehalten werden darf. Es würden dann nur so viel Gülle und Mist anfallen, wie auf den Feldern auch „verbraucht" bzw. für die Düngung genutzt werden können. Dies wird auch flächengebundene Tierhaltung genannt – und ist eine Grundvorgabe in der ökologischen Landwirtschaft. Es gibt aus meiner Sicht keinen Grund, warum dies nicht auch für konventionelle Betriebe gelten sollte.

KAPITEL 4

Pestizide und Düngemittel sind Umweltkiller

Nitrat und Phosphat sind auch Basis der mineralischen Düngemittel, die heute beim konventionellen Anbau von Tierfutter und von Pflanzen eingesetzt werden, die wir direkt verzehren. Die üblicherweise verwendeten leicht löslichen NPK-Dünger (sie enthalten vor allem Stickstoff [N], Phosphor [P] und Kalium [K], aber meist auch weitere Mineralstoffe wie Magnesium oder Kupfer), pushen die Pflanzen zwar und sorgen so für ein schnelles Wachstum. Überschüssige Nährstoffe werden jedoch wie bei Gülle und Mist über den Boden ins Grund- und Oberflächenwasser ausgewaschen und können auf diesem Weg der Umwelt schaden. Zudem wirken sich Nitrat und Phosphor im Übermaß negativ auf die Bodenfruchtbarkeit aus.

Der Anbau von Mais, Soja und Futterrüben in Monokulturen führt außerdem zu einem hohen Einsatz von Pestiziden. Diese Mittel gegen Unkräuter (Herbizide), tierische Schädlinge (Insektizide) und Pilze (Fungizide) sollen die Pflanzen vor einem Befall „schützen". Das klingt irgendwie positiv, doch das Gegenteil ist der Fall: Pestizide sind ab bestimmten Konzentrationen möglicherweise auch für Menschen und Tiere giftig.

Die zur WHO gehörende Internationale Agentur für Krebsforschung (IARC) in Lyon beurteilte im Jahr 2015 Glyphosat als „wahrscheinlich krebserregend" für den Menschen. Glyphosat ist die biologisch wirksame Hauptkomponente verschiedener Breitband- oder Totalherbizide, die in der Landwirtschaft eingesetzt werden. Trotz massiver internationaler Proteste und wissenschaftlicher Bedenken wurde Glyphosat in der Europäischen Union im Jahr 2017 wieder zugelassen – auch mit Zustimmung der deutschen Bundesregierung. Aktuell ist der EU-weite Ausstieg aus der Glyphosatnutzung für Ende 2023 inklusive Übergangsfrist geplant.

Pestizide sind aber auch für Böden und Trinkwasser gefährlich. Die Spritzmittel vermindern die Vielfalt an Bodenlebewesen, weil sie nicht nur die Schädlinge auf den Pflanzen killen, sondern beispielsweise auch auf Regenwürmer und andere Lebewesen in den tieferen Bodenschichten einwirken. Sie eliminieren zudem Insekten in Wald und Flur. Es gibt klare Belege dafür, dass das seit etwa 2006 weltweit auftretende Bienensterben durch Pestizide verursacht wird. Die Gifte beeinträchtigen den Geruchssinn der Tiere, ihr Gedächtnis und Lernen werden gestört. Vor allem die in der Landwirtschaft breit eingesetzten Neonikotinoide sind für Bienen lebensgefährlich.

Vom Winde verweht

Erschreckend finde ich, dass Pestizide heute sogar an Orten zu finden sind, wo sie niemals ausgebracht wurden: Über Verwehungen gelangen sie überall hin! Eine Studie des Bündnisses für eine enkeltaugliche Landwirtschaft kam 2019 zu dem Schluss: „Gleich, ob landwirtschaftliche Region, Naturschutzgebiet oder Großstadt – an allen 47 untersuchten Standorten wurde eine Pestizidbelastung nachgewiesen." Die genaue Auswertung der Daten ergab, dass an etwa der Hälfte der überprüften Standorte das umstrittene Glyphosat gefunden wurde.

Der massive Einsatz von Dünge- und Pflanzenschutzmitteln killt Bienen und andere Insekten und wirkt sich so auf die Artenvielfalt aus. Vielen Menschen ist aufgefallen, dass die Windschutzscheibe des Autos heute auch nach langen Autofahrten kaum verschmutzt ist. Ich kann mich noch gut daran erinnern, wie anders das auf unseren Urlaubsfahrten nach Italien in den 1970er- und 1980er-Jahren aussah – man musste alle paar Stunden die Scheiben von allem möglichen Getier befreien, also beispielsweise mit einem sogenannten Mückenschwamm putzen. Doch die Insekten gibt es in der Fülle wie früher einfach nicht mehr. Zwischen 1989 und 2013 kam es bei der Biomasse (das ist Anzahl mal Gewicht) der fliegenden Insekten zu einem Rückgang um 80 (!) Prozent, ergab eine umfassende Studie aus Deutschland. Auch die Insektenvielfalt ist gefährdet. Rund 40 Prozent der Insektenarten sind heute bedroht oder bereits ausgestorben, erklärt der Naturschutzbund Deutschland (NABU) mit Verweis auf die *Roten Listen* des Bundesamtes für Naturschutz.

Die heute überwiegend praktizierte intensive Landwirtschaft fördert einseitig bestimmte ertragreiche Pflanzen wie Weizen, Gerste, Mais und Raps. Über zwei Drittel der Ackerfläche in Deutschland sind mit diesen vier Hauptfrüchten belegt. Dies führt zu einer Abnahme der Vielfalt an Pflanzen, aber auch an Insekten, die blühende Pflanzen für ihre Nahrungssuche nutzen. Auf der *Roten Liste* steht außerdem ein Drittel der Ackerwildkrautarten. Sie wurden weggespritzt oder haben sich verabschiedet, weil ihre Lebensbedingungen heute nicht mehr stimmen. Seit 1980 ist in Deutschland auch der Bestand der Vogelarten, die auf Wiesen, Weiden und Äckern leben, um über die Hälfte geschrumpft, so der *Agraratlas 2019* der Heinrich-Böll-Stiftung. Zwar gibt es seit der Jahrtausendwende Bemühungen der GAP, der Gemeinsamen Agrarpolitik der EU, das Artensterben durch eine nachhaltigere Landwirtschaft aufzuhalten, doch die Maßnahmen reichen bei Weitem nicht aus. Das Artensterben geht weiter.

Stille Wasser sind tief

Rückstände von Pflanzenschutzmitteln gelangen auch ins Grundwasser. Die Belastung ist in den vergangenen Jahren durchaus etwas zurückgegangen, doch ein Grund zur Entwarnung ist dies nicht. Einige Spritzmittel wurden zwar verboten, aber manche Pestizide haben sozusagen ein langes Gedächtnis. Sie sind, wie das seit 1991 in Deutschland verbotene Atrazin, auch noch Jahrzehnte nach dem Verbot im Grundwasser zu finden.

Pflanzenschutzmittel verhalten sich manchmal auch anders, als man ursprünglich dachte. So gingen Experten immer davon aus, dass das umstrittene Glyphosat an Bodenpartikeln haftet und somit nicht oder nur in geringen Mengen ins Grund- oder

Oberflächenwasser ausgewaschen wird. Obwohl Glyphosat vom Hersteller Monsanto (seit 2018 Bayer) in Deutschland unter dem Namen Roundup seit Mitte der 1970er-Jahre auf dem Markt und seit Langem das meistverkaufte Pestizid ist, wurde die entsprechende Grundwasserbelastung von der Bund/Länder-Arbeitsgemeinschaft Wasser (kurz LAWA) jahrzehntelang überhaupt nicht gemessen. Doch dann zeigten die wenigen vorhandenen Daten, dass Glyphosat doch im Grundwasser landet. Laut LAWA-Bericht über Rückstände von Pestiziden im Grundwasser konnten im Zeitraum 2013 bis 2016 an 83 von knapp 2050 Messstellen Glyphosatbelastungen gemessen werden. An 18 Messstellen wurde der Schwellenwert sogar überschritten (!) – der Wert also, ab dem schädliche Wirkungen auf die menschliche Gesundheit und/oder das Ökosystem nicht auszuschließen sind. Insgesamt fanden die Untersuchungen an rund 19 Prozent der Messstellen Rückstände von Pestiziden oder deren Abbauprodukten. Das ist zwar weniger als noch in den 1990er-Jahren – da waren es etwa 30 Prozent –, aber Pestizide haben im Grundwasser einfach nichts zu suchen!

Biolebensmittel schützen den Boden

Sie fragen sich jetzt vielleicht, was das alles mit unserem Konsum von Fleisch und anderen tierischen Lebensmitteln zu tun hat? Es ist so: Wenn wir viel Fleisch und Wurst essen oder reichlich Milch und Käse konsumieren, sind dafür immer erhebliche Mengen an Tierfutter nötig. Und die werden auf Äckern und Weiden erzeugt. Werden die Pflanzen gespritzt und reichlich gedüngt – was üblich ist in der konventionellen Landwirtschaft –, leidet die Umwelt.

Sie könnten einwenden, dass auch für plant-based die Pflanzen in der Regel gespritzt und gedüngt werden. Das stimmt! Es kommt also darauf an, eine gute Wahl zu treffen – und die ist aus meiner Sicht sehr einfach. Heute gibt es ein riesiges Angebot an Biolebensmitteln, die ohne synthetische Pflanzenschutz- und

Düngemittel erzeugt werden – und dadurch die Umwelt, also unter anderem den Boden, das Grundwasser und die Insekten schonen. Politisch muss es daher jetzt endlich darum gehen, die ökologische Landwirtschaft mit aller Kraft zu fördern. Auch Biobauern müssen manchmal Pflanzenschutz betreiben, etwa die Biowinzer, die teilweise mit Kupfer Schadpilzen zu Leibe rücken. Im Vordergrund stehen aber die Stärkung der Pflanzen und die Förderung der Bodenfruchtbarkeit, wobei nur natürliche Substanzen, also keine chemisch-synthetischen Stoffe, zum Zuge kommen.

Ist Fisch öko-korrekter als Fleisch?

Rund 14 Kilo Speisefisch lassen sich die Deutschen pro Jahr schmecken, verrät die Statistik des wirtschaftsnahen Fischinformationszentrums (FIZ). Im Corona-Jahr 2020 stieg der Verzehr laut FIZ sogar noch etwas an im Vergleich zum Vorjahr. Viele Menschen hatten einfach mehr Zeit zum Kochen, weil Restaurants und Schulen geschlossen hatten und das Büro nach Hause verlegt wurde, und probierten offenbar auch gern etwas Neues aus: Fisch. Das scheint zu den Empfehlungen einiger Ernährungsexperten zu passen, die sagen: „Esst mehr Fisch!" Seefisch liefert reichlich Jod und Omega-3-Fettsäuren, außerdem kommt hochwertiges Eiweiß auf den Teller.

Doch wie die Produktion von Fleisch, Geflügel und Milch ist auch der Fischfang ein hochindustrialisiertes Geschäft. Riesige Fangflotten sind wochenlang auf dem Meer unterwegs, durchpflügen mit Grundschleppnetzen den Meeresboden, zerstören ihn und hinterlassen eine Todeszone. Die Fische werden tonnenweise aus dem Wasser gezogen und direkt an Bord ausgenommen und tiefgefroren. Das hat negative Auswirkungen auf die Umwelt. Unerwünschter sogenannter Beifang, darunter Jungfische, Delfine, Haie, Schildkröten und sogar Wale, fliegt verendet oder verletzt zurück ins Meer, sofern er nicht zu Fischmehl verarbeitet wird.

Im Jahr 2017 waren laut FAO über ein Drittel der kommerziell genutzten Fischbestände der Weltmeere überfischt und weitere rund 60 Prozent maximal ausgebeutet.

Dabei geht das Ausmaß der Überfischung sehr wahrscheinlich weit über die offiziellen Zahlen der FAO hinaus. Die tatsächlichen Fangmengen liegen demnach sogar rund 50 Prozent höher als die berichteten Zahlen, so eine Studie an der University of British Columbia. Denn Beifang, Rückwürfe ins Meer und illegale Mengen werden gar nicht erfasst. Hinzu kommt, dass für viele Fischbestände die Daten fehlen. Laut Greenpeace können nur für gerade einmal 35 Prozent der untersuchten Bestände Zustandsbeschreibungen gemacht werden. Fangquoten werden zudem politisch festgelegt – und überschreiten häufig die wissenschaftlichen Empfehlungen. Unbesorgt schmecken lassen kann man sich Wildfisch also nicht.

Aber Fisch von Farmen ist okay?

Knapp die Hälfte des Speisefisches wird heutzutage in sogenannter Aquakultur produziert. Das sind riesige Fischfarmen, die künstlich angelegt werden, weil die vorhandenen Meeresfischbestände die steigende Nachfrage nicht befriedigen können. Wurden von Mitte der 1980er- bis Mitte der 1990er-Jahre rund 15 Millionen Tonnen Fisch pro Jahr in Wassergehegen herangezogen, so sind es heute rund 82 Millionen Tonnen pro Jahr – eine Steigerung um fast 450 Prozent! Die Probleme sind dieselben wie bei der Massentierhaltung an Land: In den Gehegen tummeln sich Tausende von Fischen dicht an dicht. Durch die hohen Besatzdichten erkranken die Tiere oder leiden unter Parasiten und anderen Erregern. Darum bekommen sie vorbeugend oder zur Therapie Antibiotika und andere Medikamente verabreicht. Zudem stellen die Fischfarmen eine große Umweltbelastung dar, denn absinkendes Futter und Exkremente verschmutzen den Meeresboden unter den Gehegen.

Gefüttert werden die Tiere mit Fischmehl oder Fischöl, also mit ihren Artgenossen. Während Fischmehl in der Mast von Geflügel und Schweinen seit Langem rückläufig ist, wird es nun zunehmend in Fischfarmen eingesetzt. Ein Problem ist, dass es häufig Pestizide enthält, die das Fischmehl haltbar machen sollen. So fand Greenpeace 2016 in allen 38 untersuchten Fischproben aus Aquakultur eine Belastung mit Ethoxyquin, davon lagen 32 Proben sogar über dem Grenzwert für Fleisch (in der EU gibt es keinen Grenzwert für Fisch). Was ich überhaupt nicht nachvollziehen kann: Ethoxyquin ist als Pflanzenschutzmittel in der EU seit 2011 verboten, darf aber Fischmehl als Konservierungsmittel zugesetzt werden!

Etwa 70 Prozent des erzeugten Fischmehls und Fischöls wurden 2017 in Aquakulturen eingesetzt, weitere 22 Prozent gingen in die Schweine- und fünf Prozent in die Geflügelmast. Es ist zwar gut, dass der Beifang aus dem Meer nicht mehr komplett ungenutzt zurück ins Meer fliegt. Doch besser wäre es, die Fische in den Meeren ganz in Ruhe zu lassen, denn so könnten sich die gefährdeten Bestände erholen.

Fisch ist also keine Alternative für eine nachhaltige Ernährung. Egal, ob er aus dem Meer kommt oder von der Fischfarm: Es sind immense Probleme damit verbunden. Da wir Fisch für die Deckung unseres Nährstoffbedarfs nicht brauchen (siehe Seite 315), sollten wir ihn nicht oder nur ganz selten konsumieren.

Klimawandel – auch Folge unserer Ernährung

Als ich vor einiger Zeit an einem Teefachgeschäft vorbeiging, sah ich im Schaufenster den Hinweis „Darjeeling-Flugtee, frisch eingetroffen". Kurze Zeit später stieß ich in einem Bioladen auf eine Kiste mit „Flug-Ananas". Bis dahin hatte ich gedacht, dass Flugware out sei und es sich herumgesprochen hätte, dass gerade mit dem Flugzeug transportierte Lebensmittel das Klima besonders belasten, denn sie verursachen pro Kilo und Meile besonders viel Klimagase.

Fakt ist: Unser Konsum geht – mal mehr, mal weniger – mit der Verbrennung von fossilen Rohstoffen einher, also von Erdöl, Kohle und Erdgas. Dies ist eine entscheidende Ursache der unerwünschten Klimaerwärmung und der steigenden Konzentration von Treibhausgasen in der Atmosphäre. Ob Kohlendioxid, Methan, Lachgas oder fluorierte Gase, sie alle fördern den zusätzlichen Treibhauseffekt. „Zusätzlich" darum, weil es auch einen natürlichen gibt. Der entsteht durch Gase in der Atmosphäre, die einen Teil der Sonneneinstrahlung als Wärmestrahlung „festhalten" und dadurch die Erde – wie in einem Treibhaus – erwärmen. Ohne diesen natürlichen Treibhauseffekt läge die durchschnittliche Temperatur auf unserem Planeten bei frostigen minus 18 Grad Celsius! Der natürliche Treibhauseffekt ist also eine Voraussetzung für das Leben auf der Erde.

Heikel ist der menschengemachte Treibhauseffekt

Das Problem ist der zusätzliche oder auch anthropogene (menschengemachte) Treibhauseffekt, der langsam, aber sicher zu einer unnatürlichen Temperaturerhöhung führt. Los ging das vor rund 250 Jahren mit dem Anfang der Industrialisierung. Seit Beginn der systematischen Temperaturaufzeichnungen – das war um das Jahr 1880 – bis 2012 ist die globale durchschnittliche Lufttemperatur um 0,85 Grad Celsius angestiegen. Die Jahre von 1983 bis 2012 waren laut Weltklimarat IPCC die wärmsten seit 1400 Jahren. (Für die Zeiten vor den Temperaturaufzeichnungen greifen Forscher auf Baumringe, Pollen, Korallen, See- und Meeressedimente, Stalagmiten und historische Dokumente zurück.) Neun der zehn wärmsten Jahre seit Aufzeichnungsbeginn fanden im 21. Jahrhundert statt, und die sechs wärmsten von 2015 bis 2020, also direkt hintereinander.

Das hat nach Einschätzung von Klimaexperten Folgen. Es kommt immer öfter zu extremen Wetterereignissen wie Hitzewellen, Starkregen, Hochwasser, Dürren, Waldbränden und Tropenstürmen. Gletscher und Eisschilde in Grönland und der Antarktis schmelzen bereits und die Ozeane dehnen sich aus. Zwischen 1901 und 2018 ist der Meeresspiegel global schon um 20 Zentimeter angestiegen. Zwischen 1901 und 1971 lag der Anstieg noch bei durchschnittlich 1,3 Millimetern pro Jahr und danach, in den Jahren 1971 bis 2006, schon bei 1,9 Millimetern pro Jahr. Diese Entwicklung hat sich immer weiter beschleunigt: In den zwölf Jahren von 2006 bis 2018 betrug der Anstieg des Meeresspiegels bereits 3,7 Millimeter jährlich. Sofern sich das Klima weiter aufheizt wie bisher, wird der Meeresspiegel bis zum Jahr 2100, also in knapp 80 Jahren, sogar um weitere 63 bis 101 Zentimeter gestiegen sein, schätzt der Weltklimarat IPCC in seinem sechsten Sachstandsbericht von 2021. Im schlimmsten Fall erwartet uns also ein Anstieg von rund einem Meter! Selbst in der optimistischsten Variante mit zukünftig deutlich reduziertem Treibhausgasausstoß sind es immer noch zwischen 28 und 55 Zentimeter. Was mit 1,3 Millimetern pro Jahr noch wenig erscheint, ist viel, wenn man die Gesamtdimensionen beachtet.

Inseln werden im Meer versinken

Die steigende Klimaerwärmung hat gravierende Folgen für praktisch alle Menschen auf der Erde. Gebiete in Küstennähe, insbesondere in Asien, werden überflutet und Inseln im Meer versinken. Das betrifft nicht nur pazifische Inselstaaten wie Tuvalu, sondern auch Deutschland. Ganz konkret sind beispielsweise die Halligen wie Hallig Hooge und Langeneß bedroht, denn der Meeresspiegel von Nord- und Ostsee ist seit 1981 bereits um zehn Zentimeter angestiegen.

Auch wenn sich das gesamte Ausmaß der Klimakrise kaum abschätzen lässt: Sicher ist, dass Menschen aus ihrer Heimat flüchten werden, weil ihre Lebensgrundlagen (ver)schwinden. Der Druck auf die knappen Wasservorräte nimmt hitzebedingt zu, fruchtbare Ackerböden trocknen aus, werden weggeschwemmt oder weggeweht – somit wird in einigen Weltregionen, ganz besonders im Globalen Süden, die Erzeugung von Lebensmitteln schwieriger bis unmöglich werden. Außerdem werden weitere Tier- und Pflanzenarten aussterben.

Auch die direkten Auswirkungen auf die menschliche Gesundheit werden immer greifbarer. So sind in Deutschland nach Angaben des Umweltbundesamtes in den Hitzejahren 2003, 2006 und 2015 insgesamt rund 19 500 hitzebedingte Todesfälle aufgetreten. Diese Menschen sind also *zusätzlich* gestorben, ihr Tod wäre ohne die Hitzeeinwirkung statistisch nicht zu erwarten gewesen. Aus all dem kann ich nur eine Schlussfolgerung ziehen: Wir müssen handeln, und zwar sofort!

Erderwärmung auf 1,5 Grad beschränken

Die meisten Länder haben prinzipiell verstanden, dass Handlungsbedarf besteht. Sie einigten sich 2015 auf der UN-Klimakonferenz in Paris im *Pariser Klimaschutzabkommen* darauf, die Erderwärmung „so bald wie möglich" im Vergleich zum vorindustriellen Zeitalter auf deutlich unter zwei Grad Celsius zu begrenzen, mit Anstrengungen für eine Beschränkung auf 1,5 Grad Celsius. Doch bereits bei 1,5 Grad Temperaturanstieg sind die globalen Risiken für Mensch und Natur höher als bisher angenommen. Beispielsweise würden die Korallenriffe um 70 bis 90 Prozent zurückgehen, was unter anderem zum Zusammenbruch von Fischbeständen führen würde. Fakt ist zudem, dass die im Pariser Abkommen zugesagten Klimaschutzanstrengungen nicht für die Erreichung des 1,5-Grad-Ziels ausreichen. Aktuell erwarten die Klimaexperten des IPCC, dass wir bereits Anfang der 2030er-Jahre einen globalen Temperaturanstieg von 1,5 Grad Celsius erreichen werden. Um abschätzen zu können, wie sich die zukünftigen Treibhausgasemissionen auf den Temperaturanstieg auswirken werden, haben die Wissenschaftlerinnen und Wissenschaftler fünf Szenarien entwickelt, von sehr niedrigen bis extrem hohen Emissionen. Im moderaten Szenario (die Länder halten sich grob an den Zeitplan des Pariser Abkommens zur Treibhausgasreduktion) bleiben die Treibhausgasemissionen bis etwa 2050 auf hohem Niveau und sinken dann. Das bedeutet, dass wir Mitte des Jahrhunderts einen Temperaturanstieg von zwei Grad Celsius und bis 2100 von 2,7 Grad Celsius erreichen werden. Das ist momentan das realistischste Szenario. Im besten Fall, also sehr niedrigen Emissionen, werden wir Ende des Jahrhunderts bei 1,4 Grad Celsius Erwärmung liegen, im schlechtesten Fall – also sehr hohen Emissionen – bei 4,4 Grad Celsius, in beiden Fällen mit Schwankungen nach oben und unten.

Das verdeutlicht noch einmal, dass wir als Menschheit sofort und entschlossen handeln müssen, um die Treibhausgasemissionen drastisch zu reduzieren. Der wichtigste Schritt ist, den Einsatz fossiler Brennstoffe maßgeblich zu reduzieren. Das betrifft vor allem die Erzeugung von Strom, Wärme und Kraftstoffen, die auf regenerative Quellen umgestellt werden müssen. Aber auch die Landwirtschaft und damit unsere Ernährung spielen eine erhebliche Rolle.

Unsere Kinder und Enkel werden viel mehr Extremwetter erleben

Ein internationales Team von Klimaforschern hat 2021 eine besorgniserregende Studie veröffentlicht. Demnach muss ein im Jahr 2020 geborenes Kind in seiner Lebenszeit viel mehr Extremwetter ertragen als ein Mensch, der 1960 geboren wurde (das ist ungefähr meine Generation). Laut dieser Prognose wird das 2020 geborene Kind mit doppelt so vielen Waldbränden, etwa zweieinhalbmal so vielen Dürren und dreimal so vielen Überschwemmungen und Ernteausfällen konfrontiert sein, wenn die Länder ihre derzeitigen Strategien zur Reduzierung von Treibhausgasen beibehalten. Hitzewellen wird es sogar siebenmal so viele erleben, berichten die Forscher in der renommierten Fachzeitschrift Science. Besonders Menschen im Nahen Osten und in Nordafrika wird es treffen.

DIE UMWELT SCHONEN, DEN PLANETEN ERHALTEN

Klimafaktor Landwirtschaft

Wissen Sie, welchen Anteil die Land- und Forstwirtschaft an den globalen Treibhausgasemissionen hat? Sie ist mit etwa 24 Prozent global der zweitgrößte Verursacher von Klimagasen, nach der Energiewirtschaft. In der Landwirtschaft entstehen durch die Tierhaltung insbesondere Methan und Lachgas, bei der Umwandlung

> **CO_2 und CO_2-Äquivalent – das sind die Unterschiede**
> Kohlendioxid oder chemisch CO_2 – beide Begriffe gehören heute fast zum Alltagswortschatz. Sie fallen in den Nachrichten, stehen im Internet und in der Zeitung oder sind Thema bei Talkshows im Fernsehen. Kohlendioxid, genauer Kohlenstoffdioxid, ist eines der Treibhausgase, die maßgeblich zum Klimawandel beitragen. Autos stoßen es aus, Flugzeuge und Schornsteine. Überall, wo fossile Energieträger verbrannt werden, fällt es an. Außerdem gibt es noch weitere, nicht ganz so bekannte Gase, die das Klima anheizen. Hierzu zählen vor allem Methan und Lachgas. Sie sind noch klimaschädlicher als CO_2, vor allem weil sie länger in der Atmosphäre verweilen. Beide entstehen hauptsächlich in der Landwirtschaft.
> Um die Klimawirkung der verschiedenen Treibhausgase vergleichbar zu machen, wurde das CO_2-Äquivalent entwickelt. Es ist eine Maßzahl, die aussagt, wie stark einzelne Gase zum Treibhauseffekt beitragen. Man vergleicht dabei die Klimawirkung von CO_2 mit derselben Menge Methan oder eines anderen Treibhausgases – in der Regel über einen Zeitraum von 100 Jahren. Dabei werden die besondere Wirkung der Treibhausgase und die Verweildauer in der Atmosphäre berücksichtigt und ins Verhältnis zur Klimawirkung von CO_2 gesetzt. So hat Methan eine 28-mal stärkere Klimawirkung als CO_2. Das heißt, ein Kilo Methan trägt in 100 Jahren 28-mal so stark zum Treibhauseffekt bei wie ein Kilo Kohlendioxid. Die Klimawirkung von Lachgas übersteigt die von CO_2 sogar um das 265-fache!

von Wald in Ackerflächen und Weiden wird insbesondere CO_2 freigesetzt.

Allein die Nutztierhaltung verursachte 2010 Emissionen von rund 8,1 Gigatonnen CO_2-Äquivalenten (siehe Kasten auf Seite 183). Sie macht damit etwa 16,5 Prozent der gesamten anthropogenen Treibhausgasemissionen aus. Das ist mehr als das, was bei allen globalen Transportvorgängen an Klimagasen in die Luft geschleudert wird (das sind sieben Gigatonnen bzw. 14 Prozent). Vor allem die Rinderhaltung ist ein echter Klimakiller, denn sie ist für 62 Prozent der gesamten Emissionen in der Tierhaltung verantwortlich.

In Deutschland hat der Ernährungsbereich einen Anteil von etwa 25 Prozent an den Treibhausgasemissionen. Über die Hälfte dieser Emissionen entstehen in der Landwirtschaft, also auf dem Feld und im Tierstall sowie durch die Produktion von Dünge-, Pflanzenschutz- und Futtermitteln. Weitere rund 20 Prozent gehen auf das Konto von Endverbrauchern, also von Großküchen und Privathaushalten. Hierzu zählen Einkaufsfahrten, Energieverbrauch beim Kühlen von Lebensmitteln und Kochen von Speisen oder auch die Abfallentsorgung. Aber auch bei der Lebensmittelherstellung in der Industrie sowie beim Transport von Lebensmitteln wird Energie verbraucht und werden Treibhausgase produziert.

Lebensmittel, die dem Klima schaden

Inzwischen ist recht gut erforscht, wie die verschiedenen Lebensmittelgruppen zu unseren ernährungsbedingten Treibhausgasemissionen beitragen. Eine umfassende Untersuchung der Umweltorganisation WWF zeigt, wie sich die Klimagasemissionen in unserem Warenkorb auf Fleisch, Fisch, Milch, Gemüse und andere Lebensmittelgruppen verteilen (siehe Abbildung rechts). Unterm Strich zeigt sich, dass jede Verbraucherin und jeder Verbraucher in Deutschland pro Jahr rund 2000 Kilo, also zwei Tonnen, CO_2-Äquivalente produziert, allein durch den Lebensmittelverbrauch. Das

DIE UMWELT SCHONEN, DEN PLANETEN ERHALTEN

ist etwa ein Fünftel der gesamten knapp zehn Tonnen CO_2-Äquivalente, die jede und jeder von uns jährlich verursacht. Tierische Lebensmittel haben bei den Lebensmitteln einen Anteil von fast 70 Prozent der Klimagase! Alle pflanzlichen Produkte zusammen schlagen hingegen mit „nur" rund 30 Prozent zu Buche. Das sind doch wieder gewichtige Argumente für plant-based, oder?

Sie fragen sich vielleicht, warum Fleisch und Wurst so stark ins Gewicht fallen? Schließlich machen sie gerade etwa zehn Prozent der Lebensmittelmenge in unserem Warenkorb aus. Wie also entstehen diese großen Unterschiede? Ich hatte schon erläutert,

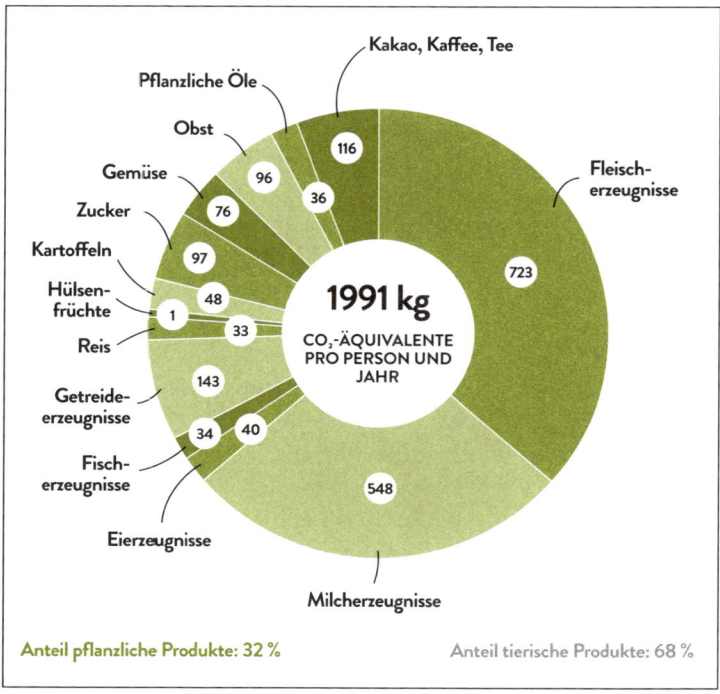

Tierisch klimaschädlich: Anteil der verschiedenen Lebensmittelgruppen an den ernährungsbedingten Treibhausgasen in Deutschland. Alle Angaben in Kilogramm pro Person und Jahr (Quelle: modifiziert nach WWF 2015).

KAPITEL 4

„Die Landwirtschaft hat doch nur einen kleinen Anteil am Klimawandel ..."

Es wird immer wieder eingewendet, dass die Landwirtschaft ja nur einen kleinen Anteil an den Treibhausgasemissionen in Deutschland habe. Diese Aussage ist nicht ganz falsch, denn im Jahr 2020 waren es laut Umweltbundesamt „nur" etwa 8,2 Prozent. Hauptverursacher war die Verbrennung fossiler Rohstoffe für die Energieerzeugung mit fast 83 Prozent, also deutlich mehr. Dennoch folgt die Landwirtschaft auf dem zweiten Platz, noch vor dem dritten Sektor, den prozessbedingten Treibhausgasemissionen der Industrie mit 7,9 Prozent. (Der vierte Sektor ist die Abfallwirtschaft mit 1,2 Prozent.) Doch Vorsicht: Wir dürfen die Emissionen aus der Landwirtschaft und die aus der Ernährung nicht in einen Topf werfen, also nicht Äpfel mit Birnen vergleichen. So sind in den Emissionen der deutschen Landwirtschaft weder die Landnutzung noch Landnutzungsänderungen einbezogen. Dazu zählen beispielsweise die Nutzung von Weiden oder die Trockenlegung von Mooren, beides führt zu CO_2-Emissionen. Auch die Nutzung von Ackerflächen und Weideland im Ausland oder die Abholzung des brasilianischen Regenwaldes, einem der wichtigsten CO_2-Speicher der Erde, ist nicht in den deutschen Landwirtschaftsemissionen enthalten – obwohl deutsche Rinder Soja aus Südamerikas (ehemaligen) Regenwäldern verspeisen! Bis ein Schnitzel (auch eines aus Tofu) auf dem Teller liegt, ist außerdem mehr nötig als die landwirtschaftliche Erzeugung von Futter und Fleisch. Daher werden die CO_2-Emissionen pro Kilo der einzelnen Lebensmittel (siehe Tabelle auf Seite 202) auf die gesamte Wertschöpfungskette bezogen, also von der landwirtschaftlichen Erzeugung über die Verarbeitung und den Transport bis hin zur (gekühlten) Ladentheke. Obwohl bei tierischen Lebensmitteln die meisten Treibhausgasemissionen in der Landwirtschaft anfallen, kommen also noch weitere Emissionen dazu.

dass die Erzeugung von Fleisch, Wurst, Käse und Eiern besonders viel Energie frisst. Das Futter für die Tiere und die dazugehörigen Pflanzen- und Düngemittel müssen erst (energieintensiv) erzeugt werden. Auch der Bau und Unterhalt von Stallgebäuden benötigt (Heiz-)Energie. Das alles geht mit dem Verbrauch und der Verbrennung von fossilen Rohstoffen wie Erdöl, Kohle oder Erdgas einher. Entscheidend sind aber die sogenannten „Veredelungs"verluste, von denen schon die Rede war: Pro Kilo Fleisch oder Milch muss ein Vielfaches an Futtermitteln aufgewendet werden, damit am Ende einige Kilokalorien in Form von Fleisch oder Wurst dabei herauskommen (siehe ab Seite 157). Der Großteil der in den Futterpflanzen enthaltenen Kalorien geht dadurch verloren – und entsprechend erhöhen sich die Klimagasemissionen.

Was ist mit pupsenden Rindern?

Auf der Weide und im Stall entweichen nonstop Klimagase. Zersetzen Mikroorganismen Gülle und Mist, die auf die Felder ausgebracht werden, entstehen Lachgas und Methan. Auch mineralische Stickstoffdünger führen zur Emission von Lachgas. Hauptquelle für Methan sind aber die Wiederkäuer wie Rinder, Schafe und Ziegen, denn sie rülpsen und pupsen Methan in die Luft, das beim Abbau des Futters in ihren Mägen entsteht. Wie bereits erwähnt, ist Methan pro Kilo rund 28-mal schädlicher fürs Klima als Kohlendioxid. In Deutschland stammen etwa 63 Prozent der gesamten Methanemissionen und 81 Prozent der Lachgasemissionen aus der Landwirtschaft. Den größten Anteil am Methanaufkommen haben Milchkühe und Rinder.

KAPITEL 4

Sind Biolebensmittel besser für das Klima?

Auf diese Frage würde ich gern mit einem klaren „Ja" antworten, doch so einfach ist das leider nicht. Es kommt dabei sehr auf das „Wie" an, also unter welchen Standortbedingungen und auf welche Art und Weise welche Lebensmittel produziert werden. Zum Beispiel: Wie viele Tiere hat der Betrieb, wie viele Milchkühe sind es, wie hoch ist der Anteil an Mutterkühen, wie hoch der Anteil an Raufutter, beispielsweise Heu? Im Bioanbau sind synthetische Dünge- und Pflanzenschutzmittel untersagt. Somit werden dafür weder Energie noch Erdöl verbraucht und es entstehen auch keine Klimagase. Das ist ganz klar ein Pluspunkt. Üblicherweise schneiden darum Biobetriebe, die Pflanzen anbauen, bezogen auf die Fläche besser ab. Pro Hektar werden bei ihnen weniger Klimagase ausgestoßen als bei konventionell wirtschaftenden Betrieben.

Jedoch sind die Erträge pro Hektar im Ökoanbau oft geringer. Werden diese teilweise niedrigeren Erntemengen berücksichtigt und die Klimabilanz auf gleiche Mengen an geernteten Lebensmitteln bezogen, ist das Bild nicht einheitlich. Ein Vergleich von Pilotbetrieben in Deutschland, die Pflanzen anbauen, ergab, dass die Ökoerzeugung beim Energieverbrauch um etwa 25 Prozent besser dasteht als die konventionelle. Die Treibhausgasemissionen pro Hektar Boden lagen bei den „Ökos" sogar um 60 Prozent niedriger, die pro Kilo Lebensmittel allerdings nur noch um etwa 20 Prozent. Auch eine umfangreiche Studie des Forschungsinstituts für biologischen Landbau (FiBL) in Österreich hat für Bioprodukte zwischen zehn und 35 Prozent weniger Treibhausgasemissionen pro Kilo Lebensmittel im Vergleich zu konventionellen Produkten ermittelt. Das galt sowohl für pflanzliche als auch für tierische Lebensmittel. Diese Ergebnisse sprechen klar für Bio.

Allerdings ist es beim Vergleich von Biotierhaltung mit konventioneller Aufzucht tatsächlich noch komplizierter. Bei dieser Bilanz kommt es darauf an, was mit Gülle und Mist passiert, in welchem

Alter die Tiere geschlachtet werden, was sie zu fressen bekommen und wie die Futterpflanzen gedüngt werden. Auch wirkt es sich auf die Klimabilanz aus, ob Rinder und andere Wiederkäuer überwiegend im Stall gehalten werden oder auf die Weide dürfen. Grasen die Tiere im Freien, benötigen sie von etwa Mai bis Oktober kein energieintensiv erzeugtes Kraftfutter – somit entstehen in diesem Bereich auch keine Klimagase. In den Wintermonaten im Stall fressen Weiderinder vor allem Heu oder Silage. Das wirkt sich zwar auf die Klimabilanz aus (Raufutter verursacht bei der Verdauung mehr Methan), aber die Erzeugung des Grasfutters ist nicht so energieintensiv wie die von Kraftfutter.

Werden Tiere überwiegend im Freien gehalten, wie das etwa bei Schafen und robusten Rinderrassen oft der Fall ist, leisten sie zudem einen wichtigen Beitrag zum Klimaschutz: Durch die regelmäßige Beweidung entsteht ein gesunder, humusreicher Boden, der in der Lage ist, Kohlendioxid zu speichern, also das unerwünschte Klimagas „einzufangen". Pflanzen „ernähren" sich unter anderem durch CO_2, das sie durch Photosynthese in Sauerstoff umwandeln. Je mehr Gras und Grünzeug auf einer Weide wachsen, desto besser, denn umso mehr klimaschädliches Gas wird aus der Atmosphäre gebunden und im humusreichen Boden gespeichert. Halten Rinder und Schafe das Gras kurz, entsteht zudem eine gesunde, geschlossene Grasdecke. Sie sorgt dafür, dass der Kohlenstoff im Boden bleibt. Ob konventionell oder biologisch spielt dabei zunächst keine Rolle. Für die Klimabilanz kommt es am Ende auch darauf an, wie die Tiere im Winter gehalten werden, ob sie Heu und Silage vom eigenen Hof fressen oder Kraftfutter mit Soja aus Südamerika.

Trotzdem: Biofleisch, Biomilch und Biokäse haben in den meisten Studien – aber nicht in allen – einen höheren Klimafußabdruck pro Kilo als die konventionellen Varianten. Das liegt teilweise daran, dass Tiere in der konventionellen Haltung mehr „Leistung" bringen. Oder anders ausgedrückt: Aus den üblichen Hochleistungsrassen werden einfach viel mehr Fleisch, Milch und Eier „herausgepresst" als in der Biotierhaltung. Paradoxerweise verbessert also die Hochleistungsproduktion die Klimabilanz, tierfreundlich ist das aber definitiv nicht.

Mir ist es an dieser Stelle wichtig zu betonen, dass die ökologische Landwirtschaft sehr viele positive Umweltwirkungen hat, selbst wenn sie beim Klimaschutz nicht automatisch besser abschneidet. Dazu zählen ganz besonders der Schutz von Böden und Gewässern vor Stickstoff- und Phosphatüberlastung sowie die Förderung der Artenvielfalt und der Bodenfruchtbarkeit durch Humusaufbau. So bieten Ökoäcker und Bioweiden durch die Pflanzenvielfalt Bienen und anderen Insekten viel mehr „Futter" und Lebensraum.

Wir müssen nicht alle Veganer werden, aber ...

Es gibt also allein mit Blick auf unsere Umwelt viele gute Gründe, den eigenen Konsum tierischer Lebensmittel zu überdenken. Die ineffiziente Erzeugung von Fleisch und Milch, die Verschwendung von Getreide und Soja als Futtermittel angesichts einer weltweit steigenden Zahl hungernder Menschen sowie die Auswirkungen der Tierhaltung auf Klima, Umwelt und das Tierwohl sind für mich Argumente genug, Ihnen zu empfehlen, den Konsum an tierischen Lebensmitteln deutlich zu reduzieren. Es geht überhaupt nicht darum, alles zu verbieten. Mein Motto lautet: „Wir müssen nicht alle Veganer werden, aber wir sollten alle immer veganer werden." Die vielen negativen Auswirkungen einer „tierbasierten" Ernährung verringern sich drastisch, wenn stattdessen hauptsächlich pflanzliche Lebensmittel auf den Tisch kommen. In der von meinen Mitarbeiterinnen und mir entwickelten vegetarischen und der veganen Lebensmittelpyramide werden darum überwiegend oder ausschließlich pflanzliche Lebensmittel empfohlen (siehe ab Seite 287).

Essen für den Planeten

Auch international beschäftigen sich Wissenschaftler mit klimagerechter Ernährung. Einen wichtigen Pflock hat 2019 die EAT-Lancet-Kommission eingeschlagen, ein Zusammenschluss internationaler Wissenschaftlerinnen und Wissenschaftler aus 16 Ländern unter Leitung des bekannten Ernährungswissenschaftlers Prof. Walter Willett von der Harvard Medical School. Die Experten definierten erstmals auf umfangreicher wissenschaftlicher Basis eine Ernährungsform, die sowohl gesund für den Menschen als auch für unseren Planeten ist. Sie soll also alle Nährstoffe liefern, das Risiko für ernährungsmitbedingte Krankheiten verringern und die Umweltbelastung auf ein Minimum reduzieren. Sie gaben der wegweisenden Kostform den Namen Planetary Health Diet. Die empfohlenen Mengen und Anteile der verschiedenen Lebensmittelgruppen sind so bemessen, dass sie dazu beitragen, die im Pariser Klimaabkommen definierten Ziele zu erreichen und den Anstieg der weltweiten Durchschnittstemperatur auf deutlich unter zwei Grad Celsius – gegenüber vorindustriellen Werten – zu begrenzen. Zugleich können mit dem planetengerechten Essen bis zum Jahr 2050 die gesamte Weltbevölkerung mit prognostizierten knapp zehn Milliarden Menschen mit gesundheitsfördernden Lebensmitteln versorgt werden – und das alles, ohne die natürlichen Lebensgrundlagen zu gefährden. Das klingt sehr zukunftsweisend, klappt aber nur, wenn wir das auch ab sofort umsetzen.

Die EAT-Lancet-Kommission hat auch ausgerechnet, was das im Groben und im Detail bedeutet. Um die Ziele zu erreichen, müsste sich der heutige weltweite Verzehr von Gemüse, Obst, Hülsenfrüchten und Nüssen in etwa verdoppeln und der Konsum von Fleisch und Zucker halbieren! Oder anders ausgedrückt: Mindestens 80 Prozent unserer Nahrung muss zukünftig pflanzlich sein, der Rest kann, muss aber nicht von Tieren kommen.

Auch müssten die globale Lebensmittelerzeugung innerhalb der natürlichen Grenzen der Ökosysteme nachhaltig umgebaut und die heutigen Lebensmittelverluste und verschwendeten Lebensmittel um die Hälfte reduziert werden. Ein strammer Plan, um den wir aber nicht herumkommen, wenn wir auch unseren Kindern und Kindeskindern die Möglichkeit bieten wollen, auf diesem einzig(artig)en Planeten, den wir haben, zukunftsfähig zu leben. Darüber, dass wir das wollen, sind wir uns bestimmt einig, oder?

Was kommt auf den Planeten-Teller?

Für das tägliche Tun haben die Expertinnen und Experten Empfehlungen zur Lebensmittelauswahl ausgearbeitet, die global anwendbar sein sollen. Das heißt, sie können und sollen vor dem jeweiligen kulturellen Hintergrund angepasst werden. Alles sind Durchschnittswerte pro Tag mit entsprechenden Bandbreiten, was das Ganze sehr flexibel macht. Um einen Eindruck davon zu bekommen, was unter Klima- und Umweltaspekten kulinarisch geht und was nicht, gibt es zwei anschauliche Hilfsmittel:

Das ist erstens der Planetary-Health-Diet-Teller (siehe Abbildung rechts). Er zeigt, von welchen Lebensmittelgruppen es wie viel geben sollte, um gesund zu bleiben und zugleich den Planeten zu schützen. Gemüse und Obst sollten die Hälfte unserer Nahrungsmenge ausmachen, gefolgt von Vollkorngetreide, pflanzlichem Protein aus beispielsweise Hülsenfrüchten sowie pflanzlichen Ölen. Tierische Produkte können, wenn überhaupt, ergänzend hinzukommen.

Zudem gibt es zweitens eine Tabelle, aus der die genaueren Mengen hervorgehen, die täglich empfohlen werden (siehe Seite 194). Okay, diese Durchschnittsangaben sind ein wenig praxisfern, denn natürlich isst niemand 13 Gramm Ei oder 28 Gramm Fisch pro Tag. Man sollte also einfach die Mengen auf eine Woche umrechnen, dann sieht das Ganze schon alltagstauglicher aus. Jede Woche sind dann etwa zwei kleine Eier der Größe S (à etwa 50 Gramm) drin oder ein Stück Fisch (rund 200 Gramm). Schauen

DIE UMWELT SCHONEN, DEN PLANETEN ERHALTEN

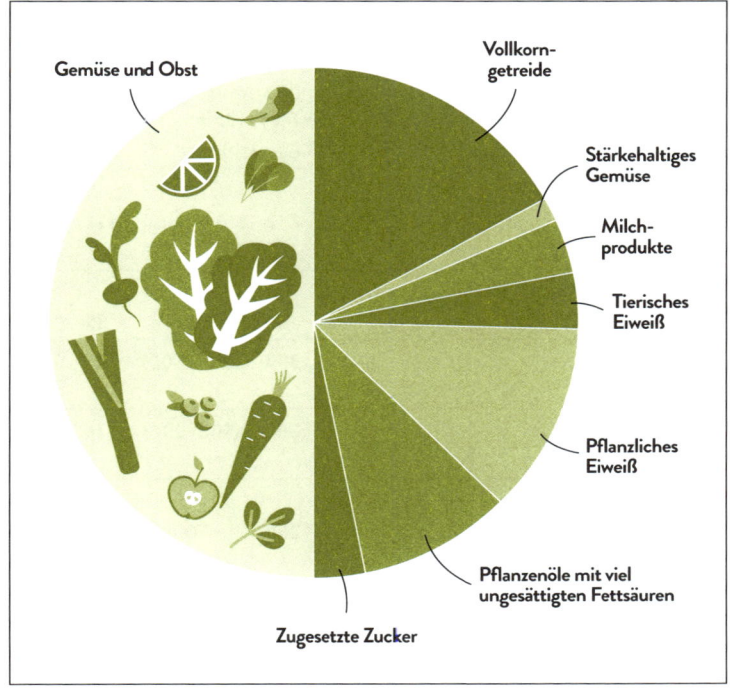

Auf den Planeten-Teller kommt vor allem Pflanzliches (Quelle: modifiziert nach EAT-Lancet Commission 2019).

Sie doch mal, was Sie so essen, und vergleichen Sie das mit den Angaben in der Tabelle!

Noch etwas ist ganz wichtig: Wie sich aus der Tabelle ergibt, steht bei allen tierischen Lebensmitteln „null bis x Gramm". Die Planetary Health Diet *kann* also mit tierischen Produkten wie Fleisch und Fisch ergänzt werden, aber sie sind keinesfalls ein Muss. Das Ganze geht auch vegetarisch oder rein pflanzlich!

Empfehlungen der Planetary Health Diet*

Lebensmittel	Menge (in Gramm pro Tag/möglicher Bereich)		Kalorienzufuhr (in kcal pro Tag)
Vollkorn Reis, Weizen, Mais, andere Getreide und Pseudogetreide	232		811
Knollen oder stärkehaltiges Gemüse Kartoffeln, Süßkartoffeln usw.	50	(0–100)	39
Gemüse aller Art	300	(200–600)	78
Obst aller Art	200	(100–300)	126
Milchprodukte** Vollmilch, Käse und andere Milchprodukte	250	(0–500)	153
Proteinquellen**			
Rind, Lamm und Schwein	14	(0–28)	30
Hühnchen und weitere Geflügelarten	29	(0–58)	62
Eier	13	(0–25)	19
Fisch	28	(0–100)	40
Hülsenfrüchte	75	(0–100)	284
Nüsse	50	(0–75)	291
Fette			
Öle mit viel ungesättigten Fettsäuren	40	(20–80)	354
Öle mit viel gesättigten Fettsäuren	11,8	(0–11,8)	96
Zugesetzter Zucker alle Zuckerarten	31	(0–31)	120

* Empfehlungen für die tägliche Lebensmittelauswahl (bezogen auf 2500 kcal pro Person und Tag)
** Die Planetary Health Diet kann auch komplett vegetarisch (ohne Fleisch und Fisch) oder rein pflanzlich (ohne Fleisch, Fisch, Milchprodukte und Eier) umgesetzt werden
(Quelle: modifiziert nach *EAT-Lancet* Commission 2019)

DIE UMWELT SCHONEN, DEN PLANETEN ERHALTEN

Lebensmittelverschwendung stoppen

Jedes Jahr landen weltweit schätzungsweise 1,3 Milliarden Tonnen Lebensmittel im Müll, die noch essbar wären. Das entspricht fast einem Drittel dessen, was wir an Nahrungsmitteln insgesamt verbrauchen. In Deutschland liegen diese Lebensmittelverluste bei etwa zwölf Millionen Tonnen pro Jahr. Neben den Abfällen in Restaurants, Betriebskantinen und Schulmensen, in der Lebensmittelindustrie und im Handel entstehen auch rund 4,4 Millionen Tonnen Lebensmittelabfälle in privaten Haushalten. So wirft jeder und jede Deutsche rund 75 Kilo Lebensmittel pro Jahr weg. Dabei wären davon etwa 44 Prozent, also fast die Hälfte, noch essbar. Vor allem Obst, Gemüse und Backwaren, aber auch Essensreste, landen in der Tonne.

Das ist nicht nur eine riesige Verschwendung, sie geht auch mit einem unnötigen Ressourcenverbrauch und entsprechen-

> **Ist das noch gut oder kann das weg?**
> Gute Planung, richtige Lagerung und ein bewusster Umgang mit Lebensmitteln tragen dazu bei, dass weniger Essen im Müll landet. So ist das Mindesthaltbarkeitsdatum (MHD) kein Verfallsdatum, ab dem ein Lebensmittel verdorben ist. Das MHD gibt lediglich den Zeitpunkt an, bis zu dem ein Lebensmittel bei sachgerechter Aufbewahrung (z. B. Kühlung, trockene Lagerung) seine spezifischen Eigenschaften wie Geschmack, Farbe und Konsistenz mindestens behält (siehe Abbildung auf Seite 196). Etwas anderes ist das Verbrauchsdatum, das für mikrobiologisch sehr leicht verderbliche Lebensmittel, wie Hackfleisch oder rohes Geflügel, gilt. Nach Ablauf des Verbrauchsdatums kann der Verzehr dieser Produkte mit gesundheitlichen Risiken verbunden sein. Viele Lebensmittel sind aber noch weit über das MHD hinaus gut und können bedenkenlos gegessen werden. Alles, was untypisch riecht, schmeckt oder aussieht, sollte jedoch nicht mehr verzehrt werden.

KAPITEL 4

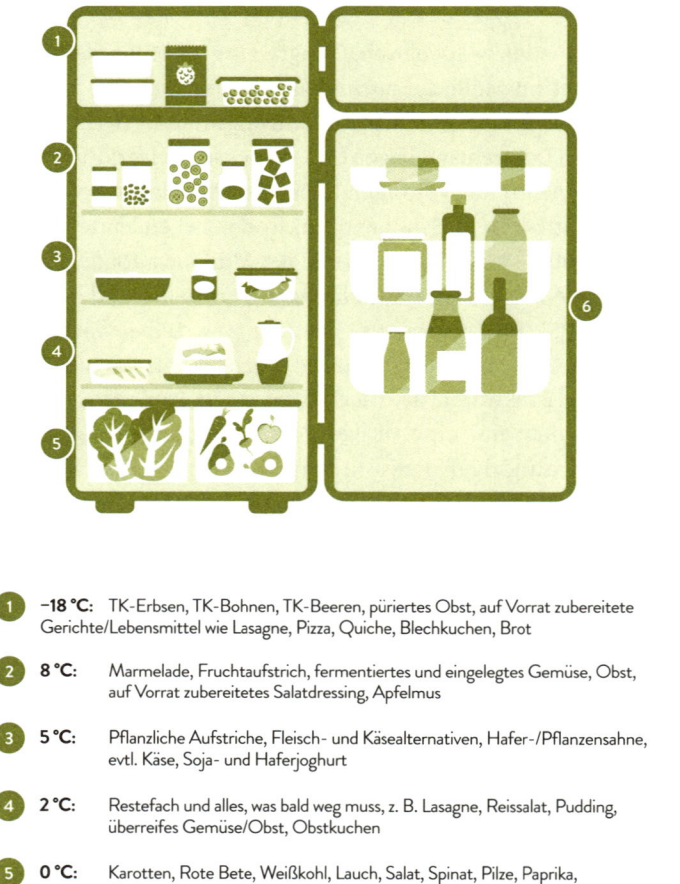

① **−18 °C:** TK-Erbsen, TK-Bohnen, TK-Beeren, püriertes Obst, auf Vorrat zubereitete Gerichte/Lebensmittel wie Lasagne, Pizza, Quiche, Blechkuchen, Brot

② **8 °C:** Marmelade, Fruchtaufstrich, fermentiertes und eingelegtes Gemüse, Obst, auf Vorrat zubereitetes Salatdressing, Apfelmus

③ **5 °C:** Pflanzliche Aufstriche, Fleisch- und Käsealternativen, Hafer-/Pflanzensahne, evtl. Käse, Soja- und Haferjoghurt

④ **2 °C:** Restefach und alles, was bald weg muss, z. B. Lasagne, Reissalat, Pudding, überreifes Gemüse/Obst, Obstkuchen

⑤ **0 °C:** Karotten, Rote Bete, Weißkohl, Lauch, Salat, Spinat, Pilze, Paprika, Gurken, Zucchini, Auberginen, Orangen, Mandarinen, Grapefruits

⑥ **10 °C:** Unten in der Tür: Pflanzendrinks (z. B. Hafer, Soja), Saft
Mitte: Senf, Ketchup, Leinöl, Würzoßen
Oben: vegane Margarine, Kokosfett

❗ **20 °C:** Nicht für den Kühlschrank: Bananen, Avocados, Tomaten, Kartoffeln und Süßkartoffeln, Zwiebeln, Knoblauch, Brot und Brötchen

Wer Lebensmittel sachgerecht lagert, vermeidet Verschwendung.

der Umweltbelastung einher. Für jedes Lebensmittel, das im Müll endet, wurden auch wertvolle Rohstoffe wie Energie und Wasser eingesetzt, Landflächen belegt und Treibhausgase verursacht – und allein in Deutschland viele Millionen Tiere für nichts und wieder nichts erst in Quälhaltung aufgezogen und dann geschlachtet. Angesichts von fast 800 Millionen hungernden Menschen weltweit ist diese Verschwendung auch ethisch nicht zu verantworten.

Doch nicht nur Verbraucherinnen und Verbraucher können dazu beitragen, Lebensmittelverschwendung zu stoppen. Das sollte schon auf dem Acker und beim Handel beginnen. Feldfrüchte, die zu klein oder krumm sind, sollten nicht länger untergepflügt, sondern verkauft und gegessen werden.

Pflanzenessen ist Klimaschutz

Dass Klimaschutz und unsere Ernährung eng zusammenhängen, wissen viele Menschen leider noch immer nicht, ergab eine Studie des Verbraucherzentrale Bundesverbandes 2021. Nur knapp die Hälfte der 1000 Befragten ab 18 Jahren kannte den Begriff „klimaschonende Ernährung", davon 35 Prozent „vom Hörensagen". Auf die Frage, wie man als Verbraucherin oder Verbraucher einen großen Beitrag zu einer klimaschonenden Ernährung leisten könnte, antwortete die Mehrheit: „weniger Lebensmittel wegwerfen" (86 Prozent), „mehr Lebensmittel aus der Region kaufen" (85 Prozent) und „mehr saisonale Lebensmittel" (84 Prozent") erwerben (es waren Mehrfachnennungen möglich, darum liegen die addierten Prozente über 100 Prozent). Auch unverpackte Lebensmittel und der Verzicht auf Flugware wurden als Möglichkeiten genannt, ebenso wie Lebensmittel beim Bauernmarkt und im Hofladen zu kaufen und weniger Fleischerzeugnisse in den Einkaufswagen zu legen. Dass der Verzehr von ausschließlich pflanzlichen Lebensmitteln einen großen Beitrag zu einer klimaschonenden Ernährung leistet, wussten die wenigsten. Gerade einmal 18 Prozent nannten diese Möglichkeit des praktischen Klimaschutzes.

Doch es würde dem Klima schon helfen, wenn wir einfach viel weniger tierische Lebensmittel essen würden. Mit „wir" meine ich zunächst die Menschen in Deutschland und anderen reichen Ländern. Wie wir schon gesehen haben, essen vor allem die Männer, aber auch die Frauen in Deutschland viel zu viel Fleisch (siehe ab Seite 154). Dies gilt aber zunehmend für immer mehr Menschen weltweit. So hat sich in den sogenannten Schwellen- und Entwicklungsländern die Nachfrage nach Fleisch und anderen tierischen Produkten in den vergangenen 30 Jahren mehr als verdreifacht. Nach Schätzungen der FAO wird sie bis zum Jahr 2030 um weitere 80 Prozent steigen und bis 2050 sogar um 200 Prozent zunehmen. Man benötigt keine ausgefeilten Rechen- und Klimamodelle, um abzuschätzen, dass dies unseren Planeten an den Rand der Belastbarkeit bringen würde, sollten sich diese Projektionen der FAO bewahrheiten: Die schon beschriebenen Probleme in Bezug auf die Erderwärmung, den Energie- und Ressourcenverbrauch sowie die Belastung von Böden und Wasser würden sich noch weiter zuspitzen. Auch die von den Mitgliedsstaaten der Vereinten Nationen gesetzten Klimaziele wären nicht erreichbar.

Plädoyer für mehr Ernährungsgerechtigkeit

Würden wir mehr Pflanzliches und weniger Tierisches essen, könnten wir damit auch dem Welthunger nachhaltig etwas entgegensetzen (siehe ab Seite 260). Berechnungen der Universität von Minnesota zeigen, dass weltweit sofort 70 Prozent (!) mehr Kalorien zur Verfügung stünden, würden alle momentan an Tiere verfütterten Nahrungspflanzen direkt für die Ernährung von Menschen genutzt – statt den Umweg über den Futtertrog zu machen. Damit könnten etwa vier Milliarden (!) Menschen zusätzlich satt werden – ganz ohne Produktionssteigerungen und ohne einen Hektar Ackerland mehr. Die dahinterstehende Verschwendung, also das Verfüttern von Pflanzen an Tiere für unser täglich Steak, finde ich unverantwortlich und müsste sofort beendet werden!

Doch schauen wir einmal, wie sich die landwirtschaftlichen Nutzflächen insgesamt zusammensetzen. Etwa 70 Prozent der weltweiten Fläche, die heute landwirtschaftlich genutzt wird, ist Weideland. Hier grasen also Rinder und andere Wiederkäuer wie Schafe und Ziegen. Die restlichen rund 30 Prozent sind Äcker (lassen wir mal die Obstwiesen und Nussbäume außer Acht). Dort werden Getreide wie Weizen, Roggen, Hafer und Dinkel sowie Hülsenfrüchte, Gemüse und Kartoffeln angebaut. Von diesem wertvollen Ackerland geht jedoch ein Drittel (also insgesamt zehn Prozent) ab für den Anbau von Soja und anderen Futtermitteln für die Tierernährung. Zusammen genommen werden also rund 80 Prozent (70 + 10 Prozent) der weltweiten landwirtschaftlichen Fläche für die Erzeugung von tierischen Lebensmitteln genutzt.

Tropischer Regenwald zu Weideflächen

Nun könnte man einwenden, dass es okay oder sogar sinnvoll sei, dass so viel Fläche als Weideland verwendet wird, denn Weiden sind ökologisch wertvoll und können für die Lebensmittelproduktion gar nicht anders genutzt werden als durch grasende Tiere. Doch das ist – zumindest teilweise – Augenwischerei, denn ein Teil dieser Weideflächen war vor ein paar Jahren noch tropischer Regenwald. Tatsächlich ist die Gewinnung von Viehweiden sogar der Haupttreiber für die Abholzung des brasilianischen Regenwaldes, noch vor Soja! Sie haben richtig gelesen. Zunächst wird wertvoller Regenwald zur Gewinnung von Weiden umgeholzt und abgefackelt. Im Laufe der Zeit werden aus den Weiden dann Äcker für den Sojaanbau gemacht. Daraus ergibt sich, dass auch immer wieder Bedarf für neue Viehweiden entsteht, für die wieder Regenwald abgeholzt wird – und das geht immer so weiter und weiter …

Außerdem sollten Sie wissen, dass ein großer Teil der weltweiten Viehweiden nicht romantisch für ein paar vereinzelte Kühe

KAPITEL 4

genutzt wird, die dort gemeinsam mit ihren Kälbchen glücklich ihre Gräser fressen und wiederkäuen. Im Gegenteil, oft findet eine intensive Bewirtschaftung der Weiden mit den üblichen Düngemitteln und Pestiziden statt. Nach Angaben der FAO sind etwa 20 Prozent der weltweiten Weideflächen durch Übernutzung degradiert, also aufgrund von Abtragung (Erosion), Verdichtung und Nährstoffverlusten in der Funktion und damit Leistungsfähigkeit als Graslieferanten (und auch CO_2-Speicher) eingeschränkt.

Plant-based gegen Pandemien
Die Nutzung von Tieren für die Ernährung ist ein wichtiger Risikofaktor für Pandemien. Je näher der Mensch an die Wildtiere heranrückt, wenn er Land für den Futtermittelanbau erschließt, Wälder für Weideland umlegt und Megaställe für noch mehr Tiere baut, umso größer ist auch das Risiko des Kontakts zwischen Wild- und Zuchttieren – und damit der Ansteckung durch neuartige Erreger. Nach Schätzung der internationalen Organisation für Tiergesundheit (OIE) sind 60 Prozent aller beim Menschen existierenden Infektionskrankheiten Zoonosen – also Krankheiten, die von Tieren auf Menschen übertragen werden (und umgekehrt), schreibt die Heinrich-Böll-Stiftung im *Fleischatlas 2021*. Ebola, Vogelgrippe, SARS, der „Rinderwahn" BSE und einige weitere mehr sind Krankheiten, bei denen die Übertragung von (Wild-)Tieren auf den Menschen zumindest vermutet wird. Insgesamt ist das gut nachvollziehbar. Schließlich werden laut *Fleischatlas* 1,5 Milliarden Rinder, eine Milliarde Schweine, 23 Milliarden Tiere diverser Geflügelarten und zwei Milliarden Schafe und Ziegen auf der Welt gehalten – und häufig in Massen von vielen Zehntausend Tieren auf engem Raum. Der Anteil an Zoonosen werde sich mit steigender Weltbevölkerung und damit zunehmendem Konsum von tierischen Produkten wie Fleisch und Käse weiter erhöhen, wenn nicht politisch umgesteuert wird, so das Fazit der Autoren.

DIE UMWELT SCHONEN, DEN PLANETEN ERHALTEN

Die Bilanz ist wenig überzeugend. Obwohl für die Erzeugung von tierischen Produkten (ohne Fisch) 80 Prozent der weltweiten Agrarfläche belegt werden, tragen sie lediglich etwa 13 Prozent zur weltweiten Versorgung mit Nahrungsenergie bei und zu 40 Prozent zur Eiweißversorgung. Zugleich sind die Auswirkungen dieser Nutzung für die Tierproduktion aber besonders umwelt- und klimaschädlich, wie wir gesehen haben. Die restlichen 20 Prozent der landwirtschaftlichen Flächen, auf denen Pflanzen angebaut werden, liefern also wesentlich mehr der weltweit erzeugten Nahrungsenergie (87 Prozent) und des Proteins (60 Prozent)!

Pflanzenkost muss normal werden

Die Erzeugung von Getreide, Gemüse und Obst, Hülsenfrüchten, Nüssen und pflanzlichen Ölen ist – wie Sie gesehen haben – meist umweltfreundlicher und nachhaltiger. Die Belastungen durch Treibhausgasemissionen, Wasser- und Energieverbrauch, Nitrat- und Phosphateintrag sowie die Flächenbelegung sind im Durchschnitt deutlich geringer als bei tierischen Lebensmitteln. Das ist zum einen leicht nachvollziehbar, weil es bei der Erzeugung pflanzlicher Produkte keinen Umweg gibt wie bei tierischen Nahrungsmitteln. Zum anderen wird dies immer wieder durch umfassende Berechnungen bestätigt, die die Ökobilanzen von pflanzlichen und tierischen Lebensmitteln vergleichen. Eine aktuelle und sehr ausführliche Übersicht wurde 2020 vom Heidelberger Institut für Energie- und Umweltforschung (Ifeu) veröffentlicht. Sie zeigt auf knapp 20 Seiten die CO_2-Fußabdrücke (bzw. CO_2-Äquivalente) von fast 200 pflanzlichen und tierischen Lebensmitteln. Dabei gilt: Je höher der Wert, desto schlechter fürs Klima (siehe Tabelle auf Seite 202). Eingerechnet in die Klimabilanz wurden alle Treibhausgasemissionen auf dem Weg vom Acker bis zur Supermarktkasse, also auch die Produktion von Dünger, die industrielle Verarbeitung wie Waschen, Sortieren oder Konservieren, die

Verpackungserzeugung, das Kühlen sowie alle Transporte. Auch das Abholzen von Wäldern zur Gewinnung von Landwirtschaftsflächen wurde berücksichtigt. Zusätzlich hat das Ifeu auch den Phosphat-, Flächen- und Wasserfußabdruck berechnet sowie den Energiebedarf ausgewählter Produkte, die in Deutschland gegessen und getrunken werden.

Treibhausgasemissionen von tierischen und pflanzlichen Lebensmitteln in Deutschland*

Tierische Lebensmittel (kg CO_2-Äquivalente pro kg Lebensmittel)		Pflanzliche Lebensmittel (kg CO_2-Äquivalente pro kg Lebensmittel)	
Rindfleisch (Bio)	21,7	Ananas, Flugzeug	15,1
Rindfleisch	13,6	Olivenöl, Glaseinweg	3,2
Garnelen, gefroren	12,5	Seitan	2,5
Wildfleisch, Hirsch	11,5	Erdbeeren, Winter	3,2
Butter (Bio)	11,5	Reis	3,1
Butter	9,0	Tomate, Deutschland, Winter, Gewächshaus	2,9
Käse, Feta	7,0	Margarine, vollfett	2,8
Käse, Hartkäse	6,0	Käse, vegan (Kokosfett)	2,0
Käse, Durchschnitt	5,7	Bratwurst, vegan	1,7
Hähnchen	5,5	Linsen, getrocknet	1,2
Schweinefleisch (Bio)	5,2	Veggieburger (Soja)	1,1
Fisch, Aquakultur	5,1	Tofu	1,0
Schweinefleisch	4,6	Sojagranulat, texturiert (TVP)	1,0
Sahne	4,2	Apfel, Neuseeland	0,8
Fisch, Wildfang, frisch	4,0	Avocado, Peru	0,8
Quark, 40 % Fett	3,3	Nudeln	0,7
Hähnchen, Nuggets	3,3	Quarkersatz, Soja	0,7
Ei	3,0	Brot, Mischbrot	0,6

Tierische Lebensmittel (kg CO_2-Äquivalente pro kg Lebensmittel)		Pflanzliche Lebensmittel (kg CO_2-Äquivalente pro kg Lebensmittel)	
Thüringer Rostbratwurst	2,9	Banane	0,6
Fisch, Wildfang, Massenware, gefroren	2,4	Haferflocken	0,6
Joghurt (Bio), natur, Kunststoffbecher papierummantelt	1,9	Ananas, Schiff	0,6
Joghurt, natur, Kunststoffbecher papierummantelt	1,7	Joghurt-Ersatz (Soja), Kunststoffbecher papierummantelt	0,6
Vollmilch, längerfrisch, Karton	1,4	Salatmischung, gewaschen	0,4
Milch, H-Milch, Karton	1,3	Tomate, Südeuropa	0,4
		Sojadrink	0,4
		Mandeldrink	0,3
		Haferdrink	0,3
		Tomate, Deutschland, Saison	0,3
		Apfel, Region, Herbst	0,3
		Erdbeeren, frisch	0,3

* jeweils pro Kilo Lebensmittel
(Quelle: modifiziert nach Reinhardt et al. 2020)

Veggiebratwurst besser als Thüringer

Diese Daten sind also sehr gehaltvoll. Sie zeigen eindrücklich, dass der CO_2-Fußabdruck von pflanzlichen Produkten pro Kilo fast immer geringer ist als der von tierischen Lebensmitteln. So erzeugt die Herstellung von sogenannter längerfrischer Vollmilch 1,4 Kilo CO_2-Äquivalente (CO_2-Äq.), die von Hafer- oder Mandeldrink schlägt hingegen nur mit 0,3 Kilo CO_2-Äq. zu Buche. Die

KAPITEL 4

Erzeugung von konventionellem Käse geht mit 5,7 Kilo CO_2-Äq. einher, die von pflanzlichem Käseersatz auf der Basis von Kokosfett mit zwei Kilo. Auch die vegane Bratwurst ist mit 1,7 Kilo CO_2-Äq. klimafreundlicher als die Thüringer mit 2,9 Kilo CO_2-Äq. pro Kilo Wurst.

Doch auch innerhalb der einzelnen Lebensmittelgruppen gibt es gewaltige Unterschiede in Bezug auf die Klimabelastung. Zu Beginn des Kapitels hatte ich mich ja gewundert, dass immer noch Flug-Ananas und per Flieger zu uns transportierter Darjeeling-Tee angeboten werden. Die Ifeu-Daten zeigen sehr anschaulich, dass es für die Klimabilanz nicht egal ist, ob Lebensmittel per Flugzeug oder per Schiff zu uns gelangen oder aus regionalem Anbau stammen. Ob sie saisonal im Freien angebaut werden oder im beheizten Gewächshaus. So belastet die berühmte Flug-Ananas das Klima 25-mal mehr als eine, die per Schiff zu uns transportiert wird. Erdbeeren, die im Winter nach Deutschland importiert werden, haben einen über zehnmal größeren CO_2-Fußabdruck als regional angebaute Sommererdbeeren. Auch der Klimafußabdruck von deutschen Tomaten aus dem einheimischen beheizten Gewächshaus ist fast zehnmal höher als der von saisonal geernteten Tomaten.

Hingegen sind die Unterschiede zwischen den einzelnen Gemüse- und Obstarten nicht sehr gravierend – sofern sie unter ähnlichen Bedingungen erzeugt werden. Ein Apfel hat einen ebenso kleinen CO_2-Fußabdruck wie eine Birne, Brokkoli schlägt sich in der Klimabilanz in etwa genauso nieder wie Blumenkohl und Paprika liegt gleichauf mit Rettich und Kartoffeln. Nicht nur aus gesundheitlicher Sicht, sondern auch mit Blick auf den Klimaschutz sollten Sie bei Grünzeug und Co. also gern abwechslungsreich zugreifen.

Ein bisschen weniger klimafreundlich als Gemüse und Obst, jedoch immer noch deutlich klimagerechter als Fleisch, Wurst und Käse sind Getreide, Hülsenfrüchte, Nüsse und Samen sowie Pflanzenöle. Sie spielen in der Planetary Health Diet und auch auf dem pflanzenbasierten Teller, wie ich ihn empfehle, eine wichtige

Rolle. Schließlich sind sie (mit Ausnahme der Öle) wichtige Lieferanten von Eiweiß, Eisen, Zink und Ballaststoffen. Nüsse, Samen und Pflanzenöle sind auch gute Quellen für essenzielle Fettsäuren.

Steak in der Bilanz nicht mit Salat vergleichen

Die Zahlen aus der Tabelle geben zunächst nur die Klimabelastung je Kilo Lebensmittel wieder, die schon sehr aufschlussreich ist. Doch wichtig ist auch, dass wir nicht einfach den Salat mit einem Steak vergleichen, denn beide enthalten völlig unterschiedliche Nährstoffe und machen ja unterschiedlich gut satt – selbst wenn das wohl noch nicht allen Küchenchefs klar ist. Es passiert mir in Restaurants leider immer, dass auf den gemischten Salat oder die Gemüseplatte verwiesen wird, wenn ich um ein veganes Menü bitte. Dabei hatte ich doch gar nicht nach Magenschonkost gefragt. Wer bitte soll davon denn satt werden?

Was ich sagen möchte ist: Man muss auch berücksichtigen, wie effizient die verschiedenen Lebensmittel bezogen auf die enthaltenen Nährstoffe sind, wie viel nährendes Eiweiß sie also beispielsweise unter Berücksichtigung der Klimabilanz liefern. Auch dabei hat Pflanzenessen die Nase wieder klar vorn, wie Berechnungen aus Schweden zeigen. Pro Kilo Treibhausgas liefert Weizen etwa 160 Gramm Eiweiß, Sojabohnen bringen 120 Gramm Protein auf den Teller und Kartoffeln 40 Gramm Eiweiß. Jedoch sind es nur 30 Gramm aus Schweine- und zehn Gramm (!) aus Rindfleisch. Selbst die Eiweißerzeugung durch Möhren ist klimaeffizienter als die über Rindfleisch!

Wie wirken ganze Mahlzeiten auf das Klima?

Sie werden sich vielleicht schon ungeduldig fragen, was sich konkret tun lässt, um den Klimafußabdruck zu vermindern? Nur noch Karotten oder Salat essen, weil sie klimafreundlicher sind? Von heute auf morgen zu 100 Prozent auf Pflanzenessen setzen, um einen radikalen Beitrag zur Verminderung des Treibhauseffekts zu leisten? Das wären sicher Möglichkeiten, aber es sind nicht die einzigen.

Zunächst geht es darum, die Fakten zu kennen. Als praktische und anschauliche Hilfestellung haben die Ifeu-Wissenschaftler acht Gerichte hinsichtlich ihrer Klimawirkung beurteilt und zudem Schritt für Schritt optimiert. Sie haben also ausgerechnet, wie sich der Austausch von Fleisch gegen rein pflanzliche Zutaten auf den CO_2-Fußabdruck auswirkt. Um es kurz zu machen: Die Einsparpotenziale sind enorm, wenn das Fleisch einer Mahlzeit gegen eine pflanzliche Komponente ausgetauscht wird! Bei einem der Gerichte, einer Rinderfrikadelle mit Reis und frischen Erbsen, wird beispielsweise statt der Fleischbulette ein Sojaburger als Alternative vorgeschlagen. Dadurch lässt sich der CO_2-Fußabdruck um sage und schreibe 50 Prozent reduzieren – von zwei auf ein Kilo CO_2-Äq. pro Portion. Wenn statt Rindfleisch dieselbe Menge Geflügelfleisch auf den Teller kommt, sinkt die Klimabelastung nur um 0,7 Kilo CO_2-Äq. pro Portion. Die Beilagen, ob Reis oder Kartoffeln, frische oder TK-Erbsen, wirken sich hingegen in der Klimabilanz kaum aus. Sie können pflanzlich also nach Gusto schwelgen. Auch bei einem weiteren beliebten Gericht – Lasagne mit Rinderhack (1,6 Kilo CO_2-Äq. pro Portion) – wirkt die Veggievariante Wunder, also sehr klimaentlastend. Wird aus Sojagranulat zubereitetes Hack statt Rinderhack verwendet, sinkt der Klimafußabdruck um 0,9 Kilo CO_2-Äq.

Für das Klima lohnt es sich also sofort, immer öfter eine fleischfreie Variante zu wählen, auch wenn Sojaschnetzel für manche ungewohnt sind und von „geschmacksneutral" oder „schmeckt wie Styropor" die Rede ist. Dass Sojagranulat kaum Eigengeschmack hat – wie übrigens auch Hackfleisch –, sehe ich als Chance. So lassen sich die Schnetzel in jede Richtung würzen und sehr vielfältig zubereiten. In Praxiskursen und auch zu Hause gare ich es beispielsweise nach dem Marinieren in Sojasauce mit Zwiebeln, Gewürzen und Kräutern. So lässt sich aus dem geschmacklich tatsächlich eher neutralen Sojagranulat ein sehr aromatisches Hack zubereiten. Dazu eine gute Tomatensoße, am besten aus frischen Tomaten – die aus Karton, Glas und Dose haben einen recht großen Klimafußabdruck (1,6 bis 1,9 Kilo CO_2-Äq. pro Kilo Tomaten) – und die Veggielasagne ist kaum zu toppen.

In diesem Zusammenhang fällt mir das Mensa-Experiment von Vegan-Koch Björn Moschinski ein. Der hatte vor einigen Jahren in der Bochumer Mensa unter Begleitung eines WDR-Fernsehteams Sojagulasch statt echtem Gulasch gekocht. Von den 300 anschließend befragten Gulaschessern hatten 88 Prozent überhaupt nicht gemerkt, dass sie ein veganes Essen verspeist hatten. Sowohl optisch als auch geschmacklich konnte das rein pflanzliche also offenbar mithalten und auch „eingefleischte" Gäste überzeugen.

Die Gerichte, die die Ifeu-Experten überprüft haben, zeigen also klar: Rein pflanzliche Gerichte kann man mit gutem Gewissen genießen, ob den Gemüse-Reis-Auflauf, Spaghetti mit Paprika-Rahmsoße, Soja-Bolognese mit Reis oder Penne Napoli (Pasta mit Tomaten, Kräutern und Zwiebeln). Der Klimafußabdruck ist fast durchweg niedriger als der von fleischhaltigen Gerichten.

Auch pflanzenbasierte Ernährungsstile sind klimagerecht(er)

Klima, Wasser und Boden werden am besten durch den Verzehr von überwiegend pflanzlichen Lebensmitteln geschützt, wie die vielen wissenschaftlichen Daten zeigen. Noch spannender und eindrücklicher wird es, wenn sich Studien verschiedene Ernährungsformen in Bezug auf ihre Umweltwirkung vornehmen. Dabei sind ganze Lebensmittelmuster oder sogar die tatsächlich gegessenen Produkte der Studienteilnehmerinnen und -teilnehmer die Basis. So erhält man ein noch aussagekräftigeres Gesamtbild.

Zwar werden in diesen Studien meist nicht alle Umweltauswirkungen berücksichtigt, dennoch präsentieren sie eine Tendenz, wie verschiedene Ernährungsformen ökologisch einzuordnen sind. Die Ergebnisse sind wiederum relativ eindeutig. Die *EPIC-Oxford-Studie* aus Großbritannien berechnete beispielsweise die durchschnittlichen Treibhausgasemissionen der verschiedenen Ernährungsstile, die die Teilnehmenden praktizierten. Berücksichtigt wurde der Lebensmittelverzehr von 2041 Veganern, 15 751 Lakto-Ovo-Vegetariern, 8123 Fischessern sowie 29 589 Menschen, die auch Fleisch konsumierten. Die Auswertung ergab, dass die Viel-Fleischesser (über 100 Gramm Fleisch und Wurst pro Tag) einen mehr als doppelt so hohen Klimagasausstoß verursachten wie die reinen Pflanzenesser, bezogen auf dieselbe tägliche Kalorienmenge (2000 Kilokalorien). Etwas besser schnitten die Selten-Fleischesser (maximal 50 Gramm Fleisch pro Tag), die Fischesser und die Vegetarier ab. Aber selbst diese hatten noch einen etwa 30 Prozent größeren Klimafußabdruck als die reinen Pflanzengenießer, weil sie auch Milchprodukte und Eier aßen.

Wasserstop durch plant-based

Wenn das Augenmerk auf den Wasseraufwand gelegt wird, zeigen sich die Vorzüge von pflanzenbasiertem Essen ebenfalls. Die Arbeitsgruppe um den Erfinder des Wasserfußabdrucks, Prof. Arjen Hoekstra, hat berechnet, dass im globalen Durchschnitt 0,5 Liter Wasser benötigt werden, um eine Kilokalorie in Form von pflanzlichen Lebensmitteln zu erzeugen. Für dieselbe Kalorienmenge in Form von Fleisch oder anderen tierischen Produkten sind es hingegen 2,5 Liter Wasser, also das Fünffache. Eine vegetarische Ernährung mit täglich üppigen 3400 Kilokalorien kann im Vergleich zu einer üblichen fleischhaltigen Mischkost bei identischer Kalorienmenge den Wasserfußabdruck von 3600 auf 2300 Liter pro Tag und Kopf senken. Das sind minus 36 Prozent kühles Nass – also ein erhebliches Einsparpotenzial, das bei rein pflanzlicher Ernährung noch deutlich niedriger ausfallen würde.

Kommen noch weitere Umweltaspekte wie der Energie- und Düngerverbrauch auf den Prüfstand, sind die Ergebnisse noch eindrücklicher. Das zeigt die Datenauswertung der Ernährungsprotokolle von rund 34 000 männlichen und weiblichen Siebenten-Tags-Adventisten in Kalifornien. Etwa die Hälfte der Adventisten lebte vegetarisch, die andere Hälfte konsumierte auch Fleisch. Das Ergebnis: Eine fleischhaltige Ernährung erfordert etwa die 2,5-fache Menge an Energie, die dreifache Menge an Wasser sowie die 13-fache Menge an Mineraldünger. In Bezug auf das Wasser hatten die Fleischesser in der Studie einen um 1000 Liter höheren Wasserfußabdruck pro Woche als die Vegetarier. Vor allem der Konsum von Rindfleisch schlug zu Buche.

Wie es aussieht, wenn man die Empfehlungen von Ernährungsgesellschaften in Bezug auf Eiweiß, Fett und Kohlenhydrate sowie Kalorien zugrunde legt und dabei die Wirkungen auf Ökosysteme (z. B. die Überdüngung von Gewässern und Versauerung der Böden), den Ressourcenverbrauch (wie Landfläche, Wasser und fossile Energie) sowie Gesundheitsaspekte (etwa enthaltene Karzinogene) berücksichtigt, zeigt eine italienische Studie: Sie belegt, dass bei gleichem Gehalt an Energie (etwa 2100 bis 2200 Kilokalorien pro Tag) und Hauptnährstoffen eine rein pflanzliche Bioernährung die geringste und eine Mischkost mit konventionellen Lebensmitteln die höchste Umweltbelastung hat. Noch schlechter schnitt nur die italienische Durchschnittsernährung ab (die aber nicht mit den durchaus sinnvollen Empfehlungen einer mediterranen Ernährung verwechselt werden darf!). Auch in dieser Studie hatte Rindfleisch, gefolgt von Käse, Fisch und Milch, den gravierendsten Umwelteinfluss.

Wie sehen unsere Ernährungsstile klimamäßig aus?

Das wollte der Nachhaltigkeitsforscher Dr. Toni Meier an der Universität Halle-Wittenberg wissen. Er verglich die Ernährungsempfehlungen verschiedener Fachinstitutionen in Bezug auf zahlreiche Umweltwirkungen. Berücksichtigt wurden die Empfehlungen der

KAPITEL 4

DGE für die vollwertige Mischkost, die Grundsätze des Verbandes für Unabhängige Gesundheitsberatung (UGB) für die Vollwert-Ernährung sowie die Empfehlungen des US-Landwirtschaftsministeriums USDA für eine vegetarische und eine vegane Kost. Anschließend wurden die Ergebnisse mit den Daten der *Nationalen Verzehrsstudie II (NVS II)* verglichen, die die durchschnittliche Ernährung in Deutschland abbildet. Es war eine sehr umfassende Untersuchung, denn die Berechnungen für die Erzeugung der Lebensmittel berücksichtigten die Treibhausgasemissionen, den Flächenbedarf, den Wasser- und Phosphorbedarf, die Ammoniakemissionen (durch Tierhaltung) sowie den Energieverbrauch. Wieder zeigte sich: Eine rein pflanzliche Ernährung belastet die Umwelt meist am wenigsten, die Durchschnittskost mit viel Fleisch ist am schlechtesten für Klima und Co. Im Vergleich zu den Essgewohnheiten der Durchschnittsbevölkerung (erfasst in der *NVS II*) reduzieren sich die Treibhausgase bei der vollwertigen Kost der DGE und der Vollwert-Ernährung des UGB um zwölf bis 13 Prozent, bei der vegetarischen Ernährung um 30 Prozent und bei der rein pflanzlichen Kost um 50 Prozent. Auch bei Energie, Fläche, Ammoniak und Phosphor schnitt die vegane Ernährung am besten ab (siehe Abbildung rechts).

Ein Knackpunkt scheint auf den ersten Blick jedoch der Wasseraufwand der pflanzenbasierten Essformen, denn sie hatten den höchsten Wasserfußabdruck. Sogar die fleischlastige Referenzkost der *NVS II* zeigte in Sachen Wasserbilanz günstigere Daten. Wie kann das sein? Es liegt daran, dass beim pflanzenbasierten Essen von der USDA (und auch in unserer vegetarischen und unserer veganen Lebensmittelpyramide, siehe Seite 287 und 289) täglich Nüsse und Samen empfohlen werden. Ihr Anbau schluckt leider teilweise sehr viel Wasser, wie wir schon gesehen haben (siehe Seite 31). In den Empfehlungen von DGE und UGB sind hingegen keine konkreten Mengenempfehlungen für Nüsse und Samen enthalten, daher wurden sie in der Studie mit null angesetzt. Tatsächlich empfehlen beide Fachorganisationen aber Nüsse und

DIE UMWELT SCHONEN, DEN PLANETEN ERHALTEN

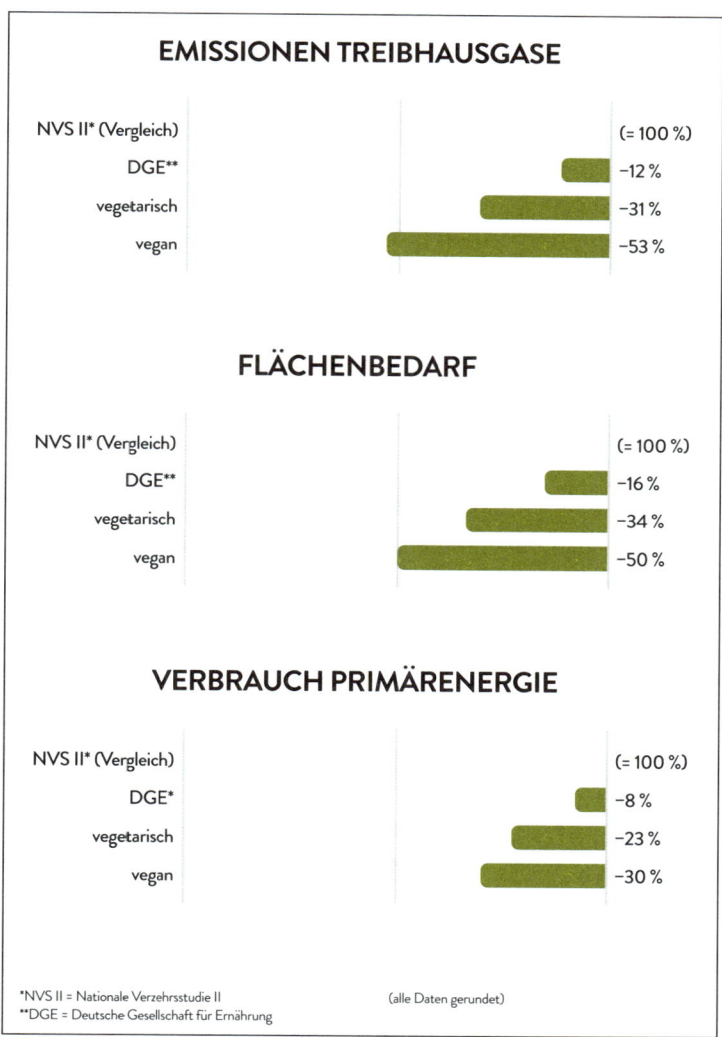

Rein pflanzliches Essen hat es drauf: Umweltwirkungen verschiedener Ernährungsformen in Deutschland (Quelle: modifiziert nach Meier 2014).
 * NVS II: Durchschnittliche Ernährung in Deutschland nach Daten der Nationalen Verzehrsstudie II, hier zum Vergleich auf 100 % festgelegt.
** DGE: Empfohlene Ernährungsform der Deutschen Gesellschaft für Ernährung.

Samen als Quellen für pflanzliches Eiweiß, Omega-3-Fettsäuren, verschiedene Vitamine und Mineralstoffe sowie für Ballaststoffe. Hätte man sie also eingerechnet, wären die Unterschiede beim Wasserfußabdruck zwischen den einzelnen Kostformen wohl geringer ausgefallen.

Pflanzliche Alternativen besser fürs Klima?

Immer größer wird nicht nur in Bioläden, sondern vor allem auch in den Regalen von herkömmlichen Supermärkten und Discountern das Angebot von Alternativprodukten für Fleisch und Wurst, Milch, Käse und Joghurt. Wie diese veganen Käsescheiben, Sojaburger und Veggiewürste gesundheitlich zu bewerten sind, darauf komme ich noch zu sprechen (siehe Seite 317). Aber profitieren davon auch Klima und Umwelt? Das überprüften niederländische Forscher in einer Modellrechnung. Sie verglichen die Umweltwirkungen von veganen Produkten und insektenbasierten Lebensmitteln (auch die gelten als „Fleischersatz"), die jeweils mit Vitamin B_{12}, Zink und Eisen angereichert waren, mit verschiedenen Geflügel- und Rindfleischprodukten. Die Alternativen hatten alle eine dem Fleischprotein ähnliche Eiweißqualität, um sie auch sinnvoll vergleichen zu können. Schließlich brauchen wir eine Versorgung mit hochwertigem Protein. Die Rechnung zeigt: In allen Bereichen hatten die pflanzlichen Alternativen klare Umweltvorteile gegenüber den Fleischprodukten. Mit ihnen ließe sich also am besten der Treibhausgasausstoß (minus 87 Prozent), die Flächennutzung (minus 58 Prozent) und der Energieverbrauch (minus 21 Prozent) reduzieren. Bei den Insekten-Lebensmitteln war zwar der Wasseraufwand am niedrigsten, dafür aber der Verbrauch fossiler Energie hoch. Im Vergleich zu den Geflügelprodukten lag er bei bis zu plus 45 Prozent. Das liegt unter anderem daran, dass Insekten für Nahrungszwecke in Automaten erzeugt werden. Die werden mit Strom gespeist, und das frisst Energie.

DIE UMWELT SCHONEN, DEN PLANETEN ERHALTEN

Geht Fleischerzeugung auch umweltfreundlich?

Ich habe mir schon früher die Frage gestellt, was man tun könnte, um die Fleischerzeugung (etwas) umweltfreundlicher zu gestalten. Zwar bin ich ein Verfechter von plant-based, empfehle also rein pflanzliche oder pflanzenbasierte Ernährungsformen, dennoch ist die Frage wichtig, denn in der Ökolandwirtschaft ist die Tierhaltung bei vielen Anbauverbänden ein fester Bestandteil der Kreislaufwirtschaft. Es werden dann idealerweise nur so viele Tiere gehalten, wie der Hof mit Futter versorgen kann und die betriebseigenen Felder an organischem Dünger vertragen, sprich an Mist und Gülle. Schließlich liefern sie wertvolle Nährstoffe, die von den angebauten Pflanzen in der darauffolgenden Saison aufgenommen werden, sodass sich der Kreislauf schließt.

Beim Verzicht auf alle tierischen Produkte, wie es bei einer rein pflanzlichen Ernährung der Fall ist, wäre dieses vor allem in der Ökolandwirtschaft verbreitete Kreislaufprinzip nicht aufrechtzuerhalten. Aber: Es gibt inzwischen auch die wachsende Bewegung des bioveganen Anbaus, der komplett ohne tierischen Dünger und ohne Tierhaltung auskommt.

Landwirtschaft biovegan?

Vegane Produkte enthalten per Definition keine Bestandteile vom Tier und bei der Herstellung sollten auch keine Hilfsstoffe oder Nährmedien tierischen Ursprungs eingesetzt worden sein. Wein oder Fruchtsäfte sind nicht vegan, wenn zu ihrer Klärung Ei-Albumin (ein bestimmter Proteinbestandteil aus dem Eiklar) oder Gelatine (aus Schweine- oder Rinderknochen) eingesetzt wurden – auch wenn diese nicht mehr im Endprodukt enthalten sind (und daher auch nicht deklariert werden müssen). Doch wie sieht es mit Grundnahrungsmitteln wie Gemüse, Obst oder Getreide aus? Die sind doch auf jeden Fall rein pflanzlich, oder? Im Prinzip ja –

doch was ist mit dem Mist, der auf die Felder ausgebracht wurde? Oder mit Hornmehl, das ebenfalls als Dünger eingesetzt wird? Die sind es nicht.

Um zu garantieren, dass auch bei der Erzeugung auf dem Acker keinerlei tierische Nebenerzeugnisse zum Zuge kommen, wurde 2017 das Gütesiegel für „biozyklisch-veganen Anbau" des gleichnamigen Förderkreises eingeführt. Die IFOAM, die Internationale Vereinigung der ökologischen Landbaubewegungen, hat den biozyklisch-veganen Anbau im selben Jahr in seine Standards aufgenommen und damit dem veganen Bioanbau zur Anerkennung und weiteren Verbreitung verholfen.

Die biovegane Landwirtschaft verbindet die Werte einer ökologischen Landwirtschaft mit denen des Veganismus, nämlich dass keine Tiere für menschliche (Nahrungs-)Zwecke genutzt werden. Nicht jeder (Bio-)Bauernhof, der keine Tiere hält, ist aber automatisch auch vegan. Denn in der Landwirtschaft ist es üblich, tierische Düngemittel wie Mist und Gülle oder verarbeitete Schlachtabfälle wie Hornmehl und Pellets (das sind gepresste Materialien) aus Schafwolle zu verwenden. In der bioveganen Landwirtschaft wird dagegen komplett auf Düngemittel tierischen Ursprungs verzichtet und stattdessen auf Kompost, Trockendünger-Pellets aus Ackerbohnen, Soja oder Brauereiresten, pflanzliche Flüssigdünger und Jauchen sowie Gründüngung mit Pflanzen, die Stickstoff anreichern, gesetzt. Durch den Verzicht auf tierischen Dünger spielt auch die Fruchtfolge – also der Wechsel zwischen Pflanzenarten, die einen unterschiedlichen Nährstoffbedarf haben, beispielsweise Kartoffeln und Winterweizen oder Dinkel und Ackerbohne – eine besonders große Rolle, um den Boden nährstoffreich zu halten bzw. „geerntete" Nährstoffe wieder anzureichern.

Bisher findet man in Deutschland zwar erst wenige Lebensmittel aus zertifiziert biozyklisch-veganem Anbau im Regal. Diese Landwirtschaftsform wird jedoch immer wichtiger, denn die Zahl der Menschen, die rein pflanzlich essen, wächst und gedeiht. Da ist es nur konsequent, dass „vegan" schon auf dem Acker beginnt.

Food not Feed!

Da es aber zumindest in naher Zukunft weiterhin Menschen geben wird, die Fleisch essen möchten, lohnt es, über Alternativen zur herkömmlichen Fleischerzeugung nachzudenken. Eine Möglichkeit wäre, Wiederkäuer wie Rinder ausschließlich auf der Weide zu halten und sie zusätzlich, ebenso wie Schweine und Hühner, mit Futter zu versorgen, das aus Nebenprodukten der Lebensmittelerzeugung stammt. Dies könnten Ölkuchen aus der Speiseölgewinnung, Kleie aus der Getreideverarbeitung oder Molke aus der Milchproduktion sein. So könnte man den Anbau von Lebensmitteln als Tierfutter vermeiden und es gäbe keine Nahrungskonkurrenz zwischen Teller und Trog.

Experten haben ausgerechnet, wie sich dieser komplette Austausch im Vergleich zum „Weitermachen wie bisher" auswirken würde – bei einer täglichen Versorgung der gesamten Weltbevölkerung im Jahr 2050 mit 3028 Kilokalorien pro Tag. Die Berechnungen des Szenarios *Food not Feed* zeigen deutliche Umweltvorteile. So würden die globalen Treibhausgasemissionen um 18 Prozent sinken, die Belegung von Ackerflächen um 26 Prozent schrumpfen und der Stickstoffausstoß sich um 46 Prozent reduzieren. Die Phosphorüberschüsse würden um 40 Prozent, der Verbrauch an fossiler Energie um 36 Prozent, die Pestizidverwendung um 22 Prozent und der Wasserverbrauch um 21 Prozent sinken. Wow, das sind motivierende Zahlen und es würde sich lohnen, das Szenario *Food not Feed* in der Praxis zu prüfen und anzuwenden.

Tatsächlich gibt es schon erste Praxisversuche. Im Projekt *Feed no Food* untersuchte das Schweizer Forschungsinstitut für Biologischen Landbau (FiBL) sechs Jahre lang in 69 Tierhaltungsbetrieben, wie sich deutlich reduzierte Kraftfuttergaben auf die Leistungsfähigkeit, die Gesundheit und die Wirtschaftlichkeit von Milchkühen auswirken. Gemäß den Richtlinien des Anbauverbandes Bio Suisse sind in der Biotierhaltung maximal zehn Prozent Kraftfutteranteil zugelassen. Dieser wurde nun im Projekt auf fünf Prozent halbiert oder komplett auf null zurückgefahren. Das Ergebnis: Pro Kilo Kraftfutter konnten nur 0,9 bis 1,4 Kilo mehr Milch gemolken werden. Es ist daher wirtschaftlich günstiger, ganz auf den Kraftfutteranteil (meist importiertes und damit zugekauftes Biosoja) zu verzichten. Aufgrund dieser Forschungsergebnisse haben die Delegierten von Bio Suisse beschlossen, dass zukünftig bei Wiederkäuern nur noch maximal fünf Prozent Kraftfutteranteil zugelassen sind, der außerdem komplett aus der Schweiz stammen muss (gilt ab 2022). Ein Fortschritt, zumindest in der Schweizer Biotierhaltung.

Klappt die Kraftfutterdiät auch global?

Global wäre so ein Szenario, also keinerlei Lebensmittel mehr als Futtermittel einzusetzen, allerdings nur machbar, wenn Schluss wäre mit der Massentierhaltung, vor allem bei Schweinen und Hühnern. Dies setzt wiederum einen deutlich geringeren Fleischkonsum voraus. In den Berechnungen aus dem Projekt *Food not Feed* wird eine Verminderung des Fleischverzehrs von 110 Gramm auf 26 Gramm täglich vorgeschlagen. Das ist weniger, als die Experten der EAT-Lancet-Kommission für die Planetary Health Diet ansetzen (etwa 43 Gramm täglich).

Aber warum das Szenario nicht einmal weiterdenken? Die Gesamt-Eiweißzufuhr wäre bei 26 Gramm Fleisch in Kombination mit pflanzlichen Proteinlieferanten fast identisch (77 Gramm aktuell bzw. 78 Gramm bei *Food not Feed* pro Person und Tag). Der Anteil an pflanzlichem Eiweiß würde deutlich steigen, nämlich von 66 Prozent auf 89 Prozent. Ich finde, das ist ein erfolgversprechendes und wichtiges Szenario, das eine Umsetzung verdient! So weiter zu machen wie bisher ist jedenfalls keine Alternative, wie die Ausführungen in diesem Kapitel klar zeigen.

DIE UMWELT SCHONEN, DEN PLANETEN ERHALTEN

Pflanzliche Bioernährung muss nicht teurer sein

„Das ist ja alles gut und richtig. Aber eine pflanzenbasierte Ernährung mit vielen Biolebensmitteln ist doch viel teurer als das herkömmliche Essen. Wer kann sich das leisten?", sagen Sie jetzt vielleicht. Das kann so sein, muss aber nicht. Werden Fleisch, Wurstwaren, Geflügel und Fisch selten bis gar nicht mehr eingekauft, lässt sich nämlich viel Geld sparen, ergab eine italienische Studie. Auf den Prüfstand kamen verschiedene optimierte Kostformen, die mit der tatsächlichen Ernährung von 104 jungen Leuten im Alter zwischen 18 und 20 Jahren verglichen wurden. Diese Zielgruppe ist oft knapp bei Kasse, und so stellte sich die spannende Frage, ob sie sich gesundes, klimafreundliches Essen leisten können. Mit einer üblichen Kost verglichen wurden daher eine gesundheitlich und ökologisch optimierte Ernährung mit einem minimalen CO_2-, Wasser- und ökologischen Fußabdruck (das sind alle Land- und Wasserflächen, die benötigt werden, um natürliche Rohstoffe zu regenerieren und Abfälle aufzunehmen) und eine Kost, die sowohl gesund und ökologisch als auch preiswert ist, also nur geringe Lebensmittelkosten pro Woche mit sich brachte. Da weder Fleisch noch Fisch eingekauft wurden, erhöhte sich in beiden Ernährungskonzepten die Menge an Gemüse, Obst, Getreide, Hülsenfrüchten, Nüssen und Samen. Dadurch reduzierte sich nicht nur der CO_2-Fußabdruck um mehr als 50 Prozent. Auch der ökologische Fußabdruck verringerte sich um 25 Prozent und der Wasserfußabdruck um etwas weniger als zehn Prozent. Die jungen Erwachsenen hatten täglich sogar rund 90 Prozent mehr Nahrungsenergie (etwa 2740 Kilokalorien) zur Verfügung (was gut war, denn bislang hatten sie mit rund 1430 Kilokalorien pro Tag eher zu wenig Kalorien aufgenommen). Die ökologisch und wirtschaftlich günstige Kost war mit 40,50 Euro pro Woche sogar billiger als die Normal- oder Referenzkost (diese kostete 41,60 Euro pro Woche). Für die Ernährung, die „nur" nachhaltig war, mussten 49 Euro pro Woche bezahlt werden. Es ist also möglich, eine Menge für Klima und Umwelt zu tun, ohne dass es teuer wird. Eine gesunde und nachhaltigere Lebensmittelauswahl lässt sich also durchaus umsetzen, sie ist nicht automatisch mit höheren Kosten verbunden.

Das bestätigt auch der Blick in aktuelle Kochbücher. Eine interessante neuere Studie nahm 311 Rezepte aus neun Kochbüchern unter die Lupe – drei mit Fleischgerichten, drei vegetarische und drei vegane. Anschließend wurden die durchschnittlichen Kosten für konventionell erzeugte Lebensmittel sowie die CO_2-Emissionen berechnet, jeweils bezogen auf 2250 Kilokalorien pro Tag. Das Ergebnis überzeugt: Die fleischhaltigen Rezepte waren bei gleichem Kaloriengehalt rund 71 Prozent teurer als die vegetarischen Menüs, und die veganen Rezepte etwa 45 Prozent teurer als die vegetarischen (aber preiswerter als die Fleischgerichte). Bei den Treibhausgasen schnitten hingegen die veganen Gerichte am besten ab. Sie verbuchten gegenüber den vegetarischen Rezepten zehn Prozent weniger und gegenüber den Fleischgerichten 65 Prozent weniger Klimagasemissionen. Die höheren Kosten der veganen Optionen wurden mit den meist höheren Preisen von Fleisch- und Milchalternativen im Vergleich zu den tierischen Originalprodukten erklärt, aber auch durch den Einsatz von hochwertigen Pflanzenölen und Vollkornmehl. Die Studie zeigt jedoch auch, dass die vegane Küche nicht teurer als die vegetarische sein muss, wenn mehr Basisprodukte statt verarbeiteter Fertigprodukte eingekauft werden. Das rein pflanzliche Essen kostete zwischen 71 und 103 Euro pro Woche, das vegetarische zwischen 49 und 81 Euro und die Fleischvariante zwischen 82 und 118 Euro pro Woche und Person – bei identischem Kaloriengehalt, wohlgemerkt!

DIE UMWELT SCHONEN, DEN PLANETEN ERHALTEN

Frisch kochen ist besonders günstig

Viel Geld lässt sich sparen, wenn die Mahlzeiten frisch zubereitet werden. Fertigprodukte sind nämlich fast immer teurer. Ökologischer ist es meist auch, denn die industrielle Herstellung der Produkte, ihre Verpackung, Lagerung und Vertrieb kosten viel Energie und belasten das Klima zusätzlich durch Transporte und steigende Müllberge. Wie viel weniger es kostet, wenn Speisen selbst zubereitet werden, berechnete die Verbraucherzentrale Hamburg vor einigen Jahren im Rahmen einer Untersuchung. Sie überprüfte die Kosten für Zutaten und Energieverbrauch von 21 Fertig- und Halbfertigprodukten und 14 selbst gemachten Speisen (siehe Tabelle auf Seite 220). Bewusst wurden einfache Gerichte und Produkte ausgewählt wie Tomatensoße, Kartoffelbrei oder Pfannkuchen. Die Auswertung ergab, dass die selbst zubereiteten Speisen durchweg preisgünstiger waren als die fertig gekauften. Selbst gebackene Pfannkuchen kosteten etwa ein Drittel weniger, eine Pizza Salami weniger als die Hälfte und die eigene Tomatensoße sparte sogar 70 Prozent der Kosten gegenüber einer Fertigsoße.

Die Verbraucherschützer errechneten Preisaufschläge für Fertigkost, die bis zum Siebenfachen des Selbstgemachten ausmachten. Zusammengerechnet lagen die Kosten für die 14 hausgemachten Gerichte bei 2,60 Euro pro 100 Gramm bzw. Milliliter, während die 14 Fertigvarianten fast dreimal so viel kosteten (7,38 Euro pro 100 Gramm oder Milliliter). Auf ein Jahr hochgerechnet kamen bei täglichen Mehrkosten von drei Euro für Fertigprodukte 1065 Euro (!) zusammen – Geld, das für den Einkauf von hochwertigen, frischen Biolebensmitteln eingesetzt werden könnte.

Zwar ist die Studie schon rund zehn Jahre alt und die Preise für viele Lebensmittel sind inzwischen angestiegen, aber die Relationen bleiben: Mit selbst zubereiteten Speisen und Getränken lässt sich viel Geld sparen und somit eine klimafreundliche Bioernährung umsetzen.

Selbst kochen spart Geld: Kosten von hausgemachten Speisen und Fertigprodukten

Kosten pro 100 g bzw. 100 ml Lebensmittel		
Speisen	Hausgemacht	Fertigprodukte
Melone, frisch	0,06 €	0,45 €
Karotte, geschnitten	0,10 €	0,52 €
Kaffeegetränk	0,18 €	0,77 €
Marmorkuchen	0,14 €	0,57 €
Tomatensoße	0,18 €	0,56 €
Schlagsahne	0,20 €	0,62 €
Pfannkuchen	0,12 €	0,33 €
Salatdressing	0,18 €	0,50 €
Ofengratin	0,27 €	0,63 €
Pizza Salami	0,34 €	0,78 €
Grillkartoffeln	0,25 €	0,55 €
Überbackenes Baguette mit Champignons	0,26 €	0,56 €
Schokoladenpudding	0,19 €	0,33 €
Kartoffelpüree	0,13 €	0,19 €

(Quelle: Verbraucherzentrale Hamburg 2011)

Die Zukunft heißt plant-based!

Die derzeitige fleischlastige Ernährung mit all den genannten negativen Folgen hat keine Zukunft – das ist offensichtlich. Die Auswirkungen auf Gesundheit, Klima und Umwelt sind unübersehbar und die Tierhaltung selbst gerät immer mehr in die Kritik. Auch wenn sich die weltweite Produktion von immer mehr tierischen Lebensmitteln zunächst fortsetzen wird, reift langsam die Erkenntnis, dass die Befriedigung des weltweit steigenden

DIE UMWELT SCHONEN, DEN PLANETEN ERHALTEN

Fleischhungers nicht durch einen weiteren Ausbau der intensiven Tierhaltung realisiert werden kann. Bis zum Jahr 2050 sind fast zehn Milliarden Menschen zu ernähren! Doch schon jetzt werden pro Jahr sage und schreibe 80 Milliarden Tiere (ohne Fische!) geschlachtet! Auch um die Klimaziele zu erreichen, ist eine drastische Reduzierung des Fleisch- und Milchkonsums erforderlich. Die Umstellung der globalen Ernährung auf eine pflanzenbasierte Kost könne maßgeblich dazu beitragen, die Risiken des Klimawandels abzumildern, heißt es in einem Sonderbericht des Weltklimarats IPCC. Er empfiehlt zudem politische Maßnahmen zur Verringerung des Fleischkonsums, um die Erderwärmung auf maximal 1,5 Grad Celsius zu begrenzen. Unserer Gesundheit würde viel weniger Tierisches ebenfalls guttun und es würde zu mehr weltweiter Nahrungsgerechtigkeit führen (siehe ab Seite 198).

Obwohl die Fakten seit Langem bekannt sind: Endlich werden die Zusammenhänge auch von politischer Seite anerkannt und Lösungen angegangen. Schon Anfang der 1980er-Jahre hatten meine Kollegen, die Ernährungswissenschaftler Prof. Claus Leitzmann, Dr. Karl von Koerber und Thomas Männle, an der Universität Gießen eine ganzheitliche Betrachtung der Ernährung gefordert. Die von ihnen auf wissenschaftlicher Basis entwickelte und bis heute populäre Gießener Vollwert-Ernährung betonte schon immer die gleichrangige Bedeutung der Ernährung für Gesundheit, Umwelt, Wirtschaft und Gesellschaft und leitete daraus Ernährungsempfehlungen ab. In den sieben Grundsätzen der Gießener Vollwert-Ernährung stehen der Konsum überwiegend pflanzlicher Lebensmittel und die deutliche Einschränkung tierischer Produkte ganz oben (siehe Kasten auf Seite 222). Übrigens haben sich die Ernährungsempfehlungen der DGE in diesen rund 40 Jahren den bereits damals formulierten Grundsätzen der Vollwert-Ernährung immer mehr angenähert. Das ist eine späte Ehrung der Vollwertpioniere. Das Bessere setzt sich am Ende immer durch!

> **Die sieben Grundsätze der Vollwert-Ernährung**
> Die Gießener Vollwert-Ernährung beachtet neben den gesundheitlichen Aspekten des Essens und Trinkens auch die Umwelt-, Wirtschafts- und Sozialverträglichkeit. Für die Praxis wurden sieben Grundsätze formuliert, auch Gießener Formel genannt:
> 1. Genussvolle und bekömmliche Speisen
> 2. Bevorzugung pflanzlicher Lebensmittel (überwiegend laktovegetabile Kost)
> 3. Bevorzugung gering verarbeiteter Lebensmittel – reichlich Frischkost
> 4. Ökologisch erzeugte Lebensmittel
> 5. Regionale und saisonale Erzeugnisse
> 6. Umweltverträglich verpackte Produkte
> 7. Fair gehandelte Produkte

Nachhaltige Ernährung wird jetzt politisch

Leider ist aber seit damals viel wertvolle Zeit ins Land gegangen: Erst im Jahr 2020 legte der Wissenschaftliche Beirat für Agrarpolitik, Ernährung und gesundheitlichen Verbraucherschutz (WBAE) beim Ernährungs- und Landwirtschaftsministerium ein entsprechendes Gutachten vor, wenn auch ein sehr bedeutsames. In dem Papier *Politik für eine nachhaltigere Ernährung: Eine integrierte Ernährungspolitik entwickeln und faire Ernährungsumgebungen gestalten* geht es erstmals um nicht weniger als die Verknüpfung der „Big Four", also von Gesundheit, Umwelt, Sozialem und Tierwohl.

Die Wissenschaftlerinnen und Wissenschaftler dahinter fordern zwar lediglich eine nachhaltig*ere* Ernährung, konkret „eine dringend notwendige gesamtgesellschaftliche Transformation zu einer deutlich pflanzenbasierteren Ernährung". Doch diese klaren Worte sind für mich bahnbrechend, weil sie von einem offiziellen Beirat der Regierung kommen. Das Gutachten sieht erheblichen Handlungsbedarf in allen vier Bereichen und hat auch entsprechende Maßnahmen für die Umsetzung formuliert.

DIE UMWELT SCHONEN, DEN PLANETEN ERHALTEN

Diese nachhaltigere Ernährung …
- soll zu einer höheren Lebenserwartung, mehr gesunden Lebensjahren und mehr Wohlbefinden für alle beitragen (Aspekt Gesundheit).
- soll soziale Mindeststandards entlang der Wertschöpfungskette gewährleisten (Aspekt Soziales).
- muss umwelt- und klimaschätzend sein und somit zu den mittel- und langfristigen Nachhaltigkeitszielen Deutschlands passen (Aspekt Umwelt).
- soll mehr Tierwohl unterstützen und den sich wandelnden ethischen Aspekten der Gesellschaft gerecht werden (Aspekt Tierwohl).

Mit der Ausgestaltung eines gesunden, klimaschonenden, sozial und tiergerechten Essens beschäftigt sich inzwischen auch die DGE. Mitte 2021 legte sie ebenfalls zum ersten Mal eine ausführliche Stellungnahme zur nachhaltigeren Ernährung vor. Darin geht es unter anderem um die Zusammenführung aller Big-Four-Aspekte. Zwar steht bei der DGE auch weiterhin die gesundheitliche Seite der Ernährung im Vordergrund. Um eine nachhaltigere Kost umfassender zu realisieren, werden nun aber bei allen Aktivitäten „künftig auch explizit die Zieldimensionen Umwelt, Soziales und Tierwohl berücksichtigt", schreibt die DGE in ihrem Positionspapier. Das finde ich sehr gut, denn eine der Haupttätigkeiten der DGE ist die Ausgestaltung der „offiziellen" Ernährungsempfehlungen in Deutschland. Diese rieten zwar bislang schon zu reichlich Gemüse, Obst und Vollkorn und zugleich zu einem maßvollen Konsum von tierischen Produkten. Bisher musste man Hinweise zu Nachhaltigkeitsaspekten allerdings mit der Lupe suchen, denn sie verstecken sich auf den Onlineseiten der *10 Regeln der DGE für eine vollwertige Ernährung*. Bei den einzelnen Regeln gibt es schon Hinweise zur Umwelt, die Aspekte Soziales und Tierwohl wurden jedoch nicht eigens formuliert. Aber was nicht ist, kann ja noch werden.

KAPITEL 4

Industrie mischt massiv mit bei Pflanzenfood

Bei bewusst lebenden Verbraucherinnen und Verbrauchern, Bioerzeugern und Ökofachhändlern sitzt die Nachhaltigkeit beim Essen seit Langem mit am Tisch, sie ist also Bestandteil des täglichen Handelns. Seit einiger Zeit springen nun auch konventionelle Erzeuger, Food- und Handelskonzerne, ja praktisch alle Akteure der Lebensmittelkette, auf den „pflanzlichen Zug" auf. Zwar hätten die wenigsten internationalen Foodkonzerne bereits komplette Konzepte in der Tasche, um nachhaltig „grüner" zu werden, schreibt das kollaborative Investorennetzwerk FAIRR in einem Bericht über Investitionsrisiken und -chancen in nachhaltige Lebensmittelsysteme. Die Unternehmen haben also noch keine Vorgaben zur Verfolgung, Berichterstattung und Reduzierung der Emissionen in der Lieferkette oder auch zur Verbesserung der Nachhaltigkeit bei Nutztieren in ihrer Firmenpolitik etabliert. Doch sechs internationale Foodgiganten – die Firmen Tesco, Marcs & Spencer (M&S), Walmart, General Mills, Unilever und Nestlé – haben sich immerhin schon zum Ziel gesetzt, ihre Emissionen in der Lieferkette und auch in der Landwirtschaft deutlich zu reduzieren. M&S, Nestlé

> **Wachstumsmarkt Fleischersatz**
> Die Nachfrage nach Alternativprodukten zu Fleisch hat in den letzten Jahren stetig zugenommen. So stieg laut Heinrich-Böll-Stiftung die Produktionsmenge an Fleischersatzprodukten in Deutschland vom 1. Quartal 2019 bis zum 1. Quartal 2020 von 14 700 Tonnen auf 20 000 Tonnen – das sind 37 Prozent Zuwachs. Der globale Umsatz mit pflanzenbasierten Fleischersatzprodukten betrug 2017 bereits 4,6 Milliarden US-Dollar. Die Prognosen gehen davon aus, dass er in den kommenden Jahren weiter rasant zunehmen wird, nämlich um 20 bis 30 Prozent – jährlich!

und Unilever sprechen sich sogar dafür aus, dass eine deutliche Verringerung des Fleisch- und Milchkonsums notwendig sei, um den persönlichen Klimafußabdruck zu vermindern – zugunsten von mehr pflanzlichem Protein. So hat sich Tesco auf die Fahnen geschrieben, die landwirtschaftlichen Emissionen für die eigenen Produkte bis zum Jahr 2030 um 15 Prozent zu senken. Zudem beschäftigt das Unternehmen bereits einen eigenen Direktor für pflanzliche Innovation – und hat Nachhaltigkeit somit zur Chefsache gemacht. Unter seiner Leitung hatte Tesco 2018 rund 20 pflanzliche Fertiggerichte unter der Marke Wicked Kitchen entwickelt und bietet diese nun in den Märkten an. Die neuen Produkte sollen nicht nur reine Pflanzenesser überzeugen, sondern ganz besonders auch Verbraucherinnen und Verbraucher ansprechen, die bisher nicht (komplett) vom Fleisch lassen konnten.

Protein im Fokus

Bei all den Innovationen ist immer wieder vor allem von Protein, also Eiweiß, die Rede. Da dies ohne Frage ein wichtiger Nährstoff ist und man ihn zukünftig verstärkt mithilfe von Pflanzen zur Verfügung stellen möchte, werden derzeit alle möglichen alternativen Proteinquellen diskutiert und erschlossen. Dazu zählen altbewährte pflanzliche Lebensmittel wie Hülsenfrüchte und Getreide, aber auch daraus isolierte Eiweiße wie Erbsen-, Lupinen- und Sojaprotein.

Vor allem proteinhaltige Fleischalternativen sind ein Riesenthema. Neben Sojageschnetzeltem, Lupinenwürstchen und Seitansteaks, die es schon lange gibt, stehen die Zeichen jetzt zunehmend auf In-vitro-Fleisch, auch Laborfleisch, kultiviertes Fleisch oder „Clean Meat" genannt. Für dessen Herstellung wird lebenden Tieren Gewebe entnommen und bestimmte Zellen (entweder Stammzellen oder Muskelzellen) werden vom restlichen Gewebe abgetrennt. Dann werden sie in einem Bioreaktor mithilfe einer Nährlösung vermehrt. Als Nährmedium wird bisher meist noch fetales Kälberserum verwendet, jedoch wird bereits an pflanzlichen und synthetischen Alternativen dazu geforscht. Sehr pressewirksam servierte im Jahr 2013 der Pharmakologe Prof. Mark Post von der Universität Maastricht den ersten im Labor gezüchteten Burger auf Basis von Rinderstammzellen. Das erste kultivierte Burgerpatty kostete allerdings stolze 250 000 Euro. Zwar wird seit Jahren von unterschiedlichen Start-ups – in die auch globale (Nahrungsmittel-)Konzerne wie Cargill oder Nestlé massiv investieren – die Marktreife von In-vitro-Fleischprodukten zu vertretbaren Preisen angekündigt. Doch noch ist es dazu, zumindest in Europa, nicht gekommen. Immerhin: In Singapur sind „unblutige" Chicken Nuggets des kalifornischen Unternehmens Eat Just seit Dezember 2020 zugelassen und auf dem Markt.

Fleischersatz entsteht zukünftig auch mithilfe der Fermentation. Dabei werden pflanzliche oder tierische Eiweiße mithilfe von Mikroorganismen so verändert, dass ganz neue Konsistenzen und

Nicht Fisch, nicht Fleisch, aber Insekt
Eine weitere Fleischalternative, die in Europa bisher noch wenig Anklang gefunden hat, sind Insekten. In anderen Teilen der Welt, vor allem in Asien, Afrika und Mittelamerika stellen sie hingegen traditionell einen festen Bestandteil des Speiseplans dar. Es werden zwar schon Insekten als Lebensmittel in der EU verkauft, jedoch sind erst zwei Insektenarten als „Novel Food" in der EU zugelassen – die Larve des Mehlkäfers und die Wanderheuschrecke – und die wissenschaftliche Bewertung der europäischen Lebensmittelbehörde EFSA ist noch nicht abgeschlossen. Vermutlich werden sich, zumindest in Europa, eher die pflanzlichen Fleischalternativen durchsetzen, denn sowohl gegen Insekten („Ekelfaktor") als auch In-Vitro-Fleisch („Frankenfood") gibt es seitens der Verbraucherinnen und Verbraucher noch viele Vorbehalte. Außerdem kommen beide letztlich ohne Tiere nicht aus.

Aromen in Richtung Fleisch entstehen. Auch Insekten als Fleischersatz sind immer wieder ein Riesenthema (siehe Kasten links).

Big Business ohne Muh

Die großen Lebensmittelhersteller wollen sich das Geschäft mit dem Pflanzenprotein nicht entgehen lassen. Sie kaufen deshalb zunehmend Pioniere oder etablierte Anbieter von pflanzlichen und alternativen Proteinprodukten auf. Damit möchten sie ihr Portfolio an tierfreien Alternativen erweitern und sich Know-how aneignen. So übernahm der Lebensmittelkonzern Danone 2017 die Firma The WhiteWave Foods Company für 12,5 Milliarden US-Dollar. WhiteWave Foods war ein führender globaler Hersteller von pflanzlichen Lebensmitteln und Getränken. Mit im Einkaufskorb lag der bekannte Hersteller von Milchalternativen Alpro, zu dem auch die Biomarke Provamel gehört. So möchte das vor allem durch seine Milchprodukte bekannte Unternehmen Danone seine Präsenz am Markt für Pflanzenmilchprodukte stärken. Das US-amerikanische Unternehmen Campbell Soup Company übernahm Pacific Foods, den Hersteller von haltbaren Bio-Milchersatzprodukten, und legte 2017 dafür 700 Millionen US-Dollar auf den Tisch. Das kanadische Fleischunternehmen Maple Leaf Foods erwarb gleich zwei Pflanzenfirmen: Light Life, einen Hersteller von pflanzlichen Hot Dogs und Burgern, und Field Roast, einen Anbieter von pflanzenbasierten Fleisch- und Käsealternativen.

Veggiealternativen im Kommen

Doch Foodkonzerne beteiligen sich zunehmend auch an Startups – um von ihnen zu lernen und um die Konkurrenz unter Kontrolle zu halten. So investierten die Lebensmittelgiganten Cargill und Tyson Foods in das Kulturfleisch-Start-up Memphis Meat (heute Upside Foods). Der pflanzliche Foodmarkt wird also zunehmend dynamischer und vielfältiger. Laut der Trendanalyse *Fleisch der Zu-*

KAPITEL 4

kunft des Umweltbundesamtes produzierten 2019 in Deutschland rund 50 Firmen über 60 verschiedene vegane und vegetarische Lebensmittelmarken. Im Jahr 2019 betrug der Produktionswert von Fleischalternativen fast 273 Millionen Euro. Im Vergleich zum Vorjahr, in dem diese Daten zum ersten Mal auch amtlich erhoben wurden, hat sich die Produktionsmenge um 37 Prozent gesteigert!

Immer noch wird viel mehr Fleisch als „Vleisch" gegessen. Doch während der pflanzliche Genussmarkt wächst und gedeiht, gibt es bei Fleisch und Fleischwaren seit Jahren nur leichte Auf- und Abwärtsbewegungen. Allerdings bewegt sich das auf einem deutlich höheren Niveau als bei den Alternativen: Rund 40 Milliarden Euro betrug der „fleischige" Produktionswert 2019 in Deutschland laut Statistischem Bundesamt, also mehr als hundertfünfzigmal so viel wie beim Pflanzenfleisch. Noch …

Diese und andere Zahlen belegen, dass die Bewegung weg von Fleisch, Milchprodukten und Eiern hin zu Pflanzlichem in vollem Gange und unumkehrbar ist. Ein positives Beispiel ist für mich das Unternehmen Rügenwalder Mühle. Der etablierte Wursthersteller macht seit Sommer 2020 mehr Umsatz mit pflanzlichen Fleischalternativen als mit dem angestammten Wurstsortiment! Legendär ist der Ausspruch des ehemaligen Geschäftsführers Christian Rauffus: „Die Wurst ist die Zigarette der Zukunft", womit er das zunehmende Imageproblem der Wurst- und Fleischbranche zur Sprache bringen wollte.

Tatsächlich ist die Welt bereit für Veggiealternativen: Das zeigte mir einer meiner seltenen Besuche beim Discounter Lidl im Mai 2019, als Lidl erstmals den veganen Beyond-Meat-Burger deutschlandweit zum Discountpreis anbot. Auch ich wollte das Erbsenpatty probieren und legte morgens auf dem Rückweg von der Schule unseres Ältesten einen Stopp bei Lidl ein. Doch zu früh gefreut! Bereits nach wenigen Minuten, so der Verkäufer, war der vorhandene Beyond-Meat-Bestand ausverkauft. Zwei Wochen später wiederholte Lidl die Aktion. Inzwischen gibt es dort und auch bei anderen Lebensmittelketten sogar eine Eigenmarke für vegane

Produkte: Von Fleisch-, Milch- und Käsealternativen bis hin zu rein pflanzlichen Pizzen oder Eiscreme ist dort die ganze Palette zu finden. Das würden die Discounter ganz sicher nicht machen, wenn „vegan" ein Ladenhüter wäre.

Milch ohne Kuh – der Renner

Eine weitere Erfolgsstory ist Pflanzenmilch. „Pflanzenbasierte Alternativen mischen den Markt auf", titelte die Bank ING-DiBa in einem Bericht über den Börsengang veganer Lebensmittelhersteller im vergangenen Jahr. Anfang 2021 betrug der Anteil pflanzlicher Milchalternativen im US-Einzelhandel bereits 14 Prozent, in Europa lag er bei zehn Prozent. Die Bank prognostiziert den Milchalternativen dort einen Umsatz von drei bis fünf Milliarden Euro bis zum Jahr 2025. Auf dem globalen Markt wird der Umsatz laut Marktforscher Research and Market bis 2024 auf 38 Milliarden US-Dollar ansteigen. Die ING-DiBa betont: „Der abnehmende Milchkonsum und der Zuwachs an pflanzenbasierten Milchalternativen zeigen deutlich, dass die Ära der Milch als unangefochtenes Grundnahrungsmittel hinter uns liegt – zumindest im westlichen Markt."

Tatsächlich sind kuhfreie Milchalternativen global bei Verbraucherinnen und Verbrauchern ein Thema, denn in Europa und den USA werden sie inzwischen von mehr als der Hälfte ausschließlich oder zumindest zusätzlich zur Kuhmilch gekauft, wie der Lebensmittelhändler Cargill in einer Untersuchung ermittelte. In Lateinamerika sowie in der Region Asien-Pazifik ist der Anteil sogar noch größer (auch weil es dort mehr Laktoseunverträglichkeit gibt als bei uns).

Dass die Pflanzenmilch kein Nischenprodukt mehr ist, zeigt auch die Bewegung an der Börse. Mitte 2021 ging der schwedische Hafermilch-Pionier Oatly an die US-Technologiebörse Nasdaq und wurde beim Einstieg mit zehn Milliarden US-Dollar bewertet. In der Woche nach dem Börsengang stieg der Kurs um 30 Prozent. Zwar hat er inzwischen etwas nachgelassen, aber der Appetit auf Pflanzliches geht weiter. Beyond Meat und Tattooed Chef, beides Anbieter von Fleischersatz, sind inzwischen börsennotiert. Dreistellige Wachstumsraten machen ihnen Appetit auf mehr.

Diskriminierung der pflanzlichen Milch
Während in den USA Mandeldrinks am populärsten sind, greifen Europäer bevorzugt zu Sojamilch. Bei uns in Deutschland stehen hingegen Haferdrinks mittlerweile auf Platz eins der Umsätze mit Pflanzenmilch. Offenbar sind sie für viele hiesige Konsumentinnen und Konsumenten als heimisches, zumindest europäisches Produkt die beste pflanzliche Alternative.

Doch der Genuss wird durch die meist höheren Preise der Pflanzenmilch getrübt. Das liegt nicht etwa daran, dass die Rohstoffe teurer sind oder die Herstellung besonders aufwendig ist. Es sind eher politische Gründe. So wird die Tierhaltung (und damit indirekt auch die Produktion von Kuhmilch) seitens der EU mit Milliarden Euro jährlich subventioniert. Außerdem ist Milch ein Massenprodukt, das immer profitabler ist als die Produktion (im Vergleich dazu) kleinerer Mengen an Pflanzenmilch. Doch es kommt noch heftiger: In Deutschland zahlen Verbraucherinnen und Verbraucher auf Pflanzendrinks den vollen Mehrwertsteuersatz von 19 Prozent. Für Kuhmilch wird hingegen nur die reduzierte Mehrwertsteuer für Grundnahrungsmittel von sieben Prozent fällig. Das führt zur Diskriminierung der Pflanzenmilch, denn manche Konsumenten können (oder wollen) sich die im Vergleich zu Kuhmilch höheren Kosten für einen Hafer- oder Mandeldrink dann nicht leisten. Übrigens werden in vielen europäischen Ländern, wie Belgien, Dänemark, Frankreich oder den Niederlanden, Sojadrink und Kuhmilch identisch besteuert. Es geht also, wenn man will.

Und weiter geht es mit der Diskriminierung. Wussten Sie, dass die Bezeichnung „Milch" nicht für die pflanzlichen Alternativen erlaubt ist? „Milch" darf sich laut Gesetzeslage nur der weiße „Saft" von Kuh, Schaf und Ziege nennen. Alles also, was „durch ein- oder mehrmaliges Melken" aus der „normalen Eutersekretion" gewonnen wird, gilt als Milch, heißt es in der maßgeblichen EU-Verordnung 1308/2013. Das betrifft auch andere Lebensmittel von der Kuh, etwa Butter, Käse oder Joghurt. Pflanzliche Alternativen dürfen daher keine Namensbestandteile wie „Butter" oder „Käse" tragen. Vorübergehend waren sogar weitere Einschränkungen geplant. Es sollte zusätzlich auch ein Verbot für Bezeichnungen wie „sahnige Konsistenz", „wie Butter" oder „Milchersatz" geben, aber auch Verpackungen für Pflanzendrinks und Haferjoghurts, die von ihrer Aufmachung her eine Ähnlichkeit mit Produkten aus Kuhmilch haben, sollten nicht mehr erlaubt sein.

Das hatten unter anderem die Agrarverbände gefordert. Doch zum Glück kamen sie damit nicht durch. Das geplante Gesetz wurde im Mai 2021 vom EU-Parlament abgelehnt (offenbar haben der Protest von fast 100 Unternehmen und Organisationen sowie rund 500 000 Unterschriften dagegen etwas gebracht). Gut so, denn der weiteren Verbreitung von pflanzlichen Lebensmitteln hätte dies massiv geschadet. Übrigens dürfen auch Veggieburger, Seitansteaks oder Lupinenwürstchen weiter so heißen. Das EU-Parlament hatte sich bereits im Oktober 2020 dagegen entschieden, fleischbezogene Begriffe für die pflanzlichen Alternativen zu verbieten. Es kommt offenbar doch recht selten vor, dass echte Fleischesser durch ein Tofuschnitzel hinters Licht geführt werden. Übrigens habe ich auch noch nie versehentlich mit unserer Scheuermilch gekocht oder die Sonnenmilch in den Kaffee geschüttet. Auch dass Fleischkäse keinen Käse enthält, wissen Sie natürlich ... Ich wollte es nur einmal gesagt haben.

Gesucht: Gute Fisch- und Käsealternativen

Um noch mehr Fans für pflanzliche Lebensmittel zu gewinnen, müssen die Produkte noch vielfältiger werden. Zwar empfehle ich immer, naturbelassene pflanzliche Lebensmittel wie Gemüse, Getreide, Hülsenfrüchte und Nüsse zu bevorzugen und verar-

KAPITEL 4

beitete Fleischalternativen nur in Maßen zu verwenden. Doch Fleisch- und Käsealternativen können zum einen „eingefleischten" Menschen beim Umstieg von einer herkömmlichen fleischreichen Ernährung hin zu vegetarischem oder rein pflanzlichem Essen helfen. Zum anderen bieten sie auch erfahrenen Pflanzenköstlern eine attraktive Erweiterung des Speiseplans, wenn gewünscht.

Im Mai 2021 gab es darum eine große Onlinekonferenz, die New Food Conference. Mehr als 400 Teilnehmerinnen und Teilnehmer aus aller Welt diskutierten unter anderem darüber, wie dem pflanzlichen Essen zu noch mehr Akzeptanz verholfen werden könne, wie sich also noch mehr Konsumenten davon überzeugen lassen, den Anteil an tierfreien Lebensmitteln zu erhöhen und diese im Rahmen der täglichen Mahlzeiten einzusetzen. Ein Ergebnis war, dass nur gute Geschmackserlebnisse sowie eine große Vielfalt und Auswahl die Menschen überzeugen werden. Die Teilnehmer der New Food Conference arbeiteten auch wichtige Trends heraus, die ich nennen möchte, weil sie sehr gut zeigen, wohin die Reise gehen wird.

Betont wurde die dringende Notwendigkeit, Fleisch, Milch und Eier aus der Wertschöpfungskette zu streichen. Aber nicht nur zum Schutz des Klimas, sondern auch, um potenziellen Pandemien keine Chance zu geben (siehe Kasten auf Seite 200). Eine Studie der Unternehmensberatung Kearney kommt zu dem Schluss, dass bis zum Jahr 2030 etwa ein Drittel der „echten" Fleischwaren durch Alternativen ersetzt sein wird. Das werde aber nur der Fall sein, wenn die neuen Produkte wirklich gut schmecken. Sie müssen an gewohnte Geschmackserlebnisse andocken und sich ähnlich wie das vertraute Essen zubereiten lassen. Nur dann seien die Konsumenten bereit, den pflanzenbasierten Umschwung zu vollziehen.

Ausgebaut werden müsse vor allem auch das Angebot an Fischalternativen. Aktuell sei es noch sehr dünn und auch nicht immer schmackhaft, lautet ein weiteres Fazit, das ich nur bestätigen kann. Weltweit tüfteln Start-ups darum an weiteren Alternativen. Anfangs waren Fischersatzprodukte teilweise kaum mehr als aromatisiertes verdicktes Wasser. Basis der neuen Generation an Fischalternativen sind unter anderem pflanzliche Proteine und Zellkulturen, die wie Fisch und Meeresfrüchte schmecken. Oder es werden verschiedene pflanzliche Produkte zu einer essbaren Flüssigkeit vermischt, die wie Tinte in einen 3-D-Drucker kommen und anschließend Lachsalternativen ergeben. Die Firma Revo Foods aus Wien etwa vermischt unter anderem Algenextrakte, Raucharomen, Erbsenprotein, pflanzliche Öle und Rote Bete. Das Ergebnis sieht tatsächlich aus wie Lachs. Ob es auch bei Fischessern ankommt, bleibt abzuwarten, denn die Produkte sind erst seit Kurzem in Österreich auf dem Markt. Schon länger gibt es hingegen fischfreie „Fisch"stäbchen aus Tofu, Gemüse, Jackfrucht oder Bohnen. Oder „Lax" auf Basis von eingelegten, mit Flüssigrauch gewürzten Karottenstreifen. Laut Smart Protein Project hat sich der Umsatz mit pflanzenbasierten Fischalternativen in Deutschland von 2018 bis 2020 mehr als versiebenfacht.

Auch beim alternativen Käse ist offenbar noch Luft nach oben. „Wir müssen den Cheese-Code knacken", sagte eine Vertreterin von ProVeg im Rahmen einer Konferenz zu Pflanzenprotein. Eine Untersuchung von über 6000 „pflanzenaffinen" Verbraucherinnen und Verbrauchern in neun europäischen Ländern, die ProVeg in Auftrag gegeben hatte, ergab: Pflanzenbasierter Käse steht auf Platz eins der Wunschliste, wenn es um neue Alternativprodukte im Supermarkt geht. Dem kann ich nur zustimmen. Käsealternativen, besonders zu Hartkäse, sind teilweise noch nicht sehr attraktiv, manche schmecken fad oder künstlich und lassen sich oft nicht wie gewohnter Käse nutzen. Einzelne Alternativprodukte zeigen aber, dass es geht. Am weitesten sind Käsealternativen, die an Weichkäse erinnern. Sie sind schlau gemacht, denn sie werden im Prinzip wie herkömmlicher Käse mithilfe von Mikroorganismen hergestellt, nur eben mit pflanzlichen Rohstoffen. Eine Masse aus Cashewkernen beispielsweise wird mit den üblichen Schimmelkulturen für Camembert oder Roquefort versetzt und fermentiert. Solche Käsealternativen sind geschmacklich hervorragend und auch optisch kaum von herkömmlichem Käse zu unterscheiden. Aufgrund der teuren Rohstoffe, die wie Cashewkerne von weit herkommen, und des hohen Anteils an handwerklicher Arbeit sind sie allerdings eher etwas für besondere Anlässe – so wie das früher mit vielen tierischen Lebensmitteln war.

Eine gute Auswahl an Ei-Ersatz gibt es hingegen schon. Mithilfe von flüssigen Produkten und solchen in Pulverform aus Erbsen, Kartoffeln, Lupinen oder Mungbohnen lassen sich problemlos Kuchen backen, Omeletts braten oder Rührei herstellen.

Kann Bio die Welt ernähren?

Doch so positiv der Trend zu Lebensmitteln aus Pflanzen ist, ob aus Haferflocken, Cashew, Soja oder Kichererbsen, aus Proteinkonzentraten oder aus Eiweißisolaten – auch die Ausgangsstoffe, also die landwirtschaftlichen Rohstoffe, müssen gesund sein, und zwar für Mensch und Umwelt. Wenn plant-based die Kostform der Zukunft ist, müssen die dazugehörigen Lebensmittel nachhaltig angebaut werden – ohne Agrochemikalien wie Pestizide und synthetische Düngemittel, mithilfe guter Fruchtfolge, Förderung des Humusaufbaus und in Kreislaufwirtschaft, wie es die Biolandwirte bereits vormachen. Darum reicht allein das Umschwenken auf plant-based nicht aus. Auch die Basis muss stimmen.

Doch noch ein anderer Aspekt ist wichtig. Wächst die Bevölkerung bis 2050 weltweit auf fast zehn Milliarden Menschen, wie prognostiziert wird, und wird weiter gegessen wie bisher oder gar noch mehr Fleisch konsumiert, reichen die Erträge aus der Landwirtschaft nicht mehr aus, um alle Menschen satt zu bekommen. Daher stellt sich die grundsätzliche Frage, ob der ökologische Landbau mit seinen meist geringeren Erträgen pro Hektar und dem dadurch höheren Flächenbedarf überhaupt in der Lage wäre, alle Menschen weltweit zu ernähren. Eine Studie unter Leitung des Forschungsinstituts für Biologischen Landbau

(FiBL) in der Schweiz ging dieser Frage 2017 nach. Sie kam zu dem Ergebnis, dass dies möglich ist, jedoch nur unter bestimmten Bedingungen. Anhand eines Modells wurde gezeigt, dass die vorhandene landwirtschaftliche Fläche selbst bei Umstellung auf 100 Prozent Ökolandbau nicht nur ausreichen würde, sondern dass der Landbedarf sogar etwas geringer wäre als im Referenzszenario mit null Prozent Bio. Allerdings nur dann, wenn sich drei Dinge grundlegend ändern:

- Der Konsum tierischer Lebensmittel wie Fleisch, Wurst, Milch und Käse müsste drastisch reduziert werden.
- Der Einsatz von Kraftfutter in der Tiermast müsste sinken – was bei reduziertem Fleisch- und Milchgenuss ja der Fall wäre.
- Die globalen Lebensmittelverluste auf dem Acker, nach der Ernte, im Handel und in den Küchen müssten halbiert werden.

Es hängt also von der Art der Tierfütterung, unserem Essverhalten und dem Umgang mit wertvollen Lebensmitteln ab, ob Bio die Welt ernähren könnte. Gut für die Umwelt wäre es, und für die Gesundheit auch!

Besser nachhaltig ackern

Die aktuelle Forschung zeigt, dass eine pflanzenbasierte Ernährung eine der wichtigsten Stellschrauben für eine nachhaltigere Ernährung ist. Deshalb wurde, wie bereits erwähnt, der Wissenschaftliche Beirat für Agrarpolitik, Ernährung und gesundheitlichen Verbraucherschutz (WBAE) beim Bundesministerium für Ernährung und Landwirtschaft mit einem Gutachten beauftragt, das eine zukunftsfähige Ernährung zum Ziel hat. Für eine Transformation des Ernährungssystems sind laut dem 2020 veröffentlichten Gutachten vier Nachhaltigkeitsdimensionen von Bedeutung – die „Big Four" Gesundheit, Soziales, Umwelt und Tierwohl. Eine nachhaltige Ernährung soll also nicht nur die Umwelt schützen, sondern auch die Gesundheit der Menschen fördern sowie

KAPITEL 4

Tierwohl und soziale Mindeststandards entlang der Wertschöpfungskette berücksichtigen. Für die Umsetzung hat der WBAE neun Empfehlungen für eine nachhaltigere Ernährung formuliert. Diese raten zur Verringerung des Konsums tierischer Produkte, empfehlen eine gesündere Kita- und Schul- sowie Gemeinschaftsverpflegung, Preisanreize für nachhaltiges, gesundes Essen und die Verminderung von Ernährungsarmut. Zudem empfehlen sie die Förderung des ökologischen Landbaus und von nachhaltigeren Landbewirtschaftungssystemen. Eine Kernaussage, die ich nur unterstreichen kann, lautet: Nachhaltigere Ernährung soll das „New Normal" werden.

Um den notwendigen Ernährungswandel voranzutreiben, ist es auch wichtig, die wahren Kosten unserer Lebensmittel zu kennen und zu benennen. Derzeit werden die sogenannten externen Kosten, also beispielsweise die negativen Auswirkungen der Lebensmittelproduktion auf Klima und Umwelt sowie Verbrauch und Belastung natürlicher Ressourcen, nicht in die Lebensmittelpreise einberechnet (siehe ab Seite 256). Diese Kosten tragen wir Verbraucherinnen und Verbraucher aber trotzdem, etwa über steigende Wasserrechnungen oder unsere Steuern. Damit die Lebensmittelpreise die Kosten der Umweltauswirkungen widerspiegeln, setzt sich die Biobranche für die Einführung von Stickstoff-, Energie-, CO_2- und Pestizidsteuern ein. Denn konventionelle Lebensmittel sind eigentlich viel zu billig, kommen uns aber trotzdem teuer zu stehen. Dagegen ist der umweltschonende Bioanbau oft aufwendiger und die Erträge sind niedriger, was zu höheren Preisen führt.

Auch die EU-Kommission will im Rahmen des sogenannten Green Deals die Landwirtschaft in Europa nachhaltiger gestalten. Hauptziel ist es, die Netto-Treibhausgasemissionen bis 2050 auf null zu reduzieren, also klimaneutral zu werden. Neben neuen Initiativen für den Verkehr, die Energieerzeugung und das Steuersystem soll auch die Landwirtschaft transformiert werden. Ein zentrales Instrument dabei ist die Farm-to-Fork-Strategie. Sie zielt darauf ab, die Lebensmittelsysteme fair, gesund und umwelt-

DIE UMWELT SCHONEN, DEN PLANETEN ERHALTEN

freundlich zu gestalten. Dabei soll die gesamte Lebensmittelkette in den Blick genommen werden – vom Acker (Farm) bis zum Teller (Fork = Gabel).

Konkrete Ziele bis 2030 sind unter anderem:
- 25 Prozent der EU-Landwirtschaft auf Bio umstellen,
- den Einsatz von Pestiziden um 50 Prozent herabsetzen,
- die Verwendung von Düngemitteln um 20 Prozent verringern,
- den Einsatz von Antibiotika in Landwirtschaft und Aquakultur um 50 Prozent senken,
- die Lebensmittelverluste um 50 Prozent reduzieren.

Demnach sollen unter anderem die Produktion von Biolebensmitteln gefördert, eine Reform der Gemeinsamen Agrarpolitik (GAP) umgesetzt und die Nährwertkennzeichnung verbessert werden. Außerdem soll die Tierhaltung artgerecht und eine nachhaltige Verwendung von Pestiziden garantiert werden. Ziele gibt es also genug, jetzt muss man die Vorschläge nur auch umsetzen. Am besten sofort. Denn, wie gesagt, bis 2030 müssen sie erreicht sein.

KAPITEL 5

TIERSCHUTZ
ÖFTER MAL DIE SAU RAUSLASSEN!

Die heutige Tierhaltung ist absurd. Etwa zwei Millionen Schweine, Rinder und Hühner werden täglich (!) in Deutschland geschlachtet, nachdem sie ein kurzes und wenig tiergerechtes Leben in Massenställen hinter sich gebracht haben. Kälber werden nach der Geburt von ihren Müttern getrennt, damit diese nonstop Milch für den Kaffee oder den Käse produzieren. Während der weibliche Nachwuchs isoliert in kleinen Iglus aufwächst, kommen männliche Rinder oft schon bald nach der Geburt auf den Lkw und werden in ferne Länder verschifft, wo sie gemästet werden und als Kalbfleisch enden. Das alles ist nicht nur ethisch höchst problematisch, die Tierhaltung in Massen bringt auch eine Vielzahl von globalen Problemen mit sich, die wir mit unserer Gesundheit, massiven Umweltschäden und am Ende auch mit unseren Steuergeldern bezahlen. Lesen Sie in diesem Kapitel, was schiefläuft in der heutigen Tierhaltung – und was wir dem entgegensetzen müssen, um ein friedvolleres Miteinander von Mensch und Nutztier zu ermöglichen.

Seit mehr als 25 Jahren befasse ich mich beruflich mit den Gesundheits- und Nachhaltigkeitsaspekten von pflanzenbasierter Ernährung. Das ging 1989 mit dem Studium der Ökotrophologie, also der Haushalts- und Ernährungswissenschaften, an der Uni-

TIERSCHUTZ: ÖFTER MAL DIE SAU RAUSLASSEN!

versität Gießen los und mündete schließlich 2010 in der Gründung meines ersten wissenschaftlichen Instituts, dem Institut für alternative und nachhaltige Ernährung, kurz Ifane. Seit 2020 gibt es das neue Forschungsinstitut für pflanzenbasierte Ernährung, IFPE, das mittlerweile sowohl mit Blick auf die Forschungsprojekte als auch die Zahl der Mitarbeiterinnen und Mitarbeiter immer weiter gewachsen ist. Eine tolle Entwicklung, die ich damals zu Beginn meines Studiums in keinster Weise absehen konnte.

Doch mein eigentlicher Zugang zu diesen Themen kam über den Tierschutz. Bereits als Teenager engagierte ich mich bei Tierrechtsorganisationen, vor allem gegen Tierversuche, Pelzproduktion, Stierkämpfe und Massentierhaltung. Es war die Zeit, als die Praktiken in der industriellen Tierhaltung, einschließlich der Tiertransporte und Schlachthöfe, langsam, aber sicher in der Öffentlichkeit bekannter wurden, obwohl die meisten Menschen trotzdem nicht hinsehen wollten. Damals sah ich für mich persönlich noch eine Lösung darin, Fleisch aus artgerechter(er) Tierhaltung zu kaufen, denn Fleisch hatte mir immer geschmeckt. Irgendwann jedoch musste ich mir eingestehen, dass selbst Biotiere nur zum Schlachten aufgezogen und oft nicht wirklich artgerecht gehalten werden. Daher reifte in mir der Entschluss, kein Fleisch mehr zu essen. Ein Besuch auf dem Karlsruher Schlachthof tat ein Übriges: Dort konnte ich das gewalttätige Heruntertreiben von Schweinen aus einem Tiertransporter beobachten – und kurz vor meinem 18. Geburtstag wurde ich Vegetarier. Das kam in meinem Umfeld zwar zunächst nicht so gut an, auch die Familie nahm meine Entscheidung zwiespältig auf. Meine Großmutter, die ja die Hungerphasen zweier Weltkriege erlebt hatte, und meine Eltern, die den Hunger als Kinder nach dem letzten Krieg noch in guter Erinnerung hatten, konnten einerseits nicht so ganz verstehen, warum man freiwillig auf Fleisch verzichtet. Andererseits fanden sie die Zustände in der Tierhaltung und das Schlachten von Tieren genauso widerwärtig wie ich – der bekannte Widerspruch zwischen Wissen, Fühlen und Handeln. Aber wie auch immer – meine Entscheidung wurde zumindest toleriert. Damals habe ich auch angefangen, selbst zu kochen. Nicht jedes Gericht war zwar ein kulinarischer Höhenflug, doch Übung macht den Meister und so wurden meine Kochkünste langsam immer besser. Meine Tofupatties aus zerkleinertem Tofu, Haferflocken, gebratenen Zwiebeln, Salz und frischen Kräutern goutierten schließlich auch meine Eltern und mein jüngerer Bruder. Er wurde nach einer Weile sogar selbst Vegetarier und wechselte nach ein paar Jahren zum Flexitarismus.

Meine Hauptmotivation, vegetarisch und später dann zunehmend rein pflanzlich zu leben, war und ist die Ethik: Ich will nicht, dass Tiere für mich leiden müssen, wenn ich auch so ein gutes Leben haben kann! Die kleinen vegetarischen Ausnahmen, wie die Butterbrezel am Bahnhof, wenn ich zu Vorträgen oder Forschertreffen unterwegs bin, oder ab und zu ein nicht veganes Stück Kuchen, kann und muss ich also mit meinem Gewissen vereinbaren.

Ich bin jedenfalls froh und es tut meiner Seele gut, dass ich mich vor vielen Jahren gegen das Essen von Tieren entschieden habe und auch gegen den Konsum von Lebensmitteln, die von lebenden Tieren wie Kühen oder Hühnern stammen, denn das Ausmaß der Grausamkeiten, die Tag für Tag in Ställen und auf Schlachthöfen passieren, ist unfassbar. Dabei landet nicht einmal jedes produzierte Stück Fleisch, Wurst oder Käse am Ende auch auf dem Teller.

Wussten Sie, dass in Deutschland jeden Tag bergeweise Fleisch weggeworfen statt gegessen wird? In dieser Dimension war mir das lange Zeit nicht klar. Mir war zwar bewusst, dass männliche Küken geschreddert werden und dass bei der Aufzucht und den Transporten einige Schweine oder Legehennen sterben. Aber das ganze sinnlose Ausmaß habe ich nicht überblickt. Wirklich die Augen geöffnet haben mir erst die Fakten, die seit 2013 der *Fleischatlas* der Heinrich-Böll-Stiftung liefert. Ungefähr alle zwei Jahre beleuchtet er sehr anschaulich vor allem ökologische und soziale Aspekte der Fleischproduktion.

TIERSCHUTZ: ÖFTER MAL DIE SAU RAUSLASSEN!

Produziert für den Müll

Eine Zahl, die mich besonders schockiert hat, ist, dass jedes Jahr allein in Deutschland 100 Millionen (!) Tiere sterben, ohne dass ihr Fleisch gegessen wird. Sie gehen schon während der Mast ein, weil die Haltungsbedingungen in zu engen Ställen und ohne Auslauf so miserabel sind, oder sie werden aus „wirtschaftlichen" Gründen getötet und entsorgt. Die auf Hochleistung gezüchteten Tierrassen sind anfällig für Krankheiten und sie bringen mehr Nachwuchs auf die Welt, als sie ernähren können. So verenden laut *Fleischatlas* jedes Jahr allein etwa 8,6 Millionen Ferkel in deutschen Ställen, weil die Sauen heute im Schnitt 15 Nachkommen auf die Welt bringen, drei mehr als noch vor zwölf Jahren. Teils gebären sie aber auch 16, 18 oder 20 Ferkel. Doch die Muttersau hat normalerweise nur 14 Zitzen zum Säugen. Es findet also nicht jedes Ferkel Platz an der „Milchbar". Das wird in Kauf genommen – sofern es kein Management gibt, überzählige Ferkel bei Ammensäuen oder anderen Muttersauen unterzubringen. Es bedeutet aber auch: Ein Teil der Ferkel verhungert. Ich habe einige Dokumentationen gesehen, in denen die Mitarbeiter landwirtschaftlicher Betriebe durch die Ställe gehen, tote Ferkel einsammeln und in eine Wanne werfen. Oder sie nehmen den Sauen die zu kleinen, schwachen oder überzähligen Tiere weg und schlagen sie auf das Stallgatter. Bumm! Dann kommen sie zu den anderen Kadavern in die Wanne. Fast 30 Prozent betragen die Verluste in der Schweinemast laut *Fleischatlas*. Für mich ist das unfassbar!

Doch im Zuge der Schlachtung entsteht noch viel mehr tierischer „Müll". Prinzipiell lässt sich an sich fast alles vom Tier verwenden und essen. Doch heute ist es bei uns üblich, dass nur bestimmte Teile wie Schnitzel, Kotelett und Filet auf den Teller kommen. Zunge und Lunge, Schwänze und Pfoten, Herz und andere Innereien sind für die meisten exotisch oder ungewohnt. Kaum jemand weiß mehr, wie man diese Teile zubereitet. Vom Schweinekörper schaffen es nur etwa 60 Prozent in Form von Fleisch und Wurst auf den Teller. Unbeliebte Teile und Stücke werden zu Haustier- und Fischfutter verarbeitet, gehen in die Chemie- und Düngemittelindustrie oder landen als Biodiesel im Tank. Bei Hühnern werden alle möglichen Teile tiefgefroren und bis nach Asien und Afrika exportiert – wo sie als europäische Dumpingware vor allem in Afrika die einheimischen Märkte zerstören.

In die Tonne statt auf den Teller

Weltweit gingen 2016 laut *Fleischatlas* fast zwölf Prozent des erzeugten Fleisches zwischen Schlachthof und Einzelhandel verloren. Das sind 39 Millionen Tonnen Fleisch oder 8,7 Milliarden Tiere. Milliarden! Dazu kommt der Fleischmüll, der in Supermärkten und Discountern entsteht – weil die Nachfrage geringer ist als das Angebot oder das Haltbarkeitsdatum der Wurst abgelaufen ist. Auch in den Privathaushalten wird Fleisch weggeworfen, weil die Augen manchmal größer sind als der Magen. So kommt es, dass in Deutschland jedes Jahr rund 8,9 Millionen Hühner, 640 000 Schweine, 450 000 Puten, 360 000 Enten, 71 000 Gänse, 52 000 Schafe und Ziegen sowie 50 000 Rinder in den Mülltonnen unserer Haushalte landen. Jedes Jahr! Je billiger das Fleisch, desto geringer die Wertschätzung.

Ich finde das unglaublich! Da werden Tiere mit viel Aufwand und unter Einsatz von immensen Ressourcen erzeugt und – zumindest auf kleineren Höfen – oft auch mit Herzblut aufgezogen, und dann landen sie am Ende in der Mülltonne, im Tank, im Meer oder im Napf der Katze. Es ist schon schlimm genug, dass erhebliche Mengen an Gemüse und Kartoffeln auf dem Acker untergepflügt werden oder in die Tonne gehen, weil sie beispielsweise nicht den Normen des Handels oder den Erwartungen der Verbraucherinnen und Verbraucher entsprechen, weil der Preis nicht stimmt oder mehr produziert wird, als der Handel abnehmen kann. Doch wenn Schweine, Rinder und Hühner erst ein erbärmliches Dasein fristen und dann für nichts und wieder nichts sterben, ist das ein Skandal.

TIERSCHUTZ: ÖFTER MAL DIE SAU RAUSLASSEN!

700 Millionen Tiere leben in Massentierhaltung

Ich besuche gern Freilichtmuseen, die oft sehr anschaulich zeigen, wie unsere Vorfahren vor 100 oder 200 Jahren auf dem Land gelebt und gearbeitet haben. Wenn man dort in die alten Ställe schaut, sieht man, dass die zwei Kühe oder fünf Schweine, die eine Familie zur Selbstversorgung hielt, sehr wenig Platz hatten. Da könnte man glatt den Eindruck gewinnen, dass es die Nutztiere heute besser haben als jene früher. Immerhin leben sie heute in modernen High-Tech-Ställen oder mit ein bisschen Glück sogar auf der grünen Wiese. Tatsächlich sind mir diese Argumente schon auf Podiumsdiskussionen begegnet, zu denen ich als Teilnehmer eingeladen war. Schließlich zieren die Packungen von Milch, Schweine- und Rindfleisch glückliche Tiere auf der grünen Wiese. Auch bei den Discountern ist inzwischen ein Teil der Milch „Weidemilch" oder sogar Bio. Die Eier im Supermarkt kommen seit 2010 nicht mehr aus Legebatterien (auch Hühnerknast genannt), sondern überwiegend aus Bodenhaltung. Auf dem Boden geht es allerdings äußerst gedrängt zu. Dort wuseln die Tiere durcheinander, einzige Rückzugsmöglichkeit ist das Nest. Außerdem kann der Boden auch drei Etagen umfassen und (teilweise) aus Gitterrosten, sogenannten Volierengestellen, bestehen.

Die Realität sieht leider tatsächlich anders aus als die heile grüne Welt auf den Verpackungen. Die Mehrzahl der Nutztiere, ob Mastrinder, Milchkühe, Schweine oder Geflügel, fristet ihr Dasein in Massenställen. In Deutschland wurden 2018 fast 800 Millionen Tiere für Nahrungszwecke gehalten und geschlachtet, unter anderem 656 775 306 Hühner, 56 895 229 Schweine, 35 264 875 Puten und 3 482 219 Rinder! Das hat die Heinrich-Böll-Stiftung für ihre Studie *Iss was?! Tiere, Fleisch & ich* errechnet (siehe Abbildung auf Seite 244).

KAPITEL 5

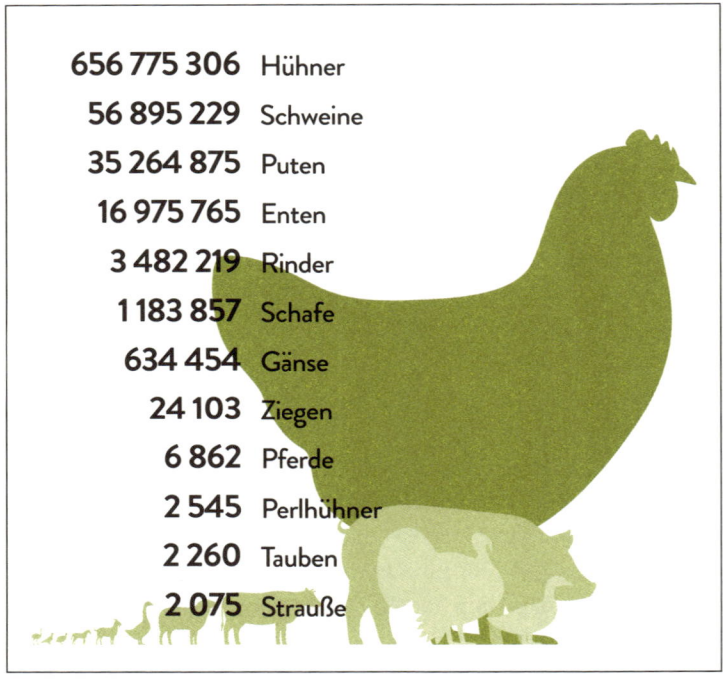

So viele Tiere werden in Deutschland pro Jahr gehalten und geschlachtet: fast sechsmal so viele Hühner wie alle anderen Tiere zusammen (Stand: 2018; Quelle: Heinrich-Böll-Stiftung 2019).

Tiere werden der Haltung angepasst, nicht umgekehrt

So viele Tiere zu halten ist nur möglich, wenn sie auf engstem Raum leben. Das heißt auch: Die Tiere werden den Haltungsformen angepasst – und nicht umgekehrt. Dabei ist viel Grausamkeit im Spiel: Damit sich Rinder nicht untereinander verletzen, werden ihnen außer beim Bioverband Demeter und bei einzelnen Betrieben anderer Ökoverbände ohne Betäubung die Hörner entfernt. Bei Kälbern bis zu sechs Wochen werden sie ausgebrannt, bei erwachsenen Rindern mit einem Sägedraht abgeschnitten. Achten Sie mal darauf, wenn Sie das nächste Mal Kühe live sehen – Sie werden kaum welche mit Hörnern finden.

Ferkeln geht es auch nicht besser: Ihnen werden bis zum Alter von vier Tagen ohne Betäubung die Ringelschwänze abgezwackt, weil in Massen gehaltene Schweine sich zu Kannibalen entwickeln und dann den Artgenossen Ohren und Schwänze abbeißen. Das routinemäßige sogenannte Kupieren der Ringelschwänze ist in der EU seit 1991 verboten. Der Eingriff darf seitdem nur dann durchgeführt werden, wenn er als „unerlässlich" gilt, also wenn nachgewiesen wurde, dass Verletzungen durch andere Schweine entstanden sind. Doch noch im Jahr 2018 wurde in einem EU-Audit (also bei der Überprüfung des Kupierverbots) festgestellt, dass in Deutschland wie auch in anderen Mitgliedsstaaten flächendeckend gegen diese Vorschrift verstoßen wird. Auch im sogenannten Nationalen Aktionsplan, der als Reaktion auf dieses Audit von der Agrarministerkonferenz beschlossen wurde, ist es Betrieben unter bestimmten Umständen weiter gestattet, die Schwänze von Ferkeln zu kupieren. Allerdings müssen die Ferkelerzeuger oder die Mäster eine „Tierhalter-Erklärung" abgeben, dass dieser Eingriff derzeit für die vorgesehene Nutzung des Tieres zu dessen Schutz unerlässlich ist. Außerdem muss ein Maßnahmenplan zur Risikominimierung vorgelegt werden. Es werden also trotzdem Schweinen weiterhin die Schwänze abgeschnitten.

Seit 2021 ist aber endlich – nach sieben Jahren Übergangsfrist! – das betäubungslose und dadurch äußerst schmerzhafte Kastrieren von Ferkeln in Deutschland verboten (schauen Sie sich lieber keine Videos dazu an). Der Grund, warum männliche Ferkel überhaupt kastriert werden, ist profan: Manche Menschen empfinden den Geruch und Geschmack, den das Fleisch von Ebern, also unkastrierten männlichen Mastschweinen, haben kann, als unangenehm. Entsprechend kann dieses Fleisch mit Eberduft nur schwer verkauft werden. Der Deutsche Tierschutzbund geht davon aus, dass seit dem Verbot etwa die Hälfte der männlichen Schweine nicht mehr kastriert (und dafür mittels Injektion der Ebergeruch hormonell unterdrückt wird), aber die andere Hälfte unter Vollnarkose und Gabe von Schmerzmittel weiterhin kastriert wird.

Immerhin eine grausame Praxis gibt es nicht mehr: Hühnern wurden jahrelang bis zu einem Alter von zehn Tagen ohne Betäubung die Schnäbel gekürzt, damit sie sich nicht gegenseitig picken und verletzen – auch das heißt im Fachjargon Kannibalismus. Auf diese Amputation wird seit 2017 in Deutschland verzichtet. Grundlage ist eine freiwillige Vereinbarung des Bundeslandwirtschaftsministeriums mit der deutschen Geflügelwirtschaft. Allerdings bezieht sich das nur auf Legehennen. Puten beispielsweise wird weiterhin am ersten Lebenstag der Oberschnabel per Infrarotbestrahlung entfernt.

Schluss mit höher, schneller, weiter

Der wachsende Appetit der Menschen auf Fleisch, Milchprodukte und Eier hat zur Folge, dass immer größere „Rohstoff"mengen erzeugt werden müssen. Darum werden Tiere immer stärker auf maximalen Ertrag gezüchtet und erhalten Kraftfutter, das sie besonders leistungsfähig macht. Eine durchschnittliche deutsche Milchkuh gibt heute etwa 8500 Liter Milch pro Jahr, im Jahr 2000 waren es noch rund 6080 Liter, so die Bundesanstalt für Landwirtschaft und Ernährung. Das ist eine Steigerung um mehr als ein Drittel in 20 Jahren! Ein Huhn legt heute fast 365 Tage im Jahr Eier, früher gab es eine Winterpause und die Menge reduzierte sich entsprechend. Konkret kam im Jahr 2020 ein Huhn in konventioneller Käfighaltung auf 301 Eier pro Jahr und bei der Biohenne waren es 293. Auch die Ökogefiederten müssen heute also Masse bringen, Bioidylle war gestern.

Durch die einseitig auf Hochleistung ausgerichtete Produktion hat nicht nur die genetische Vielfalt der sogenannten Nutztiere gelitten. Sie sind auch viel anfälliger für Krankheiten und Verhaltensstörungen geworden. Einseitig auf Gewicht gezüchtete

TIERSCHUTZ: ÖFTER MAL DIE SAU RAUSLASSEN!

Schweine leiden unter Gelenkproblemen, Hühner reißen sich die Federn aus und neigen zu exzessivem Picken. Das heißt auch: Es werden vorbeugend Medikamente gegeben und die Verwendung von Antibiotika mit all ihren negativen Folgen für Mensch, Tier und Umwelt steigt (siehe Kasten auf Seite 170). Ein Teufelskreis. Die Bundestierärztekammer forderte bereits 2016, der Tierzucht beim „Höher, schneller, weiter" endlich Grenzen zu setzen. Sie müsse wieder auf ein Gleichgewicht zwischen Leistung und Gesundheit ausgerichtet werden. Die an Leistung orientierten Zuchtziele kollidierten mit dem Tierschutz und könnten durch eine tiermedizinische Betreuung nur sehr bedingt beeinflusst werden.

Ein Leben als Fleisch-, Milch- oder Eiermaschine – anders kann man das nicht nennen – ist also alles andere als tiergerecht. Darum müssen sich die Haltungsbedingungen dringend ändern. Dabei ist die Politik gefragt, die entsprechende Rahmenbedingungen setzen muss. Aber auch wir als Verbraucherinnen und Verbraucher bestimmen durch unsere Kaufentscheidungen an der Supermarktkasse maßgeblich mit, ob wir diese Art der Tierhaltung weiter mit unserem Geld unterstützen wollen oder nicht.

200 000 Hennen pro Betrieb sind normal

Vor allem der Appetit auf Geflügel und daraus hergestellte Produkte ist groß. Die jahrelange Werbung für das kalorienarme, gut bekömmliche und angeblich gesündere Fleisch hat gewirkt: Seit 1992 hat sich in Deutschland der Konsum von Geflügelfleisch fast verdoppelt, von damals etwa sieben Kilo auf heute rund 13 Kilo pro Kopf und Jahr, so die Bundesanstalt für Landwirtschaft und Ernährung. Auch Eier werden gern gegessen: Ganze 239 Stück verdrücken jede und jeder Deutsche im Jahr 2020 und damit sogar vier mehr als im Vorjahr. Rund ein Drittel davon stecken allerdings in verarbeiteten Produkten wie Eiernudeln, Majo oder Backwaren. Das alles funktioniert natürlich nicht mit einer Hühnerhaltung auf der grünen Wiese, sondern nur, wenn massenhaft Tiere in Mega-

KAPITEL 5

ställe gestopft werden. In diesem Zusammenhang bin ich auf eine interessante Zahl gestoßen: Obwohl die Anzahl der Betriebe mit Legehennen von 2010 bis 2020 um 20 Prozent abgenommen hat, ist die Zahl der Haltungsplätze um 43 Prozent angestiegen. Es werden also immer mehr Hennen in immer weniger Hühnerfabriken gehalten. Seitdem die Käfighaltung verboten ist, also seit 2010, fristet ein großer Teil der Hennen am Boden und ein kleiner Teil in Volieren ihr Dasein. Von einer Bauernhofidylle, wie die Packung oft suggeriert, kann also keine Rede sein.

In den beschönigend auch als Kleingruppenkäfig bezeichneten Gehegen (auch Volieren oder „ausgestalteter Käfig" genannt) hat jedes Huhn etwa 800 Quadratzentimeter (cm^2) Platz, im „Hühnerknast" waren es 550 cm^2 – das ist nicht wirklich ein Fortschritt. Erfreulicherweise betrifft das aber nur noch etwa vier Prozent der Legehennen, zudem ist die Haltung im Kleingruppenkäfig nur noch bis Ende 2025 erlaubt. Der größte Teil (65 Prozent) der Hennen wird in Bodenhaltung gehalten – nicht selten in Gruppen mit bis zu 6000 Tieren (so viele sind maximal pro Stall erlaubt). Jedes Huhn hat hier rechnerisch 1111 cm^2 Platz, also rund ein Zehntel Quadratmeter. Auch das ist nicht viel: Hennen schlagen gern mit den Flügeln, rennen durch die Gegend und mögen auch mal ihre Ruhe.

Immerhin ist die Freilandhaltung mit rund 31 Prozent der Tiere inzwischen die zweithäufigste Haltungsform in Deutschland. Wobei hiermit meist ebenfalls ein Stall wie in der Bodenhaltung gemeint ist, mit einer zusätzlichen Freilauffläche. Der gesetzlich geregelte Abstand zur nächsten Auslauföffnung darf maximal 150 Meter pro Huhn betragen. Sind in der Auslauffläche Unterstände vorhanden, kann der Ausgang sogar bis zu 350 Meter entfernt sein. Die Erfahrung zeigt jedoch, dass in Riesenställen mit mehr als 10 000 Tieren die meisten Hühner den Stall gar nicht verlassen. Das hat auch damit zu tun, dass draußen eine gähnende Leere herrscht. Das Gras ist abgefressen und es gibt keine Büsche oder andere Möglichkeiten für das Federvieh, sich vor Greifvögeln zu verstecken. Nach Einschätzung der Umweltorganisation BUND sind konventionelle Freilandeier daher eine Mogelpackung, denn sie kämen aus einer „Massentierhaltung mit Wiese".

Armes Schwein!

Auch Schweine leben dicht bei dicht. Sauen bis zu einem Gewicht von 110 Kilo wird eine Mindestbodenfläche von 0,75 Quadratmetern zugestanden, schwereren Tieren ein Quadratmeter. Auslauf ins Freie und ein weicher Untergrund, den Schweine sehr mögen, gibt es in der Massenschweinehaltung üblicherweise nicht. Stattdessen stehen oder liegen die Tiere auf Spaltenböden aus Beton. So kann der Kot durch die Spalten rutschen, sobald die Tiere darauf treten. Stroh als Einstreu wäre besser, weil Schweine gern wühlen und auf den Halmen herumkauen. Doch das Sauberhalten ist dann viel aufwendiger, weil Stroh regelmäßig ausgetauscht werden muss. Im Jahr 2020 fristeten laut Statistischem Bundesamt 79 Prozent der Schweine in Deutschland ihr Dasein auf Vollspaltenböden. Das ist mehr als vor zehn Jahren! 2010 waren es „nur" 67 Prozent. Weitere 17 Prozent leben auf Teilspaltenböden, bei denen zumindest der Fress- und Liegebereich mit Stroh eingestreut sein kann. Gerade einmal ein Prozent (!) der Schweine in Deutschland hat Zugang zu einem Auslauf.

Bruderkälber sind unwirtschaftlich

Wie sieht es aus mit den Rindern und dem Idyll der grünen Wiese? Sicher, es gibt sie hier und da. Vor allem im Norden der Republik sieht man ab und zu friedlich grasende Rinderherden, die wahrscheinlich ein gutes Leben haben. Doch nur etwa 31 Prozent aller deutschen Rinder konnten im Jahr 2019 auf der Weide grasen. Spitzenreiter ist Schleswig-Holstein, wo etwa 50 Prozent der Kühe Weidegang hatten. In Niedersachsen mit der zweitgrößten Anzahl an Rindern waren es 34 Prozent. In Bayern, das vermutlich viele

Verbraucherinnen und Verbraucher mit dem harmonischen Bild der Kuh auf der grünen Almwiese verbinden und wo die meisten Rinder leben, waren es gerade einmal 17 Prozent. Im Durchschnitt durften die Milchkühe, die Weidegang hatten, etwa 23 Wochen pro Jahr raus auf die grüne Wiese.

Das Gros der Rinder – genau sind es 83 Prozent – lebt in sogenannter Laufstallhaltung. Das klingt gut, weil man meint, die Tiere hätten viel Platz zum Laufen. Haben sie aber nicht. Sie wandern lediglich über sogenannte Verkehrsflächen zwischen Fress-, Liege- und Melkbereich hin und her. Doch auch das ist ein trauriger Fakt: Immer noch zehn Prozent der Rinder, etwas über eine Million Tiere, leben in Anbindehaltung. In Bayern sind es aufgrund der eher von Familienbetrieben geprägten Landwirtschaft sogar rund 25 Prozent – der Spitzenwert im Bundesländervergleich. Die Tiere sind dann manchmal lebenslang über Gurte, Ketten und Halsrahmen in einem Anbindestand festgebunden. Vorn wird gefressen, weiter hinten, im Euter, Milch produziert und ganz hinten gekackt. Ist das ein schönes Tierleben?

Was immer noch kaum bekannt ist: Eine Kuh wird heute üblicherweise jährlich künstlich besamt oder von einem Bullen gedeckt, damit sie ein Kalb bekommt, denn die Milchleistung soll konstant hoch bleiben. Tatsächlich ist es so: Die Milchproduktion steigt direkt nach der Geburt des Kalbes an, erreicht dann nach etwa vier bis sechs Wochen ein Maximum und sinkt bis etwa zehn Monate danach kontinuierlich ab. Zwei bis drei Monate nach der Geburt wird die Kuh darum erneut besamt, ist etwa neun Monate trächtig – und dann beginnt der Kreislauf von vorn.

Die Milch erhält aber nicht das Kalb, wie es die Natur vorsieht, sondern der Mensch – auch in Form von Käse, Joghurt und Quark. Darum werden Kälber schon nach wenigen Stunden oder Tagen von der Mutter getrennt und bekommen sogenannte Milchaustauscher. Das ist eine Mischung aus Magermilch, Molkenpulver und pflanzlichen Fetten. Die Kälber werden in Einzelboxen oder sogenannte Kälberiglus gesteckt, die auch meist für die Einzelhaltung konzipiert sind. Das Geschrei nach der Trennung ist natürlich groß, denn ein Kalb will naturgemäß bei der Mutter sein und von ihr in den ersten Wochen und Monaten begleitet werden – und nicht allein in einem Kälberiglu stehen.

Ein weiteres Problem, das sich meines Wissens noch nicht herumgesprochen hat, ist der Umgang mit den Bruderkälbern. Das sind die männlichen Geschwister der Milchkuhkälber, die sich naturgemäß nicht für die Milchproduktion eignen. Sie setzen aber auch viel weniger Fleisch an als echte Mastrinder, weil ihre Mütter selektiv auf eine hohe Milchleistung gezüchtet wurden, nicht auf viel Fleisch. Die Aufzucht der Kleinen ist daher wirtschaftlich nicht rentabel. Darum werden Bruderkälber und Milchkuhkälbchen, die nicht für die Milchproduktion genutzt werden, oft schon vierzehn Tage nach der Geburt an spezielle Kälbermäster verkauft (ab 1.1.2023 beträgt das Mindestalter 28 Tage). Aus Deutschland werden die jungen Tiere – rund 650 000 pro Jahr – vor allem in die Niederlande, nach Spanien, Belgien, Frankreich und Italien gekarrt, wo dann weißes Kalbfleisch produziert wird. Oder sie gelangen nach einigen Monaten Mast, meist in Spanien, und einem mehrtägigen Schiffstransport unter anderem in Schlachthöfe im Libanon, in Ägypten oder Libyen, wo sie meist betäubungslos geschlachtet werden. Man muss nicht dabei gewesen sein, um zu ahnen, dass diese Transporte ein enormer Stress für die Tiere und oft mit viel Tierleid verbunden sind. (Wer es genau wissen möchte, kann sich entsprechende TV-Dokumentationen anschauen.)

Drei Viertel gegen Massentierhaltung

Immer mehr Deutsche wollen das alles nicht mehr. Rund 70 Prozent der Konsumentinnen und Konsumenten sind für ein Verbot der Massentierhaltung, ergab 2021 eine repräsentative Befragung des Marktforschungsinstituts Civey im Auftrag von ProVeg. Jeder Zweite sagt inzwischen auch, er würde häufig oder ausschließlich Biofleisch oder Ökowurst kaufen, so das *Ökobarometer 2020* des Bundesministeriums für Ernährung und Landwirtschaft. Als Grund für den Ökokonsum wird von 96 Prozent der Befragten die bessere, artgerechte Tierhaltung genannt. Sie ist ihnen wichtiger als die regionale Herkunft von Lebensmitteln und die Vermeidung von Pflanzenschutzmitteln bei Gemüse, Getreide und Obst.

Tatsächlich werden immer mehr Biofleisch und Ökoeier gekauft. Innerhalb eines Jahres, von 2019 auf 2020, hat sich in Deutschland die Einkaufsmenge von Biofleisch um etwa 50 Prozent erhöht. Bei Geflügel ist die Nachfrage um rund 70 Prozent, bei Rindfleisch um 60 Prozent und bei Schweinefleisch um knapp 50 Prozent gestiegen, so der Bund Ökologische Lebensmittelwirtschaft. Das klingt gut und es sind ohne Frage Schritte in die richtige Richtung. Schließlich sind die Vorgaben der EU-Öko-Verordnung und vor allem die Kriterien der deutschen Bioverbände wie Demeter, Bioland und Naturland für die Tierhaltung unterm Strich besser als die konventionelle Haltung.

Doch ein Blick in die Gesamtstatistik wirkt ernüchternd: Weniger als vier Prozent der gesamten in Deutschland verkauften Fleischmenge kommt zurzeit aus Ökolandwirtschaft. Der vielfach geäußerte Wunsch nach einem Ende der Massentierhaltung und artgerecht erzeugtem Fleisch schlägt sich also nicht konsequent im Kauf von Biofleisch, Ökoeiern und biologisch erzeugten Milchprodukten nieder. Wenn wir anders handeln, als wir es in Befragungen bekunden, spricht man im Fachjargon auch von Konsumenten-Bürger-Lücke (abgeleitet von englisch: Consumer-Citizen-Gap). Dafür gibt es verschiedene Gründe. Vor allem der höhere Preis für Biofleisch ist für viele Menschen ein Grund, doch zum billigen Massenfleisch zu greifen. Der Wunsch zu sparen siegt also über das Wissen, mit ein paar Euro mehr unseren Nutztieren ein besseres Leben zu ermöglichen.

Orientierung für Verbraucher schwierig

Aber wie erkennen Sie Fleisch aus sogenannter artgerechter Tierhaltung? Die Vielzahl an Siegeln für Markenfleischprogramme und Tierwohl tragen eher zur Verwirrung als zur Aufklärung bei. Viele Menschen sind damit oft überfordert und greifen doch wieder zu dem, was sie kennen. Auch wenn ich überzeugt bin, dass der Staat uns so wenig wie möglich vorschreiben darf: Letztlich muss er Vorgaben für eine wirklich artgerechte Tierhaltung machen. Ein sehr hoher Tierwohlstandard muss die Norm und Billigfleisch verboten werden! Doch hier haben die bisherigen Verantwortlichen im Ernährungs- und Landwirtschaftsministerium komplett versagt – sicher auch aufgrund der Lobbyarbeit der Bauernverbände.

Da scheint es nur logisch, dass der Einzelhandel begonnen hat, das Thema Tierschutz selbst in die Hand zu nehmen. Verschiedene Handelsketten wie Lidl, Aldi und Rewe haben sich zusammen mit der Fleischindustrie und Landwirtschaftsbetrieben in der „Initiative Tierwohl" zusammengefunden und das Kennzeichnungssystem „Haltungsform" ins Leben gerufen. Dort gibt es vier Stufen, von „Stallhaltung" (eins) bis „Premium" (vier). Discounter Aldi teilte mit, er wolle bis zum Jahr 2030 nur noch Fleisch der Haltungsstufen drei und vier anbieten. Auch das ist grundsätzlich ein Schritt in die richtige Richtung.

Doch diese Haltungsstufen bedeuten nicht automatisch, dass es die Tiere gut haben. Bei der Stufe drei („Außenklima") bekommen sie etwas mehr Platz im Stall und können garantiert Frischluft schnuppern. Stufe vier („Premium") bietet den meisten Platz im Stall und die Tiere haben Auslauf ins Freie, wenn auch nicht automatisch auf die grüne Wiese. Das Futter ist gentechnikfrei. In diese Stufe wird auch Biofleisch eingeordnet, auch wenn dort die Tierhaltung oft höhere Anforderungen erfüllt. Aus meiner Sicht wäre es wünschenswert gewesen – wie bei Eiern mit der Kennzeichnung „0" – eine eigene Biokategorie anzulegen, um Ökofleisch klar abzugrenzen. Auch gelten die Ankündigungen von Aldi nur für Frischfleisch. Fleischwaren wie Salami und Schinken kommen dann auch weiterhin aus klassischer Massentierhaltung.

KAPITEL 5

Weniger ist mehr: Den Konsum reduzieren!

Doch Fleisch, Milch und Eier aus Biolandwirtschaft oder artgerechter Tierhaltung sind für mich nur ein Teil der Lösung. Viel wichtiger ist, dass wir den Konsum von tierischen Lebensmitteln stark zurückfahren – oder ganz aufhören, sie zu essen. Die Planetary Health Diet (siehe Seite 191) empfiehlt nur einen sehr geringen Anteil an Fleisch, Fisch, Milchprodukten und Eiern auf dem Teller. Das bedeutet: Mindestens 80 Prozent sollten pflanzlich sein. Aber auch eine rein pflanzliche Kost ist mit der Planetary Health Diet möglich. Die DGE rät, wenn Fleisch und Wurst gegessen werden, dann maximal 300 bis 600 Gramm pro Woche, dazu täglich Milchprodukte, ein- bis zweimal pro Woche Fisch und nur ab und zu ein Ei. Bei den DGE-Empfehlungen zeigt sich ebenfalls der Trend weg von tierischen Produkten – auch wenn dort ein gewisser Anteil der Lebensmittel wohl stets tierischer Herkunft sein wird. Die Gießener Vollwert-Ernährung hält hingegen schon von Anbeginn, also seit den 1980er-Jahren, auch eine vegetarische Kost für sinnvoll und gesund. Ich empfehle ebenfalls, viel öfter mal die Sau rauszulassen aus den täglichen Gerichten – oder sie gleich ganz draußen zu lassen und eine vollwertige und abwechslungsreiche, rein pflanzliche Ernährung zu genießen.

All dies sind nicht nur Schritte hin zu mehr Klima- und Umweltschutz sowie Gesundheit, sondern sie würden auch eine bessere, artgerechtere Tierhaltung ermöglichen. Erst wenn es nicht mehr darum geht, bergeweise billiges Fleisch zu produzieren, sondern Klasse statt Masse, kann das auch dem Tierwohl zugutekommen. Ein möglicher Ansatz, der auf Biohöfen üblicherweise praktiziert wird, ist die flächengebundene Tierhaltung. Sie besagt, dass auf einem Hof nur so viele Tiere gehalten werden, wie dort Futter erzeugt und der entstehende Dung (in Form von Mist und Gülle) auf den Feldern wieder ausgebracht werden kann. So schließt sich der Kreis und die übliche Massentierhaltung ist so nicht möglich. Am

TIERSCHUTZ: ÖFTER MAL DIE SAU RAUSLASSEN!

weitesten setzen das die deutschen Anbauverbände wie Bioland, Demeter und Naturland um. Beispielsweise sind bei Naturland pro Hektar landwirtschaftlicher Nutzfläche maximal 140 Hennen, 280 Masthähnchen und zehn Mastschweine erlaubt. Die EU-Bio-Verordnung lässt 230 Hennen, 580 Masthähnchen und 14 Mastschweine zu und die Zahl kann in den einzelnen EU-Ländern sogar noch erhöht werden.

Um dem sinnlosen Töten von Brudertieren vorzubeugen, gibt es zunehmend Projekte, die sogenannte Zweinutzungsrassen einsetzen. Das sind Tierrassen, bei denen beide Geschlechter eine Aufgabe erfüllen. Wo die Hennen die Eier legen und Bruderhähne gemästet werden. Wo Kühe Milch geben und die männlichen Geschwister als Braten enden. Meist sind es alte Landrassen. Vor allem in Freilichtmuseen und auf immer mehr Biohöfen sieht man sie inzwischen. Wahrscheinlich ist diese Herangehensweise besser als das bisherige System. Aber ich frage mich trotzdem, ob es für die Brudertiere, die dann etwas länger leben, statt gleich getötet zu werden, wirklich besser ist, so ein Leben zu führen.

So wünschenswert es ist, auf mehr Qualität statt Quantität im Tierstall und auf der grünen Wiese zu setzen – ich bin dennoch skeptisch, ob die Rechnung aufgeht. Wie gesagt sind die Menschen zwar zunehmend bereit, mehr Geld für besser erzeugte tierische Lebensmittel auszugeben. Aber der immer noch winzige Marktanteil von Fleisch aus artgerechter Tierhaltung spricht für sich: Zwischen dem Gedanken und seiner Umsetzung klafft eine riesige Lücke. Die Verbraucher sind es zu sehr gewohnt, Fleisch, Wurst, Milchprodukte und Eier zu Schleuderpreisen einzukaufen. Auch die wenigsten Erzeugerinnen und Erzeuger werden nicht ohne Not das Tierwohl verbessern, solange überwiegend Billigfleisch, Käse und Joghurt aus Massenproduktion gekauft werden.

KAPITEL 5

Externe Kosten müssen sich im Preis niederschlagen

Ein gangbarer Weg wäre meiner Meinung nach, wenn die Folgekosten der Lebensmittelerzeugung in den Preis einfließen würden. Zu diesen sogenannten externen Kosten zählen besonders Aufwendungen für die Beseitigung von Umweltschäden, etwa die Gewässeraufbereitung aufgrund von Nitratbelastung, für unerwünschte soziale Kosten, etwa fehlende Bildungschancen aufgrund von Kinderarbeit in der Kakaoproduktion, oder für gesundheitliche Kosten, die beispielsweise durch Überernährung anfallen. Wäre auch nur ein Teil der Umweltkosten in den Lebensmittelpreisen enthalten, dann würden nach Berechnungen der Universität Augsburg konventionelle tierische Lebensmittel fast 200 Prozent teurer, Milch knapp doppelt und pflanzliche Produkte etwa 30 Prozent teurer als bisher. Bei Biolebensmitteln würde der preisliche Aufschlag für Fleisch rund 80 Prozent betragen, für Milch 35 Prozent und für Pflanzliches nur sechs Prozent (siehe Abbildung rechts).

Diese Berechnungen beziehen sich auf die Erzeugerpreise, also die Verkaufspreise der Landwirte. Sie würden sich aber auch in den Preisen an der Supermarktkasse widerspiegeln. Doch die prozentualen Aufschläge auf den Ladenpreis würden geringer ausfallen, weil der Preis eines Lebensmittels vom Erzeuger über den Verarbeiter, Transporteur und Händler bis zu den Verbrauchern weiter ansteigt, die externen Kosten der Erzeugung aber gleich bleiben. Unter dem Strich sähe das so aus: rund 43 Prozent mehr auf konventionell-tierische Produkte, 32 Prozent auf konventionelle Milch, sechs Prozent auf konventionell-pflanzliche Lebensmittel, 18 Prozent auf biologische tierische Produkte, zwölf Prozent auf Biomilch und gerade mal ein Prozent auf pflanzliche Lebensmittel aus Bioanbau.

Was vielen Menschen nicht bewusst ist: Diese externen Kosten bezahlen wir schon längst, nämlich als Steuerzahler oder über die Gebühren in unserer Wasserrechnung. Wer Bio kauft, wird also momentan gegenüber konventionellen Käuferinnen und

TIERSCHUTZ: ÖFTER MAL DIE SAU RAUSLASSEN!

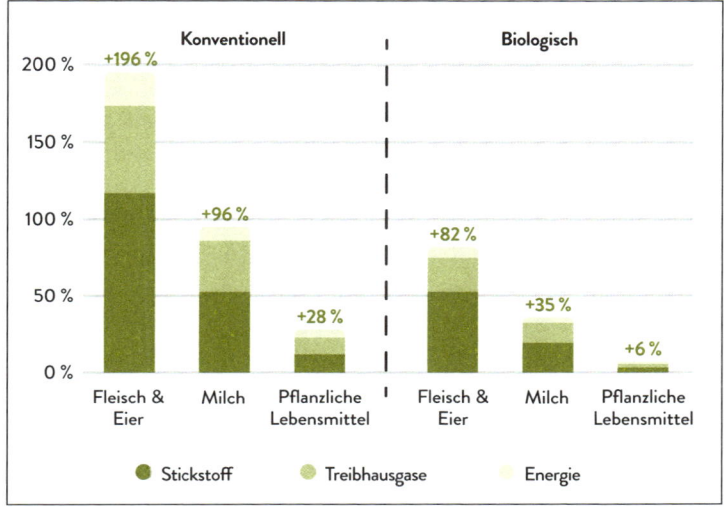

Vor allem tierische Lebensmittel kommen uns viel teurer zu stehen, als auf dem Preisschild steht. Die Grafik zeigt, um wie viel Prozent sich die Erzeugerpreise von Lebensmitteln erhöhen würden, wenn die Kosten der bei der Produktion verursachten Umweltschäden (externe Kosten) im Preis enthalten wären. Berücksichtigt sind Schäden durch Stickstoffemissionen (z. B. Mineraldünger, Gülle), Treibhausgase (z. B. Klimafolgekosten) und Energieerzeugung (z. B. Luftverschmutzung durch Kohleverbrennung) (Quelle: modifiziert nach Gaukler und Michalke 2018).

Käufern benachteiligt: Er muss doppelt blechen, denn er bezahlt zum einen mehr für die Bioprodukte und finanziert damit aktiven Umwelt- und Artenschutz in der Landwirtschaft. Zum anderen muss er über Steuern und sonstige Abgaben auch für die Schäden der konventionellen Landwirtschaft aufkommen. Ebenso tragen auch Menschen, die rein pflanzlich leben, die Umweltschäden der (konventionellen) Tierhaltung mit. Das ist nicht gerecht.

Dennoch: Mit den „echten" Preisen würde Bioqualität zum Mainstream und die Umstellung auf eine pflanzenbasierte oder rein pflanzliche Ökoernährung deutlich weniger im Portemonnaie schmerzen. Auch der allgemeinen Gesundheit käme dies sehr zugute, denn die sogenannten Wohlstandskrankheiten wie Übergewicht, Typ-2-Diabetes und Bluthochdruck treten bei Pflanzenkost viel seltener auf. Für die Umwelt wäre es sowieso besser, weil keine Pestizide mehr zum Einsatz kämen, sodass Böden und Gewässer geschont würden und die Insektenvölker sich regenerieren könnten. Wird weniger Fleisch gekauft und weniger Milch konsumiert, muss entsprechend auch weniger produziert werden. Dann könnte die jetzige intensive Massentierhaltung von Schweinen, Rindern und Geflügel einer artgerechte(re)n Haltung weichen, die die Bedürfnisse der Tiere in den Mittelpunkt stellt. Kastration, Kupieren von Schwänzen und Flügeln sowie andere Tierquälereien müssten

Muss man Tiere essen?
Viele von uns sind mit dem Glauben aufgewachsen, es sei lebenswichtig, Fleisch zu essen, Milch zu trinken und Joghurt zu löffeln. Von klein auf wird Kindern noch immer erzählt, dies sei nötig und normal. Am Wursttresen gibt es eine Scheibe „Bärchenwurst" für die Kleinen, aufs Schulbrot kommen wie selbstverständlich Käse und Salami. Auch in Kinderbüchern wird oft das Fleischessen beschönigt. Wer hingegen Gemüseaufstrich auf dem Brötchen hat oder Nüsse knabbert, wird in Kita und Schule oft komisch angeguckt. Dabei würden wir niemals unsere Haustiere essen – das Meerschweinchen, den Hund oder die Katze. Sind sie krank, ist die ganze Familie um ihr Wohl besorgt und es werden weder Kosten noch Mühen gescheut, Mucki, Bello und Mietzi wieder gesund zu machen. Doch wie geht das zusammen? Die meisten von uns würden niemals ein Haustier töten, aber wir nehmen es hin, dass täglich mehrere Millionen Tiere allein in deutschen Schlachthöfen unters Messer kommen. Übrigens: Seit Sie begonnen haben, diesen Kasten zu lesen, wurden in Deutschland rund 50 Schweine geschlachtet; etwa 100 pro Minute sind es, rund 6000 pro Stunde, über 145 000 pro Tag.

TIERSCHUTZ: ÖFTER MAL DIE SAU RAUSLASSEN!

Die US-amerikanische Psychologin Melanie Joy bezeichnet das als Karnismus. Es ist das unsichtbare System aus Überzeugungen und Sachverhalten, das schon Kinder darauf konditioniert, bestimmte Tiere zu essen und andere nicht. Dafür lernen sie von klein auf, das Mitgefühl gegenüber bestimmten Tieren auszuschalten. Das klappt, weil die Tiere auf dem Teller keine Namen haben – es ist eben nicht das Steak von Rind Rudi oder das halbe Huhn Herta. Es sind anonyme Fleischstücke, Chicken Nuggets oder es ist „Bärchen"- oder Bratwurst.
Zudem sehen wir die sogenannten Nutztiere nie. Die meisten leben im Verborgenen, in Massenställen weit draußen irgendwo auf dem Land. Geschlachtet werden sie wieder anderswo – in riesigen Schlachtfabriken fernab vom Stall. So hören wir ihre Schreie nicht. Der einzige Kontakt mit „Frischfleisch" findet manchmal auf der Autobahn statt, wenn wir an einem der unzähligen Tiertransporter vorbeifahren, aus denen beispielsweise Schweine ihre Rüssel durch die Gitterstäbe in die Luft strecken. Besonders befremdlich finde ich, wenn Eltern ihren Kindern auf Hoffesten die stattlichen Rinder, grunzenden Schweine oder goldigen Lämmer im Stall oder im Außengehege zeigen – und dann eine Runde Bratwurst für die ganze Familie ausgeben. Selbst dort funktioniert die Trennung von Tier und Essen auf dem Teller also gut. Auch Biohöfe sind davon nicht ausgenommen, selbst wenn es den Tieren dort in sehr vielen Fällen deutlich besser geht als in der konventionellen Landwirtschaft.
Eine echte Ernährungswende hin zu plant-based oder einem rein pflanzlichen Lebensstil heißt für mich, mit den vielen Mythen aufzuräumen, die es noch immer gibt („iss Fleisch, damit du groß und stark wirst", „ohne Milch wachsen deine Knochen nicht" ...). Es sind alles Dinge, die uns so erzählt wurden, und Verhaltensweisen, die wir erlernt haben – und die wir auch wieder verlernen bzw. durch neue Verhaltensweisen ersetzen können. Um also auf die Ausgangsfrage zurückzukommen: Nein, man *muss* keine Tiere essen.

hingegen sofort verboten werden. Ebenso Tiertransporte, bei denen Tiere tagelang durch Europa und teilweise bis nach Nordafrika und Asien gekarrt werden.

Nötig ist eine ganz andere Tierhaltung

Man könnte Tiere aber auch einfach aus Gründen des Landschaftsschutzes halten und nicht zum Essen. Rinder und Schafe in vernünftiger Zahl könnten auf Weiden grasen, so den Humusaufbau fördern und einen Beitrag zum Klimaschutz leisten (siehe Seite 189). Das klingt utopisch? Vielleicht. Doch ich bin der festen Überzeugung, dass sich sofort etwas ändern muss – zum Schutz des Klimas und der Umwelt, zum Wohle der Menschen und natürlich der Tiere. Das Umlegen der externen Folgekosten auf den Lebensmittelpreis ist für mich ein entscheidender Weg, der automatisch zu viel mehr plant-based führen würde.

Tiere würden dann primär als Landschaftspfleger gehalten. Nicht umsonst gibt es zunehmend Praxisprojekte, in denen besonders alte Tierrassen, wie das Schottische Hochlandrind, Heckrinder oder das Rauwollige Pommersche Landschaf, eingesetzt werden, um Kulturlandschaften zu erhalten. Damit sich das (einigermaßen) rechnet, werden sie aktuell allerdings meist auch geschlachtet und ihr Fleisch wird verkauft. Doch warum nicht die Landwirte dafür bezahlen, dass sie sich um die Tiere kümmern und diese in Würde leben lassen? Wären unsere Steuergelder, auch in Form von EU-Subventionen, so nicht bestens angelegt? Die meisten Menschen erfreuen sich an friedlich grasenden Rindern oder Schafen auf der naturbelassenen Weide – und die Tourismusämter vieler Regionen werben damit. Dass der Klimawandel in vollem Gange ist, haben die meisten Menschen verstanden. Warum ihm nicht auch mithilfe der Tiere etwas entgegensetzen und dies sichtbar machen – in Form von einigen wenigen, dafür aber zufrieden grasenden Tieren auf der Weide, die auch genügend Platz haben, einmal herumzuspringen, wenn ihnen danach ist?

KAPITEL 6
HUNGER BEKÄMPFEN
FAIRNESS FÖRDERN

Alles, was wir kaufen und essen, hat Auswirkungen – nicht nur auf Gesundheit, Umwelt und Nutztiere. Auch die Lebensbedingungen der Menschen bei uns und in anderen Ländern sind betroffen. Indem wir zum Beispiel Futter für die Tiermast in Brasilien anbauen lassen, nehmen wir der Bevölkerung dort den Boden und somit ihr Essen weg. Auch werden viele Menschen, die für uns Lebensmittel erzeugen, nach wie vor massiv ausgebeutet, und zwar nicht nur Erwachsene. In wirtschaftlich armen Ländern arbeiten über eine Million Kinder in der Landwirtschaft, statt zur Schule zu gehen. Lesen Sie in diesem Kapitel, was alles schiefläuft in der globalen Lebensmittelproduktion und was wir aus Gründen der weltweiten Fairness beim Konsumieren und Essen tun müssen, um den Konsum und damit auch die Welt gerechter zu machen.

Haben Sie schon einmal vom Pastoralismus gehört? Auf den ersten Blick hört sich das nach etwas Kirchlichem an, nach Pastorat oder Ähnlichem. Tatsächlich bedeutet das lateinische Wort „pastor" auf Deutsch „Hirte" und entsprechend bezeichnet der Pastoralismus eine Lebensform, bei der die Haltung von Tieren durch Hirten eine zentrale Rolle spielt. Das Besondere dieser oft auch Naturweidewirtschaft genannten, meist mobilen Tierhaltung ist, dass sie an die lokalen Gegebenheiten angepasst ist. Die Tiere werden also immer dorthin geführt, wo sie genügend Busch- und Grasland zum

KAPITEL 6

Fressen finden. Das sind oft landwirtschaftlich anderweitig nicht nutzbare Gebiete, die teilweise schwer erreichbar sind oder von den klimatischen Bedingungen besonders beeinflusst werden. Die Böden sind also sehr trocken oder feucht, liegen auf unzugänglichen Hochebenen oder in steilen Hanglagen. Doch für die daran gewöhnten Vierbeiner wie Schafe, Ziegen, Rinder, Yaks, Wasserbüffel, Alpakas oder Rentiere ist dies kein Hindernis, weil sie sich den Bedingungen im Laufe der Jahrhunderte angepasst haben. Mindestens 25 Prozent der weltweiten Landflächen werden pastoral bewirtschaftet. Was nach einer exotischen Besonderheit ferner Länder klingt, ist eine Bewirtschaftungsform, die es in unseren Breiten auch gibt: Denken Sie nur an die Bergalmen in den Alpen.

Und auch diese Form des Pastoralismus kennen Sie vielleicht: die Wanderschäferei. Auch bei uns ziehen Schäferinnen und Schäfer mit ihren Herden durch die Lande, etwa durch die Lüneburger Heide im Norden Deutschlands. Allerdings geht deren Zahl immer weiter zurück. Während es 1999 in Deutschland noch etwa 300 Wanderschäfer gab, waren es im Jahr 2016 nach Auskunft der Bundesregierung vermutlich weniger als 100. Auch wenn diese Bewirtschaftungsform demnach bei uns immer weniger Bedeutung hat, in vielen Ländern der Welt spielt Pastoralismus eine zentrale Rolle bei der Nahrungserzeugung. In Burkina Faso etwa werden über 70 Prozent der Tiere pastoral gehalten, in Niger und im Tschad sind es mehr als 80 Prozent und in Tansania und Somalia rund 90 Prozent, so der *Fleischatlas 2021* der Heinrich-Böll-Stiftung. Weltweit leben Schätzungen zufolge mehr als 200 Millionen Menschen als Pastoralistinnen und Pastoralisten, die wiederum eine Milliarde Tiere hüten. Sie sorgen in Afrika und Asien, in den Anden Südamerikas und in der Arktis also für das Einkommen ihrer Familien. Die Produkte vom Tier wie Fleisch, Milch und Wolle werden meist lokal verkauft. Zudem sind Fleisch und Milch auch Nahrungsquelle für die Wandervölker.

Doch nicht nur das. Pastoralismus leistet auch einen wichtigen Beitrag zum Umweltschutz. Da die Tiere als Wiederkäuer den Bewuchs und die Grasnarbe kurzhalten, fördern sie den Aufbau von Humus im Boden, einem wichtigen Speicher für das Treibhausgas Kohlendioxid. Ihre Exkremente sind zudem ein wertvoller Dünger. Darum gilt der Pastoralismus als ökologisch besonders wertvolle und klimaschonende Form der Tierhaltung.

Fleischkonsum mit Folgen

Doch der Pastoralismus ist in Gefahr, denn auch die Herden und ihre Hirten sind vom Klimawandel bedroht. Veränderte Temperaturen und erhöhte oder fehlende Niederschläge sorgen dafür, dass die genutzten Landflächen immer weniger Nahrung bieten, sodass die Hirten häufiger auf andere Flächen ausweichen müssen. Das bedeutet zusätzliche Anstrengungen für Mensch und Tier. Auch werden die Flächen, auf denen die Tiere weiden, stetig verkleinert. Denn die weltweit steigende Nachfrage nach tierischen Produkten macht mehr Flächen für den Anbau von Futtermitteln nötig und so werden immer mehr Weiden zu Feldern für Tierfutter. Sie werden teilweise auch zu sogenannten „Feedlots" umfunktioniert. Das sind riesige Tiergehege, wo bis zu 100 000 Rinder oder mehr unter freiem Himmel gemästet werden. Mit einer idyllischen Haltung auf sattgrünen Weiden, auf denen Rinder friedlich grasen, wie dies Verpackungen für argentinische Rindersteaks und -filets suggerieren, hat dies nach Recherchen des Verbraucherzentrale Bundesverbandes allerdings überhaupt nichts zu tun. Die Tiere stehen dicht bei dicht, oft auf matschigen Flächen, und fressen konzentriertes Kraftfutter aus Getreide, Soja und Ölsamen aus dem Trog, angereichert mit Vitaminen und Mineralstoffen, damit sie möglichst schnell ein hohes Schlachtgewicht erreichen. Besonders in den USA, aber auch in Kanada, Mexiko, Brasilien, Argentinien und Australien ist diese Art der „Freilandhaltung" verbreitet.

Durch all diese Entwicklungen wird den Wandervölkern buchstäblich der Boden unter den Füßen weggezogen. Dann fehlt ihnen die Grundlage, um mit der Tierhaltung ihr Einkommen zu erwirtschaften und sich selbst zu ernähren. Bei der Umwidmung der Flächen haben sie meist kein Mitspracherecht, denn der Staat reklamiert die Ländereien für sich und entscheidet über die Investitionen und Nutzung, heißt es im *Fleischatlas*.

Besonders seltsam finde ich die Argumentation von Fleischlobbyisten, dass Veganerinnen und Veganer dafür verantwortlich seien, dass Nomaden und somit auch Pastoralisten durch den propagierten Fleischverzicht ihre Lebensgrundlage verlieren. Wie sollen die armen Menschen denn überleben, wenn wir ihnen die Tierhaltung und das Fleischessen verbieten, wird gefragt. Aber das ist natürlich Unsinn: Das Fleisch dieser Tiere landet nicht auf unseren Wohlstandstellern, sondern dient entweder der Selbstversorgung der Hirten oder der Versorgung lokaler Märkte. Die weltweite industrielle Massentierhaltung ist das Problem, nicht die extensiv gehaltenen Ziegen, Yaks oder Wasserbüffel in Afrika oder Asien.

Sojaanbau vertreibt Menschen und fördert Slums

Der Rückgang des Pastoralismus ist nur ein Beispiel dafür, wie Menschen in fernen Ländern Opfer unseres Fleischkonsums werden. Doch auch für unseren Appetit auf Käse und unsere Lust auf mehr als ein Frühstücksei wird Menschen die Lebensgrundlage entzogen. Vor allem in Brasilien und Argentinien werden riesige Wald- und Graslandflächen vernichtet für den Anbau von Sojabohnen, die bei uns als Tierfutter dienen. Zwischen 1999 und 2019 haben sich die Anbauflächen für die eiweißreichen Bohnen von 77 auf 125 Millionen Hektar vergrößert – das entspricht ungefähr dreieinhalbmal der Gesamtfläche Deutschlands. „Mittlerweile steht der Sojaanbau nach der Viehwirtschaft an zweiter Stelle der Verursachung von Abholzung weltweit", schreibt die Heinrich-Böll-Stiftung. Da das sogenannte Amazonas-Memorandum den Handel mit Soja von Regenwaldflächen verbietet, die nach 2008 gerodet wurden, wurde die Sojaproduktion immer stärker in die brasilianische Savanne Cerrado verlagert – einen wertvollen, sehr artenreichen Trockenwald. Doch auch in diesen Gebieten leben Menschen, die für den Anbau von Sojabohnen von ihrem Grund und Boden vertrieben werden. Die mit dem Sojaanbau verbundene Landflucht trägt erheblich zur Verelendung der vertriebenen Menschen bei und führt zum Wachstum der Slums in den Städten.

Auch pflanzliche Produkte können fernes Elend begünstigen

Doch schauen wir genau hin: Auch viele pflanzenbasierte Produkte schaden den Menschen in anderen Ländern. In Indonesien, dem weltweit größten Erzeuger von Palmöl (mehr als die Hälfte der globalen Palmölmenge kommt von dort), führt die immer neue Erschließung von Flächen für den Anbau von Ölpalmen zur Vertreibung bäuerlicher Familien und indigener Gemeinschaften – und verschlimmert somit Hunger und Armut. Palmöl steckt in zahlreichen Lebensmitteln, die wir uns täglich schmecken lassen, etwa in Margarine, Brotaufstrichen, Suppen und anderen Fertiggerichten, in Müslis, Schokolade, gerösteten Nüssen und Kartoffelchips. Nach einer Untersuchung der österreichischen Umweltorganisation Global 2000 enthält jedes zweite Produkt in unseren Supermärkten Palmöl.

Zwar setzen sich zivilgesellschaftliche Organisationen wie Brot für die Welt oder Misereor für die Völker vor Ort ein. Sie dokumentieren die Fälle von „Landgrabbing", so nennt sich die – legale, oft aber auch illegale – Land(weg)nahme durch Agrarkonzerne und private Investoren, meist mit Unterstützung korrupter Regierungen. Die Non-Profit-Organisationen gehen auch vor Gericht und versuchen, Einfluss auf die nationale, regionale oder lokale Landverwaltung zu nehmen. Doch meist erfolglos, denn laut Brot für die Welt gebe es eine enorme Verquickung von Politik und Palmölwirtschaft, bei der die einheimische Bevölkerung meist den Kürzeren ziehe. Es ist also unser steigender Appetit auf Fleisch und Milchprodukte, auf Fertigprodukte und Genussmittel, der dazu führt, dass Kleinbauern, Pastoralisten und indigene Völker aus ihrer angestammten Heimat und ihren oft seit Generationen genutzten Weidegebieten verdrängt und in die Armut getrieben werden. Wollen wir so weitermachen? Ich denke, das ist aus ethischen Gründen nicht akzeptabel.

Es ist genug für alle da, aber ...

Abgesehen von dieser Problematik kann der steigende Landhunger nicht unendlich weiter bedient werden. Es stehen weltweit überhaupt nicht genügend Flächen zur Verfügung, um alle Menschen nach Western-Style-Art satt zu machen. Die Umweltschutzorganisation WWF hat das durchgerechnet. Im Jahr 2015 lebten etwa 7,2 Milliarden Menschen auf der Erde. Ihnen standen rund 1,4 Milliarden Hektar Ackerfläche zur Verfügung. Auf jeden Menschen entfielen also umgerechnet 1929 Quadratmeter Acker. Stimmen die Prognosen, werden im Jahr 2050 etwa 9,6 Milliarden Menschen die Erde bevölkern. Bei gleichbleibender Ackerfläche kommen dann auf jede Bewohnerin und jeden Bewohner dieser Erde nur noch durchschnittlich 1442 Quadratmeter, also viel weniger als bisher. Doch von den 1442 Quadratmetern müssen noch – wie bisher – 276 Quadratmeter für die stoffliche und energetische Nutzung abgezogen werden, also zum Beispiel für den Anbau von Faserpflanzen für Dämmstoffe oder Energiepflanzen für Biosprit. Bleiben 1166 Quadratmeter Ackerfläche pro Person, die für die Lebensmittelerzeugung zur Verfügung stehen.

Derzeit nutzt jede Bewohnerin und jeder Bewohner Deutschlands etwa 1562 Quadratmeter Ackerfläche, um mit Nahrungsmitteln versorgt zu werden (plus die 276 Quadratmeter für stoffliche und energetische Nutzung). Das ist ziemlich genau ein Drittel mehr, als uns zukünftig im Jahr 2050 pro Person zustünde. Wir müssen also in Zukunft in Deutschland mit weniger Ackerfläche zurechtkommen. Das wird nur dann gehen, wenn wir unseren Ernährungsstil ändern und beispielsweise deutlich weniger tierische Lebensmittel konsumieren. Ich komme darauf gleich zurück.

Tatsächlich leben wir aber schon heute über unsere Verhältnisse: Wir bedienen uns der Äcker (und zu einem kleinen Teil auch der Grünlandflächen) in fernen Ländern, um unseren Appetit auf Fleisch und andere tierische Lebensmittel zu stillen. Dieses nennt man auch virtuellen Flächenimport. In diesem Zusammenhang habe ich noch ein paar beeindruckende oder besser erschreckende Zahlen für Sie: Deutschland umfasst eine Fläche von etwa 357 000 Quadratkilometer, das sind rund 35,7 Millionen Hektar. Davon werden etwa 16,8 Millionen Hektar landwirtschaftlich genutzt und davon wiederum dienen 14 Millionen Hektar der Lebensmittelerzeugung. Im Ausland belegen wir weitere 5,5 Millionen Hektar, um unseren derzeitigen Konsum sicherzustellen. Das entspricht ungefähr dem eben genannten Drittel an Landfläche, das wir mehr nutzen, als uns eigentlich zur Verfügung steht. So werden vor allem in Brasilien, Argentinien und Paraguay sowie zu einem kleinen Teil in den USA etwa zwei Millionen Hektar wertvoller Boden beackert, um darauf Sojabohnen für hiesige Futtertröge anzubauen. Würden wir dieses Soja in Deutschland wachsen lassen, müssten wir eine Fläche so groß wie Rheinland-Pfalz oder Sachsen-Anhalt damit bepflanzen. Komplett!

Ich kann Umwelt- und Naturschutzorganisationen sowie den vielen Kolleginnen und Kollegen aus der Wissenschaft nur zustimmen: Es ist keine Option, die Flächen für den Futteranbau weltweit immer weiter auszudehnen. Auch die Ernährungs- und Landwirtschaftsorganisation der Vereinten Nationen (FAO) hat das erkannt. Sie ist mir in ihren Aussagen aber zu halbherzig. Zwar sagt sie, dass eine weitere Ausdehnung der globalen Tierhaltung immer mehr Getreide und Soja als Futtermittel benötige. Das führe zu steigenden Preisen und damit zu Lebensmittelkrisen bei den armen Landbevölkerungen in den Erzeugerländern des Globalen Südens. Auch das Landgrabbing werde durch mehr Fleisch und Co. zunehmen, was wiederum weitere Vertreibung und Verarmung dieser Menschen zur Folge habe.

Aber gleichzeitig stellt die FAO kaum infrage, dass die globale Produktion tierischer Lebensmittel und damit die Intensivtierhaltung weiter steigen wird – nur soll sie dann eben ökonomisch, ökologisch und sozial nachhaltig sein. Das ist aus meiner Sicht ein Widerspruch, der nicht aufgelöst werden kann, weil jede Steigerung der globalen Produktion von tierischen Lebensmitteln auf Kosten der Bevölkerung in fernen Ländern geht, auf Kosten der Artenvielfalt und zu Lasten der Umwelt. Darum gibt es nur eine Möglichkeit: Wir sollten unsere natürlichen Ressourcen intelligent nutzen und die wachsende Bevölkerung mithilfe der vorhandenen Ackerflächen und Weiden ernähren.

Mehr Gemüse und Obst, weniger Fleisch und Wurst!

Eine solch intelligente Flächennutzung wäre auch machbar, wenn wir alle mitziehen. Der allerwichtigste Schritt ist die Umstellung unserer Ernährung. Das heißt: Mehr Pflanzenkost, weniger Fleisch, Milch, Käse und Eier! Der WWF hat errechnet, dass ein gesunder, vollwertiger Speiseplan mit einem hohen Anteil an Gemüse, Obst, Getreide und Hülsenfrüchten sowie Milchprodukten und Fleisch in Maßen „nur" eine Fläche von 1291 Quadratmetern Boden pro Person und Jahr benötigt. Das geht schon in die erforderliche Richtung der oben genannten 1166 Quadratmeter. In diese Rechnung ist aber auch einbezogen, dass jeder von uns zukünftig weniger Lebensmittel wegwirft. Würde der Fleischkonsum noch weiter reduziert werden – also pro Kopf auf wöchentlich 350 Gramm verringert – kämen wir tatsächlich mit 1166 Quadratmetern aus. Noch mal zur Erinnerung: Das ist die Ackerfläche, die jedem Erdenbürger im Jahr 2050 rechnerisch für die Lebensmittelerzeugung zur Verfügung stehen wird.

Das ist gut, doch da geht noch mehr! Was wäre denn, wenn wir alle momentan als Tierfutter angebauten Ackerfrüchte wie Getreide, Soja oder Ölsaaten direkt zur Ernährung des Menschen verwenden würden? Wenn wir sie also nicht mehr in die Futtertröge werfen würden? Wissenschaftler der University of Minnesota in den USA haben das durchgerechnet. Ich musste die Studie mehrfach lesen, weil mir das Ergebnis fast unglaublich vorkam: Wir hätten weltweit sofort 70 Prozent mehr Nahrungskalorien für die menschliche Ernährung zur Verfügung. Und das bedeutet: Wir könnten damit vier Milliarden Menschen zusätzlich satt machen (auf Basis von 2700 Kilokalorien täglich). Vier Milliarden Menschen! Wohlgemerkt: Ohne einen einzigen Hektar Ackerfläche mehr zu erschließen! Das ist gigantisch, denn das sind sogar mehr Menschen als beim prognostizierten Bevölkerungswachstum der Vereinten Nationen bis 2050. Dieses wird auf zwei bis drei Milliarden Menschen zusätzlich geschätzt. Wir haben also weder zu wenig Ackerfläche noch zu wenig Lebensmittel. Das Problem ist vielmehr die ungerechte Verteilung und die Verschwendung wertvoller pflanzlicher Lebensmittel als Tierfutter!

Jedes Schnitzel weniger hilft

Es geht gar nicht darum, dass wir alle Veganer werden. Wichtig ist, zu verstehen, dass jedes Schnitzel und jedes Stück Wurst, das nicht gegessen wird, dazu beiträgt, die globalen Probleme zu lösen. So kommen die Wissenschaftler der genannten Studie auch zu dem Schluss, dass schon kleine Verschiebungen bei der Verwendung von Nutzpflanzen – weg von Tierfutter und auch von Biokraftstoffen & Co., hin zur direkten menschlichen Ernährung – die globale Verfügbarkeit von Nahrungsmitteln deutlich erhöhen können. Sie wären somit ein wichtiges Instrument, um die Herausforderungen der globalen Ernährungssicherheit zu meistern. Plant-based zu essen hilft also ohne Frage dabei, die weltweite Nahrungsungerechtigkeit zu verbessern und damit auch den Welthunger zu verringern.

Zugegeben: Das alles ist ein wenig abstrakt und kann daher gut verdrängt werden. Wer denkt beim Burger-Essen schon daran, dass für den Fleischklops im Amazons Regenwälder abgebrannt und Menschen vertrieben werden? Wer hat ständig im Kopf, dass auch das Stück Käse auf dem Brot Einfluss auf den Hunger in der Welt hat? Schließlich sind die Menschen, die unter unserem Konsum leiden, weit weg. Außerdem ist es mir natürlich klar, dass der Welthunger viele Ursachen hat – politische, ökonomische und soziale –, die wir teilweise nur wenig beeinflussen können. Dennoch: Bei den „10 Gründen für Hunger", die die Entwicklungsorganisation Oxfam nennt, stehen die ungleiche Verteilung von Land und Landgrabbing an erster Stelle. Das bestätigt: Es ist wichtig, sich bewusst zu machen, welche globalen Folgen unser tägliches Essverhalten hat. Noch wichtiger ist es, dieses Wissen auch in unsere Entscheidungen beim Einkauf einzubeziehen.

Kinderarbeit weltweit an der Tagesordnung

Das gilt nicht nur für Fleisch und Co., sondern genauso für den Konsum anderer Lebensmittel. Auch das Naschen von Schokolade, der Genuss von Kaffee und Tee sowie die Verwendung von exotischen Gewürzen, Obst und Gemüse kann mit Ausbeutung, Gesundheitsgefährdung und Hunger von Menschen in fernen Ländern einhergehen. Dabei sind nicht nur erwachsene Frauen und Männer betroffen. Laut der Internationalen Arbeitsorganisation (ILO) gibt es weltweit 152 Millionen Kinderarbeiter. Sie sind zwischen fünf und 17 Jahren alt (fast die Hälfte davon sogar erst fünf bis elf Jahre!), gehen nicht oder nur selten in die Schule und verrichten oft sogar gefährliche Tätigkeiten. Etwa 70 Prozent der Kinderarbeiter sind in der Land- und Forstwirtschaft sowie in der Fischerei beschäftigt. Die meisten dieser Kinder arbeiten als unbezahlte Familienmitglieder, helfen also ihren Eltern und erwachsenen Geschwistern auf dem Feld oder beim Hüten der Tiere. Zusätzlich müssen sie auch noch im Haushalt mitmachen, wo Mädchen ungleich mehr Arbeit verrichten müssen als Jungen.

Anders als man lange meinte, sind die Jüngsten nicht überwiegend in die Herstellung von Produkten für den Weltmarkt, etwa Schokolade, Kaffee oder Tee, involviert. Kinderarbeit finde vor allem in lokalen, regionalen und nationalen Lieferketten sowie in der Landwirtschaft statt, die der Versorgung der Familien dient, betonen Experten der FAO in einem Beitrag für die Welthungerhilfe. Sie sagen aber auch: „Solange wir für eine Hundert-Gramm-Tafel Schokolade im Supermarkt nur rund 50 Cent zahlen, wird es uns offensichtlich nicht gelingen, die grassierende Kinderarbeit umfassend und drastisch zu bekämpfen."

Kinder erledigen blutige Tätigkeiten

Kinder helfen auch bei der Verarbeitung von Fleisch, also im Schlachthaus, beim Schneiden, Zerteilen, Reinigen und Verpacken, schreibt die FAO in einem Bericht über Kinderarbeit im Bereich Tierhaltung. Zwar sind dazu die Informationen zur Kinderarbeit dürftig, aber zumindest für Brasilien, Ecuador und Indien gibt es Berichte, dass Kinder direkt in das Schlachten von Tieren einbezogen sind. Obwohl diese Tätigkeiten in den meisten Ländern für Minderjährige verboten sind, weil sie nicht nur körperlich, sondern auch seelisch sehr belasten, arbeiten Kinder an gefährlichen Maschinen und Schlachtwerkzeugen. Wenn so junge Menschen mit „gequälten, blutigen und sterbenden Tieren" konfrontiert sind, habe das negative Auswirkungen auf die geistige, körperliche, moralische und psychologische Entwicklung der Kinder, warnt ein FAO-Bericht weiter. Durch den Umgang mit toten Tieren kommt es also oft zu traumatischen Erfahrungen.

KAPITEL 6

Durch Corona noch mehr Kinderarbeit

Die Anzahl der Kinderarbeiter ist in den vergangenen 20 Jahren leicht gesunken, denn eines der 17 UN-Ziele für eine nachhaltige Entwicklung (siehe Abbildung auf Seite 59) beinhaltet, bis zum Jahr 2025 weltweit alle Formen der Kinderarbeit abzuschaffen. Doch in der Landwirtschaft ist der Anteil der arbeitenden Kinder von 2012 bis 2016 um zwölf Prozent gestiegen.

Dieser Trend hat sich fortgesetzt und ein Grund dafür ist die Corona-Pandemie. Sie habe die Situation verschärft, betonen die Welthungerhilfe und andere Organisationen. In vielen Familien ist es im Zusammenhang mit der Pandemie zu großen Einbußen beim Einkommen gekommen. Die durch Lockdowns und andere politische Maßnahmen verursachte Wirtschaftskrise trifft Kinder besonders hart. Nach Einschätzung der ILO für 2020 werden weltweit zwischen 42 und 66 Millionen Kinder in extreme Armut abrutschen – zusätzlich zu den 386 Millionen, die es 2019 bereits gab.

Wenn Eltern ihre Arbeit verlieren, ihre Läden schließen müssen oder ihre Produkte nicht mehr verkaufen können, müssen Kinder zum Familieneinkommen beitragen, statt in die Schule zu gehen. Zudem wurden im Zuge der Maßnahmen weltweit auch in den ärmsten Ländern Schulen monatelang geschlossen. Was zur Folge hatte, dass es für 370 Millionen Kinder keine Schulspeisung mehr gab, so das Kinderhilfswerk UNICEF. Und das, obwohl die Mahlzeit in der Schule für Millionen von Kindern weltweit die einzige Mahlzeit des Tages ist! Ohne Schulspeisung leiden die Kinder Hunger, riskieren, krank zu werden, oder müssen die Schule abbrechen. Fehlende Schulbildung verschlechtert wiederum die Chancen auf eine Ausbildung – entsprechend werden diese Kinder später kaum in der Lage sein, sich und eine Familie ausreichend zu ernähren. Ein Teufelskreis.

Ein besonders dunkles Kapitel ist die Versklavung von Kindern. Rund 4,3 Millionen Kinder waren im Jahr 2016 von Zwangsarbeit betroffen. In dieser extremen Form von Kinderarbeit sind Kinder gesundheitsgefährdenden Arbeitsbedingungen ausgesetzt, sie arbeiten unter Zwang, Freiheitsentzug und Androhung von Strafen. Auch hier dürfte die Zahl der betroffenen Kinder aufgrund der Coronamaßnahmen zunehmen.

Billigprodukte fördern Kinderarbeit

Ein Weg aus der Armut und auch das Ende von Kinderarbeit sind existenzsichernde Löhne für Familien. Zudem müssen Verbraucherinnen und Verbraucher bereit sein, für Lebensmittel angemessene Preise zu bezahlen. Das funktioniert aber nicht, wenn wir nur billig-billig einkaufen, also für besagte 100-Gramm-Tafel Schokolade 50 Cent zahlen oder für das Pfund Kaffee 2,99 Euro. Wichtig sind hier alle Anstrengungen, die eine angemessene Entlohnung der Erzeugerinnen und Erzeuger sowie angemessene Lebensmittelpreise zum Ziel haben. Ich denke dabei an die verschiedenen Fair-Initiativen, die genau dies machen. Zudem gibt es viele Biohersteller, die Rohstoffe nicht nur unter ökologischen, sondern auch unter fairen Gesichtspunkten einkaufen. Stets erhalten Landwirte oder Kooperativen akzeptable Preise für die von ihnen erzeugten Produkte, die üblicherweise über dem Weltmarktpreis liegen. Sie bekommen auch Fair-Prämien sowie teilweise einen Bioaufschlag, wenn Lebensmittel nach Ökorichtlinien erzeugt werden. Dies ermöglicht wiederum existenzsichernde Löhne für die Erzeuger, die dadurch ihre Kinder in die Schule schicken und medizinische Versorgung in Anspruch nehmen können. Langfristige und transparente Handelsbeziehungen zwischen Erzeugerkooperativen und den Importeuren sorgen außerdem für finanzielle Sicherheit, bessere Planbarkeit und höhere Wirtschaftlichkeit. Es geht übrigens gar nicht darum, Kinderarbeit komplett abzuschaffen. Organisationen wie Fairtrade Deutschland, GEPA, Brot für die Welt und die Welthungerhilfe erkennen an, dass viele von Armut betroffene Familien noch darauf angewiesen sind, dass ihre Kinder mitarbeiten. Jedoch muss es ihnen trotzdem möglich sein, zur Schule zu gehen. Außerdem dürfen die Kinder keine Arbeiten verrichten, die der Gesundheit oder der Entwicklung schaden. Es geht also um die Abschaffung ausbeuterischer Kinderarbeit!

Fair-Initiativen zeigen Wirkung

Bis Ende 2020 stieg die Zahl der Kleinbauernfamilien und Beschäftigten auf Plantagen, die nach den Fairtrade-Richtlinien arbeiteten, auf 1,9 Millionen in 71 Ländern an, so der Verein Transfair. Insgesamt erhielten sie Fairtrade-Prämien in Höhe von über 179 Millionen Euro, allein für die sieben von den Absatzmengen her wichtigsten Produkte Bananen, Kakao, Kaffee, Baumwolle, Blumen, Zucker und Tee. Und trotz dieser Zusatzkosten, die den Erzeugerinnen und Erzeugern zugutekommen: Im Laden müssen wir nur geringfügig mehr für Produkte mit Fair-Label zahlen. „Fair" ist also eine gute Sache, von der alle Beteiligten profitieren.

Doch langfristig müssen *alle* Lebensmittel die wahren Kosten widerspiegeln, wenn wir zu mehr Nahrungsgerechtigkeit gelangen möchten. Neben den Kosten für die Beseitigung von Umweltschäden müssten auch die unerwünschten sozialen Folgekosten, wie etwa fehlende Bildungschancen aufgrund von Kinderarbeit, in die Lebensmittelpreise eingerechnet werden. Dies könnte etwa durch verpflichtende Abgaben seitens der Importeure – darunter zahlreiche multinationale Foodkonzerne – geschehen. Dieses Geld könnte für die Verbesserung der sozialen Bedingungen der Menschen in den Erzeugerländern, aus denen unsere Kaffeebohnen, Teeblätter oder Bananen stammen, verwendet werden. Pflicht wäre dann das, was die Fair-Initiativen schon seit Jahrzehnten aus eigenem Antrieb machen. Fair erzeugte und gehandelte Lebensmittel sollten also nicht mehr die Ausnahme sein, sondern verpflichtender Standard.

HUNGER BEKÄMPFEN, FAIRNESS FÖRDERN

Auch in Deutschland gibt es menschenunwürdige Arbeitsbedingungen

Wir müssen aber gar nicht in die Ferne schweifen, um auf missliche Arbeitsbedingungen in der Lebensmittelerzeugung zu stoßen. Auch hierzulande sind sie in der Fleischindustrie und in der Landwirtschaft an der Tagesordnung. Für die Ernte von Erdbeeren und Spargel, aber auch von Äpfeln, Gurken und Weintrauben wurden in der Saison 2019/2020 rund 270 000 Saisonarbeitskräfte angeheuert. Sie stellen damit fast 30 Prozent aller Beschäftigten in der deutschen Landwirtschaft. Diese Arbeitskräfte stammen überwiegend aus Südost- und Osteuropa, vor allem aus Rumänien, Polen und Bulgarien. Auch in der deutschen Fleischindustrie arbeiten fast ausschließlich Männer und Frauen aus Osteuropa und ausbeutende Arbeitsbedingungen sind die Norm.

Mir ging es lange Zeit wie vermutlich vielen von Ihnen auch: Man hatte immer wieder mal von Missständen bei der Erdbeerernte und in Schlachthöfen gehört. Doch richtig öffentlich wurde das Ganze durch die Coronapandemie. Da wurden plötzlich Erntehelfer knapp, denn sie durften nur unter erschwerten Bedingungen und bei Einhaltung bestimmter Hygieneregelungen einreisen – die auch unterlaufen wurden. In den sozialen Medien wurden Bilder gepostet, auf denen Beschäftigte aus Osteuropa zu sehen waren, die dicht an dicht in überfüllten Bussen saßen – trotz Abstandsregelungen. Auch stellte sich die Frage, wie man sie unterbringen sollte. Sie wie bislang in Mehrbettzimmer einzuquartieren, ging nicht mehr – wegen der Hygiene-Abstandsregelungen. Die Helfer rund um die Uhr arbeiten zu lassen, funktionierte auch nicht. Wer sollte ernten, wenn sich ein Teil der Arbeitenden infizierte und wegen eines positiven Coronatests in Quarantäne musste oder gar krankheitsbedingt ausfiel? Es wurde also im Zweischichtenmodell geackert.

In der Schlachtindustrie kam es dann im Mai 2020 zum Gau, denn da gab es bei den Firmen Müller-Fleisch in Pforzheim und

KAPITEL 6

Westfleisch in Coesfeld Masseninfektionen. Im Juni kam heraus, dass bei Tönnies in Rheda-Wiedenbrück, dem größten Schlacht- und Zerlegebetrieb für Schweine in Deutschland, mehr als 1500 Arbeiter positiv auf SARS-CoV-2 getestet worden waren. Die steigende Nachfrage nach deutschen Fleischerzeugnissen (vor allem aus dem Ausland) während der Pandemie führte zudem zu einem enormen Druck bei nichterkrankten Arbeiterinnen und Arbeitern, die weitere Überstunden und Wochenendarbeit schieben mussten.

Subunternehmen machen das System intransparent

Doch das Virus brachte nur ans Tageslicht, was seit Langem faul ist. Es ist das dahinterstehende System der Industrie, die unser Fleisch verarbeitet. Fast 90 000 Menschen sind in Deutschland dort beschäftigt, so der *Fleischatlas 2021*. Rund zwei Drittel der Arbeitskräfte sind über Subunternehmen beschäftigt. Das bedeutet also, sie sind nicht direkt bei den Fleischkonzernen angestellt, sondern zum Beispiel bei einer Firma, die mit dem Schlachtunternehmen einen sogenannten Werkvertrag abgeschlossen hat. Diese Verträge werden für einzelne Prozesse wie das Schlachten, Zerlegen und Verpacken gemacht. Somit liegt die Verantwortung für die Beschäftigten nicht mehr bei den Fleischkonzernen, sondern bei deren Subunternehmern, die für die Arbeitsverträge zuständig sind. Doch dadurch wird das Ganze sehr intransparent. Ob der gesetzlich geregelte Mindestlohn pro Stunde tatsächlich gezahlt wird oder ob dieser an Bedingungen wie beispielsweise Überstunden und Sieben-Tage-Woche gekoppelt ist, lässt sich kaum noch kontrollieren. Das gilt auch für die Umsetzung der Gesundheits- und Arbeitsschutzvorgaben.

Neben den Werkverträgen gibt es zudem Leiharbeit, im Fachjargon wird dies auch als Arbeitnehmerüberlassung bezeichnet. Dabei stellt eine Firma (z. B. ein Personaldienstleister) dem

Schlachthof die Arbeiter zur Verfügung, indem er sie verleiht. Der Fleischbetrieb schließt somit einen Vertrag mit dem Verleiher ab, der wiederum die Bedingungen für die Beschäftigten festlegt. Doch auch bei dieser Art des Outsourcings bleibt intransparent, ob und unter welchen Bedingungen vereinbarte Löhne gezahlt und Arbeitsschutz- und Gesundheitsvorgaben eingehalten werden.

Die Gewerkschaft Nahrung-Genuss-Gaststätten (NGG) und zivilgesellschaftliche Organisationen kritisieren diese Form von Verträgen über Subunternehmen seit Langem. Sie bemängeln auch die inakzeptablen Verhältnisse, unter denen viele Beschäftigte an Schlachthöfen und auch in der Landwirtschaft schuften. Ihnen liegen Berichte vor, wonach Überstunden teilweise nicht bezahlt oder falsch abgerechnet werden und es weder Urlaubs- noch Feier- und Krankheitstage gibt. Die Kosten für die Unterbringung werden meist gleich vom Lohn abgezogen. Oft handelt es sich lediglich um eine Matratze in einem Mehrbettzimmer in einer Baracke oder auf einem Campingplatz – für 230 bis 300 Euro monatlich. Für Arbeitskleidung und Werkzeuge wie Fleischermesser oder Spargelstechgeräte werden manchmal ebenfalls Nutzungsgebühren fällig. Selten sind die Beschäftigten gewerkschaftlich organisiert.

Immerhin, Corona hat diese üblen Arbeitsbedingungen sehr deutlich ans Tageslicht gebracht. Noch 2020 folgte der „Entwurf eines Gesetzes zur Verbesserung des Vollzugs im Arbeitsschutz". Das sogenannte Arbeitsschutzkontrollgesetz, das ganz besonders auf die Fleischwirtschaft zugeschnitten ist, verbietet seit Januar 2021 die Beschäftigung über Werkverträge. Seit 1. April 2021 ist auch die Leiharbeit untersagt. Die Beschäftigten sind seitdem direkt bei den Fleischfirmen angestellt. Bleibt abzuwarten, ob das neue Gesetz nur ein Papiertiger ist oder sachgerecht umgesetzt und vor allem kontrolliert wird.

KAPITEL 7

PFLANZENPOWER
AUF DEM TELLER

Pflanzliches Essen hat viele gesundheitliche Vorzüge. Aber was genau sollen Sie jeden Tag essen? Viele Tabellen und Listen helfen zwar bei der praktischen Umsetzung, aber machen das Ganze auch recht mühsam. Doch es gibt etwas Einfacheres: unsere beiden vegetarischen bzw. rein pflanzlichen Lebensmittelpyramiden. Sie zeigen Ihnen auf einen Blick, welche Lebensmittel wir in welchen Mengen für den täglichen Genuss empfehlen – die Portionsgrößen liefern sie auch gleich mit. Bequemer geht es kaum – und es klappt damit auch zu Hause, wie eine Studie bestätigt. Lesen Sie in diesem Kapitel, wie einfach es ist, auf plant-based umzusteigen, und welche Nahrungsergänzungen und Check-ups sinnvoll sind.

Als ich anfing, vegetarisch zu leben – das war kurz vor meinem 18. Geburtstag – lag öfter ein Taschenrechner neben meinem Teller. Ich rechnete mir genau aus, wie viel Eiweiß die einzelnen Mahlzeiten lieferten, die ich aß. Am Ende des Tages wurde dann zusammengerechnet, ob das auch genug war. Mein Fokus lag auf Protein. Damals, also Mitte der 1980er-Jahre, wurde noch mehr als heute die Meinung vertreten, dass Eiweiß bei vegetarischer Ernährung (und bei veganer sowieso) knapp werden könnte. Natürlich ist es ein sehr wichtiger Nährstoff. Aber es geht nicht nur um die absolute Menge, auch die Qualität des Proteins muss stimmen. Außerdem gibt es noch mehr lebenswichtige Nährstoffe, bei denen es viel eher zu Engpässen kommen kann, wenn ich meine Ernährung nicht gut zusammenstelle.

Die Rechnerei war zugegebenermaßen etwas mühsam und ich habe das bald wieder gelassen. Auch wurde ich von Schulfreunden schon mal belächelt, wenn ich beim Mittagessen mit Nährwerttabellen und Taschenrechner hantierte. Übrigens machen wir in der Ernährungsforschung im Prinzip nichts anderes, wenn wir untersuchen, wie die Nährstoffzufuhr der Probandinnen und Probanden unserer Studien aussieht. Die müssen dann beispielsweise drei Tage lang alles wiegen, was sie essen und trinken, und das in sogenannte Verzehrsprotokolle schreiben, inzwischen meist digital. Diese Protokolle geben wir dann in bestimmte Programme ein, um die Zufuhr von Energie und Nährstoffen unserer Teilnehmer zu berechnen. Anschließend können wir dann abschätzen, bei welchen Nährstoffen es in den verschiedenen Ernährungsgruppen ganz gut aussieht und wo möglicherweise noch Optimierungsbedarf besteht. (Genauere Aufschlüsse geben dann noch die Blutproben, die wir meist auch noch analysieren.) Aber zurück zum Anfang. Meine persönliche Ein-Personen-Studie („Bekomme ich auch ohne Schnitzel genug Eiweiß?") ergab: Es hat super geklappt mit der Nährstoffzufuhr – auch und gerade beim Eiweiß.

Damit andere Vegetarier und Veganer es später leichter haben, hatte ich mir vorgenommen, zukünftig ein System zu entwickeln, das den Umstieg von herkömmlicher Mischkost mit viel Fleisch und Milchprodukten auf plant-based oder eine rein pflanzliche Ernährung erleichtert. Mir schwebte ein Hilfsmittel vor, das alle Lebensmittel inklusive ihrer Anteile am täglichen Speiseplan und der entsprechenden Portionsgrößen zeigt, sodass der Körper bestens mit allen Nährstoffen versorgt wird. Schließlich kauft kein Mensch Eiweiß, Fett, Kohlenhydrate, Vitamine, Mineralstoffe, Spurenelemente und Ballaststoffe im Supermarkt oder Bioladen ein. Wir lassen uns Lebensmittel wie Gemüse und Obst, Brot und Müsli, Erbsen und Linsen oder Walnüsse und Cashewkerne schmecken. Diese Lebensmittel sollen wiederum alles liefern, was zum

Gesundsein und Gesundbleiben wichtig ist. Ich stellte mir also die Frage: Wie genau sieht eine optimale pflanzenbasierte Ernährung in der Praxis aus, wie eine rein pflanzliche? Auch ellenlange Tabellen mit dezidierten Empfehlungen zu erwünschten Lebensmitteln und den dazugehörigen Mengen scheiden ganz klar aus: viel zu kompliziert – und der Spaß am Essen bleibt auf der Strecke. Es sollte so einfach wie möglich sein, mit plant-based durchzustarten.

Auf einen Blick: Lebensmittelpyramiden

Ich fand Lebensmittelpyramiden schon immer sehr anschaulich. Anders als lange Tabellen oder gar Bücher zeigen sie auf einen Blick, was Sache ist. Das Prinzip ist ganz einfach: Im unteren Bereich der Pyramide stehen die Lebensmittel und Getränke, die besonders empfehlenswert sind und darum in größeren Mengen gegessen und getrunken werden dürfen. Dann werden die Felder der Pyramide nach oben immer kleiner, denn von diesen Lebensmitteln sollte weniger bis sehr wenig gegessen werden. In der von mir und meinem Team entwickelten rein pflanzlichen Lebensmittelpyramide geht es also ganz unten los mit Wasser und anderen kalorienfreien Getränken, gefolgt von Gemüse und Obst. Was für die Gesundheit nicht notwendig ist und darum, wenn überhaupt, nur in geringen Mengen konsumiert werden sollte, findet sich in der Spitze der Pyramide: Das sind Süßigkeiten, salzige Snacks und, wenn gewünscht, alkoholische Getränke. Dazwischen stehen alle Lebensmittel, die täglich mit Augenmaß auf den Teller kommen sollten, also Vollkornprodukte und Kartoffeln, Nüsse, Hülsenfrüchte und Milchalternativen wie Hafer- und Sojadrink. Zugleich gibt die Pyramide Empfehlungen für die Anzahl der Portionen und die entsprechenden Mengen.

Manche wollen es mit der Pyramide übrigens auf die Spitze treiben, also am liebsten nur die Lebensmittel ganz oben essen. „Tolle Pyramide, Herr Dr. Keller, mit der Spitze komm ich schon mal super zurecht", sagen Teilnehmer in Vorträgen manchmal augenzwinkernd. Aber so ist es natürlich nicht gemeint: Schauen Sie sich doch die Abbildungen auf Seite 287 und 289 mit unse-

Sind angereicherte Lebensmittel nötig?

Ob rein pflanzlich oder plant-based – die meisten Nährstoffe, die wir benötigen, nehmen wir mit frischem, pflanzlichem Essen auf. Nur wenn es gar nicht oder kaum über Lebensmittel geht, sollten Nahrungsergänzungsmittel, also Supplemente, verwendet werden. Das ist bei Vitamin B_{12} und Vitamin D der Fall. Vitamin B_{12} ist in Pflanzen nicht enthalten und das „Sonnenvitamin" D bilden wir in den lichtarmen Monaten Oktober bis März nicht ausreichend in unserer Haut. Bei rein pflanzlicher oder sehr pflanzenbasierter Ernährung sollten wir demnach Vitamin B_{12} das ganze Jahr und Vitamin D im Herbst und Winter supplementieren.

Auch angereicherte Lebensmittel können die Versorgung mit kritischen Nährstoffen verbessern. Dabei geht es neben Vitamin B_{12} um Kalzium und Vitamin B_2, die manchen veganen Lebensmitteln zugesetzt werden. Vor allem in konventionellen Pflanzendrinks und teilweise in Käse- und Wurstalternativen sind sie zu finden. Entscheiden Sie sich, wenn Sie solche Lebensmittel essen möchten, immer für Produkte, die keine oder möglichst wenige Zusatzstoffe enthalten.

In Bioprodukten allerdings sind solche Vitamin- und Mineralstoffzusätze überwiegend nicht erlaubt. Sinnvoll ist hingegen, Lein- oder Olivenöl zu verwenden, das mit den langkettigen Omega-3-Fettsäuren EPA und DHA angereichert wurde. Dabei stammen die Fettsäuren nicht aus Fisch, sondern aus Mikroalgen, sind also ebenfalls pflanzlich. Da nicht nur Pflanzenesser, sondern auch viele Menschen, die eine gemischte Kost verzehren, schlecht mit Jod versorgt sind, empfehle ich Jodsalz oder auch mit Norialgen versetztes Meersalz für die tägliche Küchenpraxis.

ren beiden Lebensmittelpyramiden an. Ich denke, dann wird das Prinzip klar. Ganz wichtig: Die Empfehlungen gelten immer für Erwachsene. Für besondere Personengruppen wie schwangere Frauen, stillende Mütter und Kinder haben wir eigene Pyramiden entwickelt (siehe Literatur auf Seite 391).

Erste vegetarische Pyramiden seit 1999

Lebensmittelpyramiden sind nichts Neues: Die erste Pyramide entstand Anfang der 1990er-Jahre in den USA und war für die allgemeine Bevölkerung gedacht. Etwas später, 1999, gab es die erste vegetarische Pyramide, entwickelt von Wissenschaftlerinnen und Wissenschaftlern der Loma Linda University in Kalifornien. Im Laufe der Jahre folgten weltweit viele weitere Pyramiden sowie Ernährungskreise und -teller. In Deutschland wurden sie vor allem von der DGE entwickelt. Alle grafischen Darstellungen haben gemein, dass die jeweiligen Anteile den mengenmäßigen Empfehlungen für die einzelnen Lebensmittelgruppen entsprechen.

Doch alle nationalen Pyramiden für den deutschen Sprachraum hatten auch einen Haken: Sie empfahlen stets Fleisch, Fisch, Milchprodukte und Eier – und waren somit für Vegetarier und reine Pflanzenesser nicht geeignet. Darum haben wir am Forschungsinstitut für pflanzenbasierte Ernährung 2018 erstmals eine rein pflanzliche Lebensmittelpyramide entwickelt. Das Besondere daran: Sie fußt auf wissenschaftlichen Erkenntnissen und beruht auf den Referenzwerten für die Nährstoffzufuhr der DGE. Schon vorher hatten Prof. Claus Leitzmann und ich an der Universität Gießen eine vegetarische Lebensmittelpyramide konzipiert, die sich ebenfalls an den DGE-Referenzwerten orientiert. Beide Pyramiden haben wir seitdem mehrfach überarbeitet und verbessert, und in diesem Buch finden Sie die aktuellen Versionen.

Wie eine Lebensmittelpyramide entsteht

Sie fragen sich vielleicht, wie so eine Lebensmittelpyramide überhaupt entsteht? Dahinter stehen zahlreiche Überlegungen, Begründungen, Berechnungen und Optimierungen. Bei unserer veganen Pyramide sind wir so vorgegangen: Zunächst haben wir einen gesunden, vollwertigen 14-tägigen Speiseplan erstellt, der Rezepte enthielt, die wir fast alle in unseren Praxisseminaren erprobt hatten. Ein Fokus lag dabei auf den Nährstoffen, die bei rein pflanzlichem Essen zu kurz kommen können, also auf hochwertigem Eiweiß, langkettigen Omega-3-Fettsäuren, Vitamin B_2 und B_{12}, Kalzium, Eisen, Zink und Jod. Die Rezepte des Speiseplans wurden anschließend mit einem speziellen Programm in Bezug auf die enthaltenen Nährstoffe überprüft und diese mit den offiziellen Referenzwerten für die Nährstoffzufuhr der DGE verglichen. Dabei stellte sich heraus, dass wir hier und da nachjustieren mussten. Die ersten Berechnungen zeigten zum Beispiel, dass die Speisepläne bezüglich Kalzium noch optimierbar waren. Also haben wir gezielt mit Kalzium angereicherte Pflanzendrinks und kalziumreiches Mineralwasser in die Tagespläne aufgenommen. Da die Versorgung mit Vitamin B_{12} und Vitamin D über pflanzliches Essen nicht möglich bzw. schwierig ist, sollte die vegane Pyramide zudem Empfehlungen für die entsprechenden Supplemente enthalten. Nachdem wir hier und da nachgebessert hatten, haben wir die Nährwerte wieder überprüft. Aus dem nun optimierten Speiseplan konnten wir dann die täglichen Verzehrsmengen und die Variationsbreite der Mengenempfehlungen für einzelne Lebensmittelgruppen ermitteln – und daraus schließlich unsere Lebensmittelpyramide für eine rein pflanzliche Ernährung „bauen". Eine Herausforderung war dabei auch: Die Mengenempfehlungen sollten auch mit denen übereinstimmen, die aus ernährungsmedizinischer Sicht nicht nur für die Deckung des Nährstoffbedarfs, sondern auch für einen gesundheitlichen Zusatznutzen gegeben werden. Also beispielsweise eine Mindestmenge an Gemüse und

Vitamin B_{12} – welche Dosis ist richtig?
Bisher gibt es keine einheitliche Empfehlung über die Höhe der Vitamin-B_{12}-Supplementierung bei veganer oder vegetarischer Ernährung. Vielmehr existieren verschiedene Vorschläge, die wiederum unterschiedlich gut (oder gar nicht) begründet sind. Sie reichen von fünf bis 100 Mikrogramm Vitamin B_{12} täglich oder bis zu 2000 Mikrogramm Vitamin B_{12} wöchentlich. Doch dazu sollten Sie wissen, dass mit steigender Dosis die Aufnahmerate in den Körper drastisch sinkt. Da außerdem pro Einzeldosis nur eine bestimmte Vitamin-B_{12}-Menge (maximal 1,5 bis zwei Mikrogramm) aktiv absorbiert werden kann, wäre für Veganerinnen und Veganer eine zweimalige Einnahme pro Tag empfehlenswert. Allerdings werden das in der Praxis wahrscheinlich nur wenige machen. Wir haben die vorliegenden wissenschaftlichen Studien mit Vitamin-B_{12}-Präparaten ausgewertet und kommen zu folgendem Ergebnis: Vermutlich liegt man bei einer einmaligen Tagesdosis von 50 bis 200 Mikrogramm Vitamin B_{12} pro Tag im guten Bereich, um sich ausreichend mit dem Vitamin zu versorgen. Zusätzlich empfehlen wir allen, die pflanzenbasiert oder rein pflanzlich essen, etwa einmal jährlich ihren Vitamin-B_{12}-Status beim Arzt checken zu lassen. Passt alles, ist auch die Vitamin-B_{12}-Dosierung in Ordnung. Sind die Werte zu niedrig (oder zu hoch), sollte die Dosis entsprechend angepasst werden.

Außerdem raten wir, ungefähr alle ein bis zwei Jahre einen Check-up der anderen kritischen Nährstoffe machen zu lassen. Das können Sie auch mit den üblichen Vorsorgeuntersuchungen verbinden. Leider müssen diese Blut- oder Urinuntersuchungen meist selbst bezahlt werden, wenn kein Verdacht auf einen Nährstoffmangel vorliegt. Manche Krankenkassen erstatten diesen Check-up aber über ihre Bonusprogramme. Fragen Sie einfach nach. Ich denke, ab und zu in einen Gesundheitscheck zu investieren, ist eine gute Sache. Übrigens gilt das auch für Fleischesserinnen und Fleischesser. Bei ihnen gibt es ja ebenfalls kritische Nährstoffe – etwa Folsäure und Vitamin C –, mit denen Pflanzengenießer wiederum bestens versorgt sind.

Obst, um Herzerkrankungen oder Krebs vorzubeugen. Es war also viel zu beachten und zu tun, bis unsere Pyramiden fertig waren.

Vielleicht schwirrt Ihnen jetzt der Kopf von all der Theorie? Ich gebe Ihnen ein Beispiel, wie das Ganze praktisch aussieht. Nehmen wir das Pyramidensegment „Vollkorngetreide & Kartoffeln". Davon empfehlen wir täglich drei Portionen. Dazu nennen wir eine Auswahl an verschiedenen Lebensmitteln, aus denen diese drei Portionen je nach Geschmack ausgewählt werden können. Das sind Getreide, Vollkornbrot und -nudeln sowie Kartoffeln. Zugleich finden Sie dort auch die Angabe, wie groß jeweils eine Portion ist, beispielsweise zwei bis drei Scheiben (à 50 Gramm) Vollkornbrot oder zwei bis drei Kartoffeln (zusammen 200 bis 350 Gramm).

Kritische Nährstoffe im Gesundheitscheck

Nährstoff	Untersuchungsparameter*
Eisen	Hämoglobin (Hb)
	Ferritin
	Löslicher Transferrinrezeptor (sTfR)
Zink	Zink im Serum (besser: Vollblut)
Omega-3-Fettsäuren	EPA und DHA im Plasma oder in den Erythrozyten**
Vitamin B_{12} (Cobalamin)	Holo-Transcobalamin (Holo-TC)
	Methylmalonsäure (MMA)
Kalzium	(Hier gibt es keinen guten Blutparameter.)***
Vitamin B_2 (Riboflavin)	EGRAC (Aktivität der Erythrozyten-Glutathion-Reduktase) – alternativ: Vitamin B_2 im Vollblut
Jod	Jodausscheidung im 24-h-Sammelurin (alternativ: Spontanurin); zusätzlich Messung der Kreatininausscheidung
Vitamin D	25-OH-Vitamin-D_3 (Calcidiol)

* Wenn nicht anders angegeben, wird Blut abgenommen, um den Parameter zu bestimmen.
** Labortechnisch werden alle Fettsäuren zusammen bestimmt (manche Labore rechnen dennoch jede einzeln ab).
*** Es kann die Knochendichte gemessen werden (die allerdings von vielen weiteren Nährstoffen abhängt, u. a. von Vitamin D).

Diese Mengenangaben finde ich sehr hilfreich, denn spontan weiß man vielleicht nicht, wie groß eine Portion ist.

Anfangs ist es sinnvoll, die Portionen abzuwiegen, um ein Gespür für die Mengen zu bekommen. Mit der Zeit ist das aber nicht mehr nötig. Dann wissen Sie, dass 75 Gramm Reis ungefähr einer kleinen Tasse entsprechen oder drei Esslöffel Haferflocken in etwa 25 Gramm wiegen.

Essen mit der Pyramide – klappt das?

Natürlich wollten wir auch wissen, ob unsere Pyramide praktikabel ist und dabei hilft, rein pflanzlich zu essen. Darum haben wir 2019 dazu eine Studie durchgeführt. Aus den 60 Teilnehmerinnen und Teilnehmern bildeten wir zunächst zwei Gruppen. In der ersten waren Probanden, die schon länger rein pflanzlich essen, in der anderen die Neu-Veganer. Alle Teilnehmer bekamen nach Studienstart die vegane Lebensmittelpyramide und sollten dann nach zwei Wochen „Eingewöhnungszeit" alles wiegen und aufschreiben, was sie essen und trinken. Ergebnis: Die Teilnehmer sind im Schnitt gut mit der Pyramide zurechtgekommen und hatten überwiegend eine gute Zufuhr der meisten Nährstoffe. Das bedeutet, sie lagen fast überall, auch bei den kritischen Nährstoffen, im Bereich der DGE-Referenzwerte – oder besser!

Es gab aber auch Ausnahmen: Die Zufuhr von Kalzium und Jod war oft suboptimal. Das lag daran, dass sich die Probanden in manchen Bereichen nicht ganz an die Empfehlungen der Pyramide gehalten hatten. So verwendeten nur wenige Teilnehmerinnen und Teilnehmer kalziumreiches Mineralwasser, Norialgen oder Jodsalz. Auch bei den Vollkornprodukten hatten beide Gruppen noch Verbesserungsbedarf, sie hätten also mehr davon essen können. Sicher ist aber auch: Wer die Empfehlungen der veganen Lebensmittelpyramide umsetzt, ist auf der sicheren Seite in puncto Nährstoffzufuhr und Gesundheit.

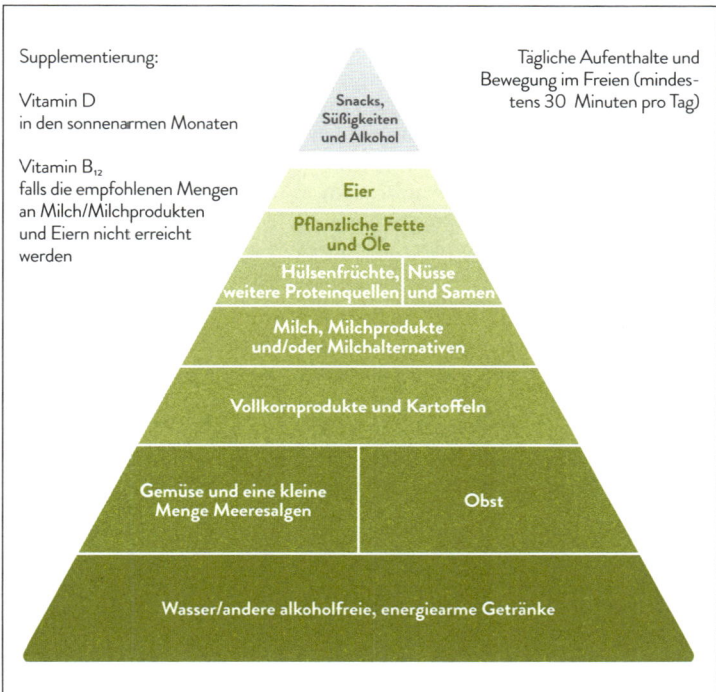

Fleischlos glücklich: Die Gießener vegetarische Lebensmittelpyramide
(Quelle: Weder et al. 2019).

Empfohlene Verzehrsmengen bei vegetarischer Ernährung nach Lebensmittelgruppen

Getränke	**Täglich**
	ca. 1,5 l/Tag Wasser und andere alkoholfreie, energiearme Getränke (empfehlenswert: kalziumreiche Mineralwässer [≥ 400 mg Ca/l])
Gemüse	**mindestens 3 Portionen täglich**
	insgesamt mindestens 400 g/Tag
	täglich Meeresalgen (Nori) für die Jodzufuhr, ca. 1–3 g (trocken), entspricht etwa einem gehäuften Teelöffel Nori-Flocken oder 1,5 Nori-Blättern*
	(alternativ Jodsupplementierung in Absprache mit dem Hausarzt)
Obst	**mindestens 2 Portionen täglich**
	insgesamt mindestens 250 g/Tag

Vollkorngetreide und Kartoffeln	**2–3 Portionen täglich** pro Portion: Getreide und Reis: ca. 60–75 g (roh) oder ca. 200–250 g (gegart) Vollkornbrot: 2–3 Scheiben à 50 g Vollkornnudeln: 125–150 g (roh) Kartoffeln: ca. 2–3 mittelgroße (ca. 200–350 g)
Milch, Milchprodukte und/oder Milchalternativen	**2–3 Portionen Milch, Milchprodukte (außer Käse) und/oder Milchalternativen** (ungesüßte Varianten bevorzugen) **+ 2–3 Portionen Käse** pro Portion: 100–200 g Milch bzw. Joghurt/Quark/usw. und/oder Sojadrink**, Getreidedrink**, Nussdrink**, Sojajoghurt-Alternative** 30 g Käse (2–3 Scheiben)
Hülsenfrüchte und weitere Proteinquellen	**1 Portion täglich** pro Portion: Hülsenfrüchte: 40–50 g (roh) oder ca. 100–125 g (gegart) Tofu, Tempeh, Seitan und Lupinenprodukte: 50–100 g
Nüsse und Samen (auch Mus)	**1–2 Portionen täglich** pro Portion: ca. 30 g
Pflanzliche Öle und Fette	**täglich** 2–3 Esslöffel (davon 1 Esslöffel [12 g] EPA-/DHA-angereichertes Lein- oder Olivenöl)***
Eier (optional)	**0–2 Portionen pro Woche** (inkl. verarbeiteten Eiern) pro Portion: 1 Ei Klasse M (ca. 55 g)
Außerdem	**täglich** • jodiertes Speisesalz oder mit jodhaltigen Algen angereichertes Meersalz, sparsam • Aufenthalte im Freien zur Vitamin-D-Bildung (in den sonnenarmen Monaten zwischen Oktober und März Vitamin-D-Supplementierung 20 µg pro Tag)

*   für die Berechnungen wurden Norialgen mit einem Jodgehalt von 5 bzw. 15 mg/100 g (Noriblätter bzw. Noriflocken) zugrunde gelegt
**   möglichst mit Kalzium angereichert
*** DHA-Gehalt: 1000 mg/100 ml, EPA-Gehalt: 500 mg/100 ml
(Quelle: Weder et al. 2019)

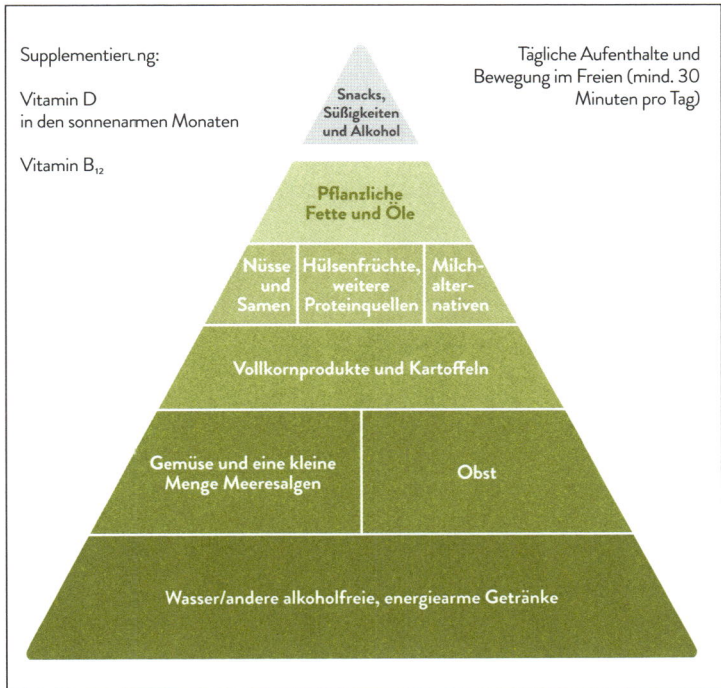

Rein pflanzlich: Die Gießener vegane Lebensmittelpyramide
(Quelle: Weder et al. 2020).

Empfohlene Verzehrsmengen bei veganer Ernährung nach Lebensmittelgruppen

Getränke	**täglich** ca. 1,5 l/Tag Wasser und andere alkoholfreie, energiearme Getränke (empfehlenswert: kalziumreiche Mineralwässer [≥ 400 mg Ca/l])
Gemüse	**mindestens 3 Portionen täglich** insgesamt mindestens 400 g/Tag täglich Meeresalgen (Nori), ca. 1–3 g (trocken), entspricht etwa einem gehäuften Teelöffel Noriflocken oder 1,5 Noriblättern* (alternativ Jodsupplementierung in Absprache mit dem Hausarzt)
Obst	**mindestens 2 Portionen täglich** insgesamt mindestens 250 g/Tag

Vollkorngetreide und Kartoffeln	**3 Portionen täglich** pro Portion: Getreide und Reis: ca. 60–75 g (roh) oder ca. 200–250 g (gegart) Vollkornbrot: 2–3 Scheiben à 50 g Vollkornnudeln: 125–150 g (roh) Kartoffeln: ca. 2–3 mittelgroße (ca. 200–350 g)
Hülsenfrüchte und weitere Proteinquellen	**1 Portion täglich** pro Portion: Hülsenfrüchte: 40–50 g (roh) oder ca. 100–125 g (gegart) Tofu, Tempeh, Seitan und Lupinenprodukte: 50–100 g
Milchalternativen	**1–3 Portionen täglich** pro Portion: 100–200 g Sojadrink**, Getreidedrink**, Nussdrink**, Soja-Joghurtalternative**
Nüsse und Samen (auch Mus)	**1–2 Portionen täglich** pro Portion: ca. 30 g
Pflanzliche Öle und Fette	**täglich** 2–3 Esslöffel (davon 1 Esslöffel EPA-/DHA-angereichertes Lein- oder Olivenöl)***
Außerdem	**täglich** • Vitamin-B_{12}-Supplementierung • jodiertes Speisesalz oder mit jodhaltigen Algen angereichertes Meersalz, sparsam • Aufenthalte im Freien zur Vitamin-D-Bildung (in den sonnenarmen Monaten zwischen Oktober und März Vitamin-D-Supplementierung 20 µg pro Tag)

* für die Berechnungen wurden Norialgen mit einem Jodgehalt von 5 bzw. 15 mg/100 g (Noriblätter bzw. Noriflocken) zugrunde gelegt
** möglichst mit Kalzium angereichert
*** DHA-Gehalt 1000 mg/100 ml, EPA-Gehalt 500 mg/100 ml

(Quelle: Weder et al. 2020)

Meine Basic-Tipps für gesunde Mahlzeiten
Sie wissen jetzt, wie eine pflanzenbasierte Ernährung aussehen sollte. Aber Essen ist mehr als nur die richtige Menge an Gemüse, Obst, Getreide usw. Im Folgenden mein Rat, was Sie sonst noch beachten können:
- Kochen Sie so oft wie möglich mit frischen Zutaten, anstatt Fertiggerichte aus der Tiefkühltruhe, Dose oder Packung aufzuwärmen. Selbstgekochtes ist auch preiswerter und spart eine Menge Abfall.
- Bevorzugen Sie unverarbeitete oder möglichst gering verarbeitete, frische Lebensmittel ohne Zusatz- und Aromastoffe.
- Wenn Sie Milch, Milchprodukte und Eier essen möchten, konsumieren Sie sie in kleinen Mengen und kaufen Sie Bioprodukte.
- Essen Sie keine geräucherten und gegrillten Fleisch- und Fischwaren. Sie können krebserregende Substanzen, sogenannte polyzyklische aromatische Kohlenwasserstoffe (PAK), heterozyklische aromatische Amine (HAA) und die Substanz Acrylamid, enthalten.
- Zwischenmahlzeiten sind nicht unbedingt erforderlich. Falls Sie aber besser mit fünf statt mit drei Mahlzeiten klarkommen, essen Sie zwischendurch frisches Obst, Gemüse und Nüsse.
- Kaufen Sie Biolebensmittel. Besonders hochwertig sind Produkte mit dem Logo eines deutschen Anbauverbands wie Demeter, Bioland oder Naturland. Die Anforderungen an den Anbau und die Tierhaltung sind strenger als beim EU-Öko-Siegel. Auch enthalten verarbeitete Bioprodukte mit Verbandssiegel deutlich weniger Zusatzstoffe als Bioprodukte mit dem EU-Öko-Siegel (Übersicht über Biosiegel siehe Abbildung auf Seite 304).
- Kaufen Sie Biolebensmittel aus der Region und entsprechend der Saison ein. So helfen Sie mit, Transporte zu reduzieren. Beachten Sie aber: Regionale Lebensmittel sind nicht automatisch „öko". Sie stammen überwiegend aus konven-

tioneller Landwirtschaft und sind auf dem Acker meist mit Pestiziden behandelt worden. Auch Fleisch, Milch und Eier aus der Region stammen oft aus Intensivtierhaltung oder von riesigen Betrieben ohne grüne Wiese und ohne Auslauf für die Tiere.
- Planen Sie Einkäufe und Mahlzeiten gut, damit es keine Reste gibt. So tragen Sie zur Vermeidung von Lebensmittelverschwendung bei. Wenn Sie nicht für die Tonne einkaufen, freut sich auch Ihr Portemonnaie.
- Bereiten Sie Speisen stets schonend zu. Kurzes Dämpfen oder Dünsten in wenig Wasser ist günstiger für den Erhalt der Nährstoffe als Kochen in viel Flüssigkeit. Verwenden Sie das Kochwasser möglichst immer mit.
- Essen und trinken Sie nicht zu viel und in Ruhe. Kauen Sie jeden Bissen gründlich.
- In der Tafelrunde macht es mehr Spaß. Genießen Sie so oft wie möglich mit anderen Menschen das Essen.
- Schaffen Sie für sich und Ihre „Mitesser" ein angenehmes Ambiente. Eine schöne Tischdecke oder ansprechende Sets, ein Blumenstrauß, Kerzen, Teller, Messer, Gabel und Löffel am vorgesehenen Platz regen die Sinne an und machen Appetit. Wenn die Zeit in der Woche knapp ist, können Sie es sich zumindest am Wochenende richtig schön machen.
- Vermeiden Sie möglichst jede Ablenkung beim Essen. Schalten Sie das Handy aus oder stellen Sie es stumm.
- Essen Sie nicht am Schreibtisch und/oder vor dem Computerbildschirm.
- Vertagen Sie schwierige Gesprächsthemen auf die Zeit nach dem Essen.
- Gönnen Sie sich nach der Mahlzeit ein bisschen Ruhe und Entspannung – oder noch besser: Gehen Sie raus an die frische Luft!

KAPITEL 8

PFLANZLICH ESSEN
SO GEHT ES!

Auf den Pflanzenpower-Teller gehören viel Gemüse und Obst, Vollkornprodukte, Hülsenfrüchte und Nüsse. Aber was genau und wie viel davon sollte bei einer rein pflanzlichen Ernährung auf den Tisch kommen, was bei einer vegetarischen? Gibt es auch bei gesundheitsfördernden Lebensmitteln Obergrenzen? Was ist bei der Zubereitung zu berücksichtigen, um Lebensmittel besser bekömmlich und verdaulich zu machen? In diesem Kapitel erfahren Sie alles rund um den gesunden pflanzlichen Genuss.

Es gibt eigentlich nur eine Lebensmittelgruppe, an der Sie sich so richtig satt essen können. Das ist Gemüse, denn es enthält viel Wasser, Vitamine, Mineralstoffe sowie Ballaststoffe – und zugleich wenig Kalorien. Dasselbe gilt für Obst, von dem wir aber etwas weniger als Gemüse essen sollten, weil Apfel, Beere, Orange und Co. auch einige Energie liefern, also Kalorien.

Gemüse und Obst: Fünf am Tag

Gemüse und Obst liefern zahlreiche gesundheitsfördernde Substanzen. Sie sind – neben Wasser und kalorienfreien Getränken – die Basis einer vollwertigen pflanzenbasierten Ernährung. Als Faustregel gilt das „Fünf-am-Tag"-Prinzip. Das bedeutet, Sie dürfen sich mindestens drei Portionen – oder mindestens 400 Gramm – Gemüse pro Tag schmecken lassen. Dazu gibt es täglich zwei Portionen Obst oder mindestens 250 Gramm. Aber keine Sorge: Sie müssen nichts Abwiegen. Eine Portion entspricht bei Gemüse und Obst in etwa der Menge, die in Ihre Hand passt – oder in die Ihrer Kinder. In kleine Hände geht natürlich entsprechend weniger – die Portion ist vom Gewicht her also geringer.

Bei Gemüse und Obst ist Abwechslung angesagt, essen Sie also bunt! Orientieren Sie sich am besten am Ampelprinzip. Versuchen Sie, täglich oder zumindest innerhalb einer Woche sowohl grünes als auch gelboranges und rotes Gemüse und Obst zu sich zu nehmen. So ist Vielfalt garantiert und Sie genießen einen guten Mix nicht nur verschiedenster Aromen, sondern auch aus Vitaminen, Mineralstoffen und sekundären Pflanzenstoffen. Orangerotes oder tiefrotes Obst und Gemüse liefern Polyphenole, gelbes die Carotinoide und grünes Gemüse besonders die Mikronährstoffe Folat und Magnesium. Das ist perfekt, denn all diese Inhaltsstoffe tragen dazu bei, das Risiko für Übergewicht und Adipositas, Bluthochdruck, Herz-Kreislauf-Erkrankungen und weitere ernährungsmitbedingte Krankheiten zu senken.

Aber Achtung: Einige Nährstoffe, wie beispielsweise Vitamin C und Folsäure, und auch viele sekundäre Pflanzenstoffe reagieren empfindlich auf Hitze, also auf das Garen. Darum empfehle ich, Gemüse und Obst etwa zur Hälfte als unerhitzte Frischkost zu essen (dazu zählt auch milchsaures Gemüse, beispielsweise nichtpasteurisiertes Sauerkraut). Frisch und roh sind Gemüse und Obst nicht nur nährstoffreicher, sie schmecken auch knackiger. Gönnen Sie sich also täglich Ihre Frischkostportionen!

Säfte sind ab und zu in Ordnung

Wenn es mal nicht klappt mit dem Gemüseschnippeln, können Sie stattdessen auch Gemüse- oder Obstsaft trinken. Zu oft sollte dies aber nicht sein, weil Säfte nicht mit der vollen Frucht zu

Die pflanzenbasierten Länderküchen der Welt

In vielen Ländern dieser Welt ist pflanzenbasiertes Essen sozusagen das tägliche Brot. In Indien leben rund 30 Prozent der Bevölkerung vegetarisch – das ist im Ländervergleich der höchste Anteil an Vegetariern in einer Bevölkerung – und auch absolut betrachtet leben in Indien mehr Vegetarierinnen und Vegetarier als im Rest der Welt zusammen. Die fleischlose Lebensweise ist dort religiös bedingt, denn im Hinduismus gilt das Gebot des „Nicht-Verletzens" (auf Sanskrit: Ahimsa) anderer Lebewesen ebenso wie das Prinzip der Reinkarnation, also der Lehre von der Wiedergeburt und Seelenwanderung. Grundlage der indischen Küche sind Reis, Fladenbrote wie Chapati und Naan, Linsen, Kichererbsen und andere Hülsenfrüchte, Gemüse, Obst und Nüsse sowie Gewürze, etwa Kreuzkümmel, Koriander, Kurkuma und Zimt. Wie in Indien ist auch in Israel die pflanzenbasierte Küche mit dem Glauben verknüpft, denn koschere Mahlzeiten – „koscher" bedeutet „rein, tauglich" und bezieht sich auf die jüdischen Speisegesetze – lassen sich damit am einfachsten praktizieren. Getreide wie Reis, Couscous und Bulgur aus Weizen bilden dort die Grundlage, sie werden durch Hülsenfrüchte und Sesammus ergänzt. Dazu kommt süßes Obst. Gewürzt wird gern mit Anis und Zimt. Mit Gemüse gefüllte Teigtaschen (Boreka) sind ebenso beliebt wie Falafel, die auch bei uns bekannten frittierten Kichererbsenbällchen im Weizenbrot (Pita), und natürlich Hummus – das Mus aus Kichererbsen und der Sesampaste Tahin. In Asien, ob in Japan, Korea, China oder Thailand, bilden pflanzliche Lebensmittel traditionell die Grundlage der Ernährung – auch wenn sich dort die Western-Style-Diät mit viel Fleisch und Fertigprodukten und US-amerikanischen Schnellimbissen rapide ausbreitet oder schon ausgebreitet hat – leider. Die klassische asiatische Küche verwendet jede Menge Gemüse, Sprossen und Sojaprodukte – vor allem Tofu. Diese Zutaten werden etwa in Thailand gern mit würzigen Zutaten wie Kokosmilch, Zitronengras, Ingwer und Knoblauch

> verfeinert. Dazu kommen Reis oder Reisnudeln als Beilage. In Ostasien, vor allem Korea und Japan, gehören auch Meeresalgen zum täglichen Essen. Auch die ursprüngliche Ernährung der Mittelmeerländer ist überwiegend pflanzlich. Zwar sind auch Fisch, Geflügel und (wenig) rotes Fleisch Teil der mediterranen Küche, doch Gemüse, Obst, Hülsenfrüchte, Nudeln, Reis, Brot – und natürlich Olivenöl – spielen traditionell die Hauptrolle.

vergleichen sind: Durch das Auspressen bleiben Teile vom Obst bzw. Gemüse in der Presse zurück – und somit auch ein Teil der Nährstoffe. Zudem enthalten Säfte weniger Ballaststoffe, dafür aber mehr (fruchteigenen) Zucker und teilweise auch zugesetztes Salz. Ein Kompromiss wäre, eine der täglichen Portionen durch ein kleines Glas frisch gepressten Saft zu ersetzen. Eine Portion Obst lässt sich ab und zu gegen eine kleine Portion Trockenfrüchte austauschen. Dabei entspricht eine Portion einer kleinen Handvoll. Das Trockenobst sollte weder gezuckert noch geschwefelt sein, was leider bei vielen Produkten der Fall ist (siehe Seite 354). Wählen Sie also Trockenobst unbedingt in Bioqualität!

Algen mit Augenmaß genießen
Genau genommen zählen auch sie zum Gemüse: die Algen. Sie sind das Gemüse des Meeres. Doch Vorsicht: Während Sie kaum zu viel Gemüse essen können, sollten Sie Meeresalgen mit Umsicht verzehren. Sie liefern zwar Jod, das wir dringend brauchen, damit die Schilddrüse einwandfrei funktioniert. Das ist vor allem dann wichtig, wenn kein Meeresfisch gegessen wird. Doch manche Algen sind sehr jodreich. Wenn wir zu viel Jod auf einmal aufnehmen, kann das zu einer gefährlichen Überfunktion der Schilddrüse führen. Mein Tipp ist darum: Verwenden Sie möglichst immer Norialgen (*Ulva species*). Sie enthalten von Natur aus deutlich weniger Jod als die meisten anderen Algenarten. Das Bundesinstitut

für Risikobewertung stuft getrocknete Algenprodukte mit einem Jodgehalt von mehr als 20 Milligramm pro 100 Gramm als gesundheitsschädlich ein. Ich rate daher, nur Meeresalgen zu verwenden, die fünf bis höchstens 15 Milligramm Jod je 100 Gramm enthalten. Das sind zirka ein bis drei Gramm (trockene) Algen, ein gehäufter Teelöffel Noriflocken oder 1,5 Noriblätter – jene „Platten", mit denen man auch (veganes) Sushi rollt. Seriöse Anbieter deklarieren den Jodgehalt auf der Packung (siehe Seite 307).

Vollkorngetreide und Kartoffeln: Bitte zugreifen

Vollkorngetreide ist nach Gemüse und Obst *der* zentrale Bestandteil der pflanzenbasierten Ernährung. Das volle Korn inklusive Keimling und Randschichten liefert nicht nur jede Menge Vitamine und Mineralstoffe, sondern auch Ballaststoffe, die Diabetes Typ 2 entgegenwirken, das Risiko für Bluthochdruck und Herz-Kreislauf-Erkrankungen verringern und vor Dickdarmkrebs schützen. Kartoffeln enthalten ebenfalls wertvolle Nährstoffe wie beispielsweise Vitamin C und Kalium. Bevorzugen Sie Pellkartoffeln statt Pommes, denn die sind oft sehr fettreich und salzig!

Ich empfehle pro Tag insgesamt drei Portionen Vollkorngetreide, wozu auch Flocken, Reis, Nudeln und Brot zählen, und/oder Kartoffeln. Zwischen Getreide und Kartoffeln zu wechseln ist sinnvoll, um von den Nährstoffen beider Lebensmittel zu profitieren und natürlich auch von den vielfältigen Variationen und Aromen der damit zubereiteten Gerichte.

Eine Portion Getreide beträgt roh etwa 60 bis 75 Gramm, das sind gekocht rund 200 bis 250 Gramm. Bei Vollkornbrot zählen zwei bis drei Scheiben à 50 Gramm als Portion. Für Vollkornnudeln (roh) werden 125 bis 150 Gramm veranschlagt und je Portion Kartoffeln zwei bis drei Stück, das entspricht ungefähr 200 bis 350 Gramm.

KAPITEL 8

Hülsenfrüchte, Tofu & Co.: Möglichst jeden Tag

Täglich Hülsenfrüchte essen? Diese Vorstellung ist für Sie vielleicht ungewohnt, weil Sie die Mini-Kraftpakete nur aus dem Eintopf kennen. Doch Erbsen, Bohnen und Linsen können nicht nur Eintopf! Tatsächlich gibt es viele leckere Gerichte, die sich mit den kleinen Proteinwundern zubereiten lassen: Sie können daraus Bratlinge oder Burgerpatties zubereiten, Pfannkuchen backen oder sie als Topping auf den Salat geben. Sie sind auch Teil asiatischer Gemüsepfannen oder des Kichererbsen-Hummus. Ein Umdenken lohnt, weil Hülsenfrüchte uns mit pflanzlichem Eiweiß versorgen und Ballaststoffe liefern sowie Magnesium, Kalium, Eisen, Zink, zahlreiche B-Vitamine sowie sekundäre Pflanzenstoffe.

Meine Empfehlung für Hülsenfrüchte und weitere eiweißreiche Produkte wie Tofu, Tempeh und Seitan liegt bei einer Portion pro Tag. Das entspricht bei gekochten Hülsenfrüchten etwa 100 bis 125 Gramm, roh sind das etwa 40 bis 50 Gramm Erbsen, Bohnen, Kichererbsen oder Linsen. Alternativ können Sie sich auch eine Portion Tofu, Tempeh, Seitan oder Lupinenprodukte von 50 bis 100 Gramm schmecken lassen.

Noch ein weiterer Tipp: Lassen Sie doch einmal Mungbohnen, Linsen oder Kichererbsen keimen und geben Sie sie als Topping auf einen leckeren Salat oder krönen Sie damit Ihr veganes Butterbrot. Zum Keimen geben Sie ein bis zwei Esslöffel Hülsenfrüchte in ein Sieb, spülen sie mit Wasser ab und füllen sie in ein großes Marmeladenglas mit Deckel, in den Sie einige Löcher bohren. Oder Sie fragen im Bioladen nach einem speziellen Deckel für Sprossengläser, der schon Löcher enthält. Nach dem Wässern der Samen schrauben Sie den Deckel darauf und drehen das Glas um, damit das Wasser ablaufen kann. Zweimal am Tag bekommen die Mungbohnen und Co. eine Dusche, innerhalb von drei bis vier Tagen sind sie dann essbereit.

Ebenso eine tolle Möglichkeit: Verwenden Sie kleine Haarsiebe, in denen die Hülsenfrüchte direkt keimen können und die Sie neben der Spüle oder über kleinen Schüsseln platzieren. Wenn Sie öfters Sprossen ziehen möchten, ist ein Keimgerät besonders komfortabel. Darin werden die Hülsenfrüchte auf beispielsweise drei Etagen gekeimt. Man muss sie nur täglich zweimal mit Wasser versorgen, das durch die vorhandenen Ritzen abfließt und in einer Schale aufgefangen wird.

Hilfe, ich vertrage keine Hülsenfrüchte!

Um Blähungen zu vermeiden, sollten sie getrocknete Hülsenfrüchte ausreichend lange, zum Beispiel über Nacht, einweichen, dann etwa 45 Minuten garen und genauso lang im Kochtopf nachquellen lassen. Das macht sie für viele Menschen bekömmlicher. Rote und gelbe Linsen sind geschält und in wenigen Minuten ohne vorheriges Einweichen gar. Diese Linsen sind also top für Einsteiger. Besser bekömmlich werden Hülsenfrüchte zudem, wenn Sie sie mit verschiedenen Gewürzen garen. Kurkuma, Kreuzkümmel, Anis und Zimt werden nicht umsonst in der indischen Küche eingesetzt, in der viele Arten von Bohnen und Linsen eine lange Tradition haben. Ein Esslöffel Essig an das fertige Gericht steigert ebenfalls die Bekömmlichkeit. Wenn Sie nach dem Essen eine Tasse Ingwertee trinken oder einen Tee aus Fenchel, Kümmel und Anis, kann eigentlich nichts schiefgehen. Probieren Sie es aus!

Wenn Sie auf Nummer sicher gehen wollen, starten Sie mit Hülsenfrüchten aus dem Glas oder aus der Dose. Sie sind bereits fertig gegart, müssen nur noch einige Minuten in den Topf und sind dann sehr gut verträglich.

Milch: Nur in Maßen – oder gleich zu Pflanzendrinks greifen

Grundsätzlich leisten Milch und Milchprodukte im Rahmen einer vegetarischen Ernährung einen wesentlichen Beitrag zur Versorgung mit Kalzium, Vitamin B_2, Vitamin B_{12} und Eiweiß. Unsere Zufuhrempfehlung beträgt bei vegetarischer Ernährung zwei bis drei Portionen Milch, Joghurt oder Quark und/oder Pflanzenmilch sowie zwei bis drei Portionen Käse täglich. Eine Milchportion ebenso wie Joghurt und Quark bzw. Milchalternative wird nach unseren Empfehlungen mit 100 bis 200 Gramm bemessen, eine Portion Käse mit 30 Gramm, das entspricht zwei bis drei Scheiben. Das ist viel, ist aber nötig, um bei vegetarischer Ernährung den Vitamin-B_{12}-Bedarf ohne Präparate zu decken.

Es ist aber auch problemlos möglich, ganz oder teilweise auf pflanzliche Alternativen umzusteigen – wozu ich aus ökologischer und ethischer Sicht rate. Meine Empfehlung in der rein pflanzlichen Lebensmittelpyramide für den täglichen Genuss von beispielsweise Hafer- oder Sojadrink und daraus hergestelltem Joghurt oder Quark liegt bei ein bis drei Portionen. Dabei wiegt eine Portion 100 bis 200 Gramm. Die Milchalternativen sollten ungesüßt und möglichst mit Kalzium angereichert sein (siehe Seite 333).

Nüsse, Samen, Mus: Ein Muss

Kommen wir zu den kleinen Kraftpaketen, die ich Ihnen unter anderem wegen ihrer schützenden Wirkung bei der Vorbeugung von Herzerkrankungen ans Herz legen möchte. Vor allem Nüsse und Nussmuse, aber auch Samen wie Sesam- und Leinsamen sollten jeden Tag auf den Tisch kommen und fester Bestandteil von pflanzenbasierter Kost sein. Pro Tag empfehle ich ein bis zwei Portionen je 30 Gramm. Das sind also rund 60 Gramm Nüsse und Samen, die Sie täglich knabbern oder an Speisen geben können.

PFLANZLICH ESSEN – SO GEHT ES!

Sie werden nun vielleicht denken: Moment mal, so viele Nüsse und Samen machen doch dick! Ja, sie sind sehr kalorienreich. Nüsse haben mit rund 500 bis 700 Kilokalorien pro 100 Gramm einen hohen Energiegehalt. Doch man ist inzwischen davon abgekommen, Lebensmittel allein nach ihrem Kaloriengehalt zu beurteilen. Es geht auch immer um die „inneren Werte", und die sind bei Nüssen und Co. top, denn sie bieten eine hohe Nährstoffdichte, das heißt, in Bezug auf den Kaloriengehalt sind sie randvoll mit gesundheitsfördernden Substanzen. Sie enthalten viel Eiweiß und liefern mehrfach ungesättigte Fettsäuren. Außerdem versorgen sie uns mit Vitaminen – vor allem B-Vitaminen – sowie mit Mineral-, Ballast- und sekundären Pflanzenstoffen.

Pflanzenöle: Her damit!

Auch pflanzliche Fette und Öle liefern reichlich Kalorien. Schließlich schlägt jedes Gramm Fett mit neun Kilokalorien zu Buche, Eiweiß und Kohlenhydrate nur mit je vier. Doch die gesundheitlichen Vorzüge überwiegen. Mit Ausnahme von Kokos- und Palmöl enthalten Pflanzenfette kaum gesättigte Fettsäuren, sind dafür aber reich an gesunden einfach und mehrfach ungesättigten Fettsäuren.

Im Rahmen einer vegetarischen oder rein pflanzlichen Ernährung rate ich zu zwei bis drei Esslöffeln Pflanzenöl täglich. Bei vegetarischer Kost darf es auch etwas weniger sein, je nachdem, wie viel fettreiche Milchprodukte wie Käse oder Butter gegessen werden. Für die optimale Versorgung mit der pflanzlichen Omega-3-Fettsäure Alpha-Linolensäure bieten sich Lein-, Raps- und Walnussöl an, Olivenöl liefert einfach ungesättigte Fettsäuren wie die Ölsäure. Jeden Tag sollte außerdem ein Esslöffel eines mit EPA und DHA (siehe Seite 68) angereicherten Pflanzenöls dabei sein. Solche Öle, meist auf Leinöl- oder Olivenöl-Basis, können Sie im Bioladen oder Reformhaus kaufen oder direkt bei den Herstellern bestellen. Der DHA-Gehalt, der auf der Flasche deklariert ist, sollte bei etwa 1000 Milligramm pro 100 Millilitern liegen, der EPA-Gehalt bei rund 500 Milligramm pro 100 Millilitern.

Süßigkeiten und Snacks: Klein, aber fein

Unsere Pyramiden für eine vegetarische oder rein pflanzliche Ernährung enthalten, wenn gewünscht, auch kleine Mengen an Süßigkeiten und salzigen Snacks, weil die meisten Menschen ab und zu gern naschen. Wir wollen nichts vorschreiben oder gar verbieten. Die Lust darauf wird dann nur umso größer. Darum lautet meine Empfehlung: Wenn Sie Süßes und Snacks genießen wollen, gern in kleinen, feinen Mengen.

Wasser – unser Lebenselixier

Wussten Sie, dass Wasser unser wichtigstes Lebensmittel ist? Unseren Flüssigkeitsbedarf sollten wir daher überwiegend mit Wasser decken. Doch Wasser ist nicht gleich Wasser. Besonders bei veganer Ernährung empfehle ich, neben dem Leitungswasser auch ein kalziumreiches Mineralwasser mit mindestens 400 Milligramm Kalzium pro Liter zu verwenden.

Auch Früchte- und Kräutertees (ohne zugesetzte Aromen oder Zucker) sowie alkoholfreie, energiearme Getränke sind geeignete Durstlöscher. Dazu zählen beispielsweise verdünnte Fruchtsaftschorlen mit drei Teilen Wasser und einem Teil Saft. Ebenso tragen schwarzer und grüner Tee sowie Kaffee in Maßen zur Flüssigkeitszufuhr bei.

Die Behauptung, Kaffee sei ein „Flüssigkeitsräuber", ist inzwischen wissenschaftlich widerlegt. Sie müssen also keine Sorge haben, dass er den Körper austrocknet, was man lange Zeit dachte. Übertreiben sollten Sie es mit dem Kaffeekonsum aber trotzdem nicht. Vier bis fünf Tassen Filterkaffee täglich sind laut der europäischen Lebensmittelbehörde EFSA zwar gesundheitlich unbedenklich. Doch probieren Sie aus, ob das für Sie passt oder des Guten zu viel ist. Wer diese Menge trinkt, sollte jedenfalls keine weiteren koffeinhaltigen Getränke wie schwarzen Tee zu sich nehmen – das wäre dann definitiv zu viel Koffein. Von Energydrinks rate ich ganz ab, weil sie neben viel Koffein sehr viel Zucker und weitere unnötige Inhaltsstoffe wie Farb- und Aromastoffe enthalten.

Ich empfehle, täglich etwa 1,5 Liter Flüssigkeit über Getränke aufzunehmen. Das ist ein unterer Orientierungswert. Im Sommer oder bei schweißtreibenden sportlichen Aktivitäten steigt der Flüssigkeitsbedarf natürlich an. Auch „feste" Lebensmittel versorgen uns übrigens mit Wasser, ganz besonders Gemüse und Obst. Sie sind also neben all den anderen Vorzügen auch als Flüssigkeitsspender top!

Muss, wo Bio draufsteht, auch Bio drin sein?
Die Begriffe „Bio" und „Öko" sind rechtlich geschützt. Das garantiert die sogenannte EU-Öko-Verordnung, die genaue Vorgaben für den ökologischen Landbau macht. Auf der Verpackung von Lebensmitteln erkennen Sie Bioware am EU-Bio-Logo, dem Code der Ökokontrollstelle und der Herkunftsangabe („EU-/Nicht-EU-Landwirtschaft"). Bei loser Ware muss mindestens die Codenummer der Kontrollstelle angegeben sein. Teilweise finden sich auf Bioprodukten das freiwillige deutsche Bio-Siegel oder auch das Logo eines deutschen Bio-Anbauverbandes (siehe Abbildung auf Seite 304). Die Anbauverbände stellen in einigen Punkten noch strengere Anforderungen an die Erzeugung und Verarbeitung der Produkte als die EU-Vorgaben. Staatlich zugelassene, private Kontrollstellen überprüfen jeden Biobetrieb mindestens einmal jährlich auf die Einhaltung der EU-Rechtsvorschriften für den ökologischen Anbau. Bei den Verbandsbetrieben kommt noch die Überprüfung durch die Bioverbände dazu.

KAPITEL 8

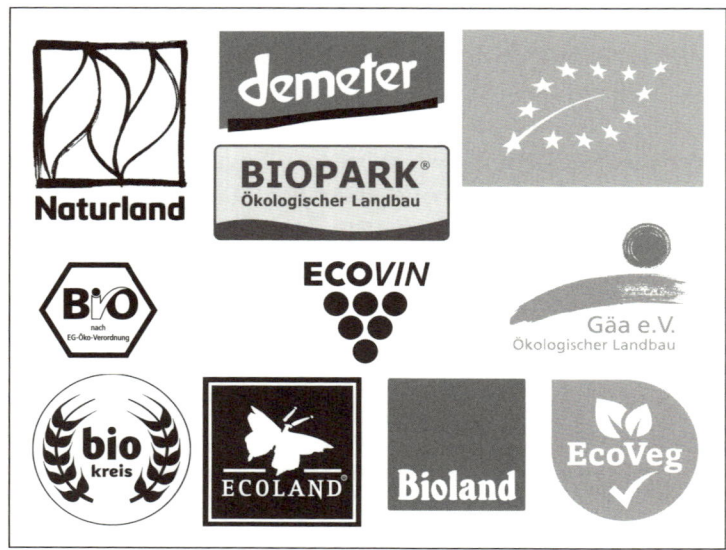

Verschiedene Bio-Logos und -Markenzeichen

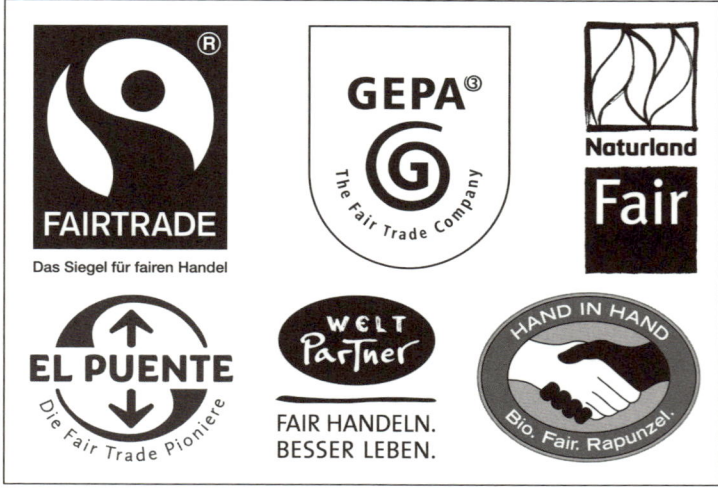

Fair gehandelte Produkte – Essen mit gutem Gewissen

KAPITEL 9

PLANETENGERECHT
UND GESUND EINKAUFEN

Die Lebensmittel, die wir kaufen und genießen, sollen nicht nur gut schmecken und gesund sein. Für unseren Konsum sollte kein Raubbau an der Natur betrieben werden, wir dürfen die Menschen, die die Lebensmittel erzeugen, nicht ausbeuten, und auch das Wohl der Tiere sollte uns nicht egal sein. Das alles beim Einkauf zu berücksichtigen, klingt nach einer Mammutaufgabe. Doch mit unserem plant-based Einkaufsführer von A–Z ist es gar nicht so schwer, möglichst viele Aspekte unter einen Hut zu bekommen.

Bevor Sie einkaufen gehen, möchte ich Ihnen einige Basic-Tipps mit auf den Weg geben:

- **Kaufen Sie Biolebensmittel.** Mit jeder Karotte und jedem Brot, das Sie in Ökoqualität kaufen, geben Sie ein Statement ab gegen Pestizide, Mineraldünger und gegen Gentechnik. Wenn Sie tierische Lebensmittel kaufen, bitte auf jeden Fall Bio, am besten mit Verbands-Logo (siehe Abbildung links), um der qualvollen Intensivtierhaltung etwas entgegenzusetzen. Bio muss nicht (viel) teurer sein. Vor allem wenn Sie Grundlebensmittel wie Flocken, Nudeln, Kartoffeln, Gemüse und Obst kaufen, sind die Preisunterschiede zu konventionellen Varianten oft gering. Wenn Sie weniger oder gar keine tierischen Lebensmittel mehr konsumieren, bleibt zudem mehr Geld für hochwertige Ökoprodukte.

- **Kaufen Sie bioregionale Lebensmittel.** Transporte per Lkw belasten das Klima, Flugtransporte sind regelrechte Klimakiller. Regiokost hat aber nur dann wirkliche ökologische Vorteile, wenn sie Bio ist. Die konventionellen (regionalen) Erdbeeren oder Kartoffeln vom Bauern um die Ecke sind in der Regel mit Pestiziden behandelt.
- **Entscheiden Sie sich für biofair erzeugte Produkte.** Damit übernehmen Sie Verantwortung für die Arbeitsbedingungen, Löhne und auch medizinische Versorgung der Menschen, die für unseren Konsum Bananen, Kaffee und Tee, Kakao und Zucker, Nüsse und Gewürze in fernen Ländern anbauen. Indem Sie Billigfleisch und -wurst meiden, entscheiden Sie sich gegen unhaltbare Arbeitsbedingungen in der einheimischen Fleischindustrie.
- **Wenn Sie doch mal konventionelle Lebensmittel kaufen,** wählen Sie gering verarbeitete Produkte ohne Zusatzstoffe und Aromen. „Take five" (es steht für höchstens fünf Zutaten ohne Gewürze je Produkt) ist ein gutes Motto für die Auswahl.
- **Kaufen Sie möglichst unverpackte Lebensmittel.** Nehmen Sie zum Einkauf Gemüsebeutel aus Stoff, benutzte Brottüten und Gläser mit. In vielen Läden gibt es inzwischen Unverpacktstationen, an denen Sie sich verpackungsfrei bedienen können.
- **Entscheiden Sie nach bestem Gewissen.** Zielkonflikte bleiben beim Einkauf nicht aus. Wird die Ananas aus Uganda in einem nachhaltigen, biofairen Sozialprojekt angebaut, muss sie mitunter per Flugzeug zu uns transportiert werden, weil der nächste Hafen viel zu weit entfernt ist. Flugware ist zwar aus Klimasicht ein No-Go, aber mit dem Kauf der Ananas unterstützen wir die Kleinbauern in dem ostafrikanischen Projekt und schützen dort die Umwelt.

So sind auch meine Tipps im folgenden **Einkaufsführer von A–Z** zu verstehen. Entscheiden Sie immer nach bestem Gewissen, was im Einkaufskorb landet.

PLANETENGERECHT UND GESUND EINKAUFEN

ALGEN geben dem Essen eine Fischnote und schmecken nach Meer. Zugleich liefern sie eine gute Portion Jod. In der Veggieküche lässt sich vor allem die rote Norialge vielfältig einsetzen – bei eher moderatem Jodgehalt.

✓ **Mein Tipp:** Norialgen in Form von Flocken lassen sich besonders gut portionieren. Achten Sie beim Einkauf immer auf den Jodgehalt der Algen, den seriöse Anbieter auf der Packung deklarieren. Er sollte laut Bundesinstitut für Risikobewertung nicht mehr als 20 Mikrogramm je Gramm Trockengewicht betragen (bzw. 20 Milligramm je Kilo). Lagern Sie getrocknete Algen dunkel und trocken.

! **Besser nicht:** Bei vielen anderen Algenarten, wie Arame, Kombu, Wakame und Hijiki, besteht aufgrund des sehr hohen Jodgehalts auch bei geringem Verzehr die theoretische Möglichkeit nachteiliger Gesundheitseffekte, beispielsweise einer akuten Schilddrüsenüberfunktion. Das gilt ganz besonders dann, wenn Sie nicht gut mit Jod versorgt sind. Da getrocknete Meeresalgen auch mit giftigen Schwermetallen wie Kadmium, Blei und Arsen oder auch Aluminium belastet sein können, greifen Sie besser zu Bioprodukten. Die Algen stammen üblicherweise aus sauberen Gewässern. Seriöse Anbieter führen außerdem regelmäßig Schadstoffanalysen durch. Fragen Sie danach!

AMARANTH, QUINOA und **BUCHWEIZEN** werden auch Pseudogetreide genannt, weil sie botanisch gesehen nicht zu den Gräsern zählen und daher keine echten Getreidearten sind. Da das Klebereiweiß Gluten fehlt (siehe Seite 322), sind Amaranth und Co. auch für Menschen mit einer Glutenunverträglichkeit geeignet.

✓ **Mein Tipp:** Auch wer Weizen, Hafer, Roggen und anderes Getreide gut verträgt, kann von den „Pseudos" profitieren. Quinoa und Amaranth enthalten mehr Eiweiß pro 100 Gramm als Weizen, und die essenzielle Aminosäure Lysin kommt darin in etwa doppelt so hoher Menge vor wie im Weizen. Sie punkten auch in Sachen Kalium, Kalzium, Magnesium und Eisen. Buchweizen hingegen hat bei Magnesium und Kalium die Nase vorn. Gepuffter Amaranth wird sehr gern auch von Kindern gegessen. Bei uns gibt es sonntags übrigens sehr oft vegane Buchweizenpfannkuchen mit Ahornsirup. Die gehen nicht nur schnell, sondern kommen bei der ganzen Familie gut an!

! **Besser nicht:** Verzichten Sie nicht komplett auf Vollkorngetreide, auch wenn Sie die „Pseudos" lieben. Jede Getreideart hat ihre Vorzüge. Abwechslung ist gefragt!

APFELESSIG gilt manchen als Gesundbrunnen, weil er reich an Vitaminen, Mineral- und Ballaststoffen sein soll. Tatsächlich sind diese Nährstoffe nur in geringen Mengen enthalten. Pluspunkte gegenüber Weinessigen sind laut einer Studie der Forschungsanstalt Geisenheim Flavonoide und andere Polyphenole, die antibakteriell, antiviral und antioxidativ wirken, also die Vermehrung von Erregern behindern und unsere Zellen schützen. Ein Apfelessigdrink aus zwei Teelöffeln Essig in einem Glas Wasser (150 Milliliter) auf nüchternen Magen kann also durchaus einen kleinen Beitrag zur Gesundheit leisten.

✓ **Mein Tipp:** Bevorzugen Sie rohen, nicht gefilterten Apfelessig. Er enthält noch die gesunde „Essigmutter" und damit mehr Ballaststoffe, Polyphenole und Eisen als gefilterter. Optisch betrachtet ist der Essig eher trüb und auf der Flasche steht „unerhitzt" oder „nicht pasteurisiert".

! **Besser nicht:** Meiden Sie Apfelessig mit Zusätzen an Schwefeldioxid (E 220) oder Ascorbinsäure (E 300). Sie werden dem Essig zugefügt, um Verfärbungen entgegenzuwirken und die Haltbarkeit zu verlängern. Durch die enthaltenen Säuren ist Apfelessig aber naturgemäß jahrelang haltbar.

AVOCADOS haben einen schlechten Ruf, weil ihr Anbau viel Wasser benötigt, Studien zufolge bis zu 2000 Liter je Kilo (l/kg). Doch das ist immer noch wenig im Vergleich zu tierischen Lebensmitteln wie Schweinefleisch (6000 l/kg) oder Rindfleisch (15 400 l/kg).

PLANETENGERECHT UND GESUND EINKAUFEN

Der Wasserbedarf hängt aber auch stark davon ab, wo die Avocados wachsen. Werden sie in tropischen Gebieten mit großen Niederschlagsmengen angebaut, müssen sie nicht zusätzlich bewässert werden. Avocados aus Ostafrika benötigen darum kein oder nur wenig zusätzliches Wasser. Das gilt auch für Avocados aus dem regenreichen spanischen Cádiz. Der Anbau in Südafrika oder Israel ist hingegen besonders wasserintensiv.

✓ **Mein Tipp:** Genießen Sie Avocados nur ab und zu. Auch wenn viele andere Lebensmittel mehr Wasser benötigen, ist der Bewässerungsaufwand auch für Avocados oft sehr hoch. Wird das Wasser aus Flüssen abgeleitet oder aus dem Grundwasser gepumpt, fehlt es den Menschen anderswo zum Leben. Avocados im Bioladen haben den Vorteil, dass sie anders als konventionelle nur selten aus regenarmen Ländern wie Südafrika oder Israel kommen. Außerdem werden sie häufig in Mischkultur angebaut, also gemeinsam mit anderen Pflanzen. Dadurch wird das Austrocknen des Bodens verhindert und Wasser gespart.

! **Besser nicht:** Konventionelle Avocados aus Mittel- und Südamerika oder Südafrika kommen oft von riesigen Plantagen, auf denen die Früchte in Monokulturen angebaut werden. Das bedeutet nährstoffarme, durchlässige Böden, die einen hohen Einsatz von Mineraldünger und Wasser benötigen. Um neue Anbauflächen zu gewinnen, werden – wie bei Soja und Ölpalmen – auch illegal Wälder gerodet. Man erkennt umweltschädlich erzeugte Avocados auch am Preis: Sie sind deutlich billiger als Biofrüchte. Drei Avocados sind beim Discounter manchmal schon für 1,99 Euro zu haben – also etwa zu dem Preis einer Bioavocado vom Kleinbauern im Bioladen.

BROT und **BACKWAREN** sind leckere, wertvolle Lebensmittel. Werden sie idealerweise aus frisch gemahlenem Vollkornmehl hergestellt, erhöhen sich Nährwert und Genuss.

✓ **Mein Tipp:** Bevorzugen Sie Vollkornbrot. Weißbrot liefert nur einen Bruchteil der Ballaststoffe, B-Vitamine und Mineralstoffe, sättigt nur kurz und schmeckt oft auch fad. Top ist ein saftiges, gut gegangenes Vollkornbrot, egal ob aus Weizen, Dinkel oder Roggen. Idealerweise wird es mit Sauerteig gebacken und hat eine mehrstufige Teigführung (24 bis 36 Stunden) erfahren. So ist es besonders bekömmlich und die Nährstoffe werden gut aufgeschlossen. Ein weiterer Pluspunkt ist, wenn es aus handwerklicher Herstellung kommt und mit regionalem oder heimischem Biogetreide gebacken ist. Das schafft regionale Wertschöpfung und sichert Arbeitsplätze vor Ort. Gutes Brot finden Sie in traditionellen Bäckereien und Bioläden. Am allerbesten kommt es aus dem eigenen Backofen!

! **Besser nicht:** Brot- und Backwaren, die es in Backshops, Supermärkten und bei Discountern gibt, werden in der Regel aus vorgefertigten Teigen oder Teiglingen gebacken, die nur kurze Zeit gegangen sind. Sie können darum mehr sogenannte FODMAPS enthalten als ein mehrstufig geführter Brotteig. FODMAPS sind bestimmte Zucker aus dem Getreide, die im Dünndarm nicht ausreichend abgebaut werden und dann im Dickdarm Blähungen verursachen. Brot und Backwaren enthalten zudem meist verschiedene Zusatzstoffe. Handelt es sich um Enzyme, müssen sie wie alle Verarbeitungshilfsstoffe nicht deklariert werden. Süße und herzhafte Backwaren können zudem unerwünschte trans-Fettsäuren aufweisen (siehe Seite 107). Lassen Sie Billigbackwaren aller Art zugunsten eines guten Vollkornbrots im Laden liegen.

BROTAUFSTRICHE, HERZHAFT: Trend sind rein pflanzliche Aufstriche mit einem hohen Anteil an Gemüse, etwa Kürbis, Paprika oder Tomaten. Es gibt sie auch auf Basis von Tofu, Sonnenblumenkernen oder Mandeln. Weitere Zutaten sind Pflanzenöle, Kräuter und Gewürze. Veggieaufstriche punkten durch mehrfach ungesättigte Fettsäuren und Ballaststoffe. Zudem liefern sie meist deutlich weniger Kalorien als beispielsweise Streichwurst.

✓ **Mein Tipp:** Bevorzugen Sie Aufstriche mit hohem Gemüseanteil. Wählen Sie Pasten ohne Verdickungsmittel wie Johannisbrotkernmehl, Agar-Agar, Xanthan oder Carragen. Sie sind zwar

PLANETENGERECHT UND GESUND EINKAUFEN

nach EU-Öko-Verordnung für Biolebensmittel erlaubt, aber in der eigenen Küche würde man sie auch nicht in den Aufstrich rühren.

! **Besser nicht:** Aufstriche auf Basis von Sonnenblumenöl und -kernen haben ein weniger günstiges Verhältnis von Omega-6- zu Omega-3-Fettsäuren. Deshalb sollten Sie diese eher selten verwenden und sich lieber Aufstriche mit Raps- oder Olivenöl schmecken lassen.

BROTAUFSTRICHE, SÜSS → Honig → Marmelade → Nuss-Nougat-Creme

BUTTER ist, anders als Margarine (siehe Seite 331), ein naturbelassenes Produkt. Aber die Erzeugung ist deutlich energieintensiver als die von Pflanzenfetten.

✓ **Mein Tipp:** Bevorzugen Sie als Streichfett ungehärtete Pflanzenmargarine. Möchten Sie ab und zu doch Butter verwenden, genießen Sie sie in kleinen Mengen. Wählen Sie hochwertige Butter aus Bioweidemilch von horntragenden Kühen. Achten Sie auf das Demetersiegel. Kühe, die nach den Vorgaben des Demeterverbandes gehalten werden, *müssen* ihre Hörner behalten. Das ist artgerecht, die Hörner zu entfernen nicht.

! **Besser nicht:** Supergünstige Butter für weniger als zwei Euro pro 250-Gramm-Päckchen wird in der Regel aus konventioneller Milch hergestellt. Die Kühe stehen mitunter ganzjährig im Stall und erhalten neben Heu bevorzugt auch Kraftfutter aus Soja. Ihre Milch enthält darum nachweislich wesentlich weniger Omega-3-Fettsäuren als die von Tieren aus Weidehaltung.

CHIASAMEN → Superfoods

CHIPS und andere herzhafte Knabbereien aus Kartoffeln enthalten oft viel Fett und Salz und sind im Vergleich zur Knolle stark verarbeitet. Manchmal enthält die Würze Hefeextrakt oder das umstrittene Glutamat. Nicht alle Kartoffelchips sind rein pflanzlich, denn einige Sorten werden mit Sourcream oder Käse gewürzt. Auch Chips mit Wildaroma oder gar Fischgelatine habe ich schon im Supermarkt gesehen.

✓ **Mein Tipp:** Ab und zu können Sie sich Chips gönnen. Kaufen Sie am besten eine kleine Packung, damit es wirklich bei einer Miniportion bleibt. Möchten Sie rein pflanzlich essen, schauen Sie in der Zutatenliste nach, ob keine tierischen Zutaten wie etwa Käse enthalten sind. Probieren Sie doch mal Chips aus Hülsenfrüchten wie Kichererbsen oder Linsen. Oder kosten Sie Gemüsechips. Die Tüten enthalten beispielsweise einen Mix aus hauchdünnen knusprig gebackenen Rote-Bete-, Karotten- und Pastinakenscheiben oder knusprigen Grünkohlchips. Weniger salz- und fettreich sind sie aber nicht. Auch hier sollten Sie deshalb auf den Fett- und Salzgehalt achten.

! **Besser nicht:** Chips mit Geschmacksverstärkern wie dem umstrittenen Glutamat (E 620) sollten Sie besser meiden.

EIER sind auch in der vegetarischen Ernährung kein Must-have. Sie enthalten keine Nährstoffe, die Sie nicht auch mit einer breiten Auswahl an pflanzlichen Lebensmitteln zu sich nehmen könnten (abgesehen von Vitamin B_{12} und Vitamin D). Die Erzeugung von Eiern ist sehr energieaufwendig. Die meisten Hühner werden nicht artgerecht gehalten und Bruderküken (noch) überwiegend getötet.

✓ **Mein Tipp:** Wenn Sie Eier lieben, genießen Sie höchstens ein bis zwei Stück (Klasse S oder M) pro Woche. Wählen Sie solche aus Biofreilandhaltung mit dem Logo eines Anbauverbands. Bedenken Sie, dass auch verarbeitete Lebensmittel oft Eier enthalten. Die Haltungsform wird dort nicht immer deklariert. Kuchen und andere Backwaren lassen sich prima mit pflanzlichen Ei-Ersatzprodukten oder mit bekannten Lebensmitteln wie Apfelmus, zerdrückter Banane oder in Wasser gequollenem Leinsamenschrot zubereiten (siehe Ei-Ersatzprodukte).

! **Besser nicht:** Konventionelle Eier aus Boden- oder auch Freilandhaltung sind meist nicht das Gelbe vom Ei. Die Tiere leben auf engstem Raum und haben keinen oder nur wenig Auslauf. Auch enthält ihr Futter oft importiertes Soja, und das ist nicht gut für unseren Planeten (siehe Kasten auf Seite 162).

EI-ERSATZPRODUKTE können Sie fertig kaufen oder aber auch gut selbst herstellen. Fertig zubereiteter Ei-Ersatz enthält meist eine Mischung aus Stärke oder Mehl, einem Backtriebmittel, pflanzlichem Eiweiß, Verdickungsmittel und Gewürzen.

✓ **Mein Tipp:** Experimentieren Sie mit den verschiedenen Ei-Alternativen. Mit Wasser angerührte gequetschte Leinsamen sowie Bananen und Haferflocken geben Kuchen- und Pfannkuchenteig Bindung. Eischnee für Desserts lässt sich aus der Flüssigkeit von (möglichst ungesalzenen) Kichererbsen (Glase/Dose) herstellen, das sogenannte Aquafaba. Eigeschmack und -geruch liefern auch das Schwefelsalz Kala Namak sowie Algen. Tofu und Seidentofu ergeben damit gewürzt ein prima Rührei.

! **Besser nicht:** Ei-Ersatzprodukte aus der Tüte enthalten oft Zusatzstoffe. Sie können teilweise auch Rückstände von Mineralölen, Chlorat und Phosphat aus der Produktion aufweisen, ergab ein Öko-Test.

ERDNUSSCREME besteht in der einfachsten Form nur aus gemahlenen Erdnüssen und heißt dann Erdnussmus. Teilweise kommt bei Bioware auch ein bisschen Salz ins Glas. Die Masse gibt es als feine Creme und als „crunchy" Variante, also mit Stückchen. Erdnussbutter hingegen enthält zusätzlich auch Fett, oft Palmfett, und Zucker.

✓ **Mein Tipp:** Bevorzugen Sie Erdnusscreme in der einfachsten Form, also aus Nuss pur. Es gibt sie auch aus fairem Handel im Pfandglas. Sie ist zwar etwas teurer, aber für den fairen Genuss und „zero waste" lohnt es sich, einige Euro mehr auszugeben.

! **Besser nicht:** Konventionelle Erdnuss- oder Peanutbutter enthält neben Salz auch Zucker und manchmal gehärtetes Palmfett. Es soll die Masse cremiger und besser streichfähig macht. Die Bezeichnung lautet dann Erdnuss- oder Peanutbutter.

KAPITEL 9

ESSIG wird aus vergorenem Wein von vor allem Äpfeln, Trauben oder Reis hergestellt, es gibt ihn aber auch aus oder mit Himbeeren und Pflaumen, Tomaten oder Weizen. Bei der Fermentation entsteht Essigsäure, die eine antibakterielle Wirkung hat und Speisen bekömmlicher macht, beispielsweise Hülsenfrüchte. Außerdem vermehren sich im Essig die gesunden Milchsäurebakterien.

✓ **Mein Tipp:** Lieben Sie Aceto Balsamico, den milden Essig aus roten Trauben, oder Condimento bianco, das Pendant aus weißen Früchten? Dann bevorzugen Sie „Aceto Balsamico di Modena I.G.P.". Dieser Essig muss nach den Vorgaben einer EU-Verordnung einen Zusatz von mindestens 20 Prozent eingedickten Traubenmost enthalten. Herstellung und Verarbeitung erfolgen in den italienischen Regionen Modena und Emilia und es dürfen nur bestimmte Traubensorten verwendet werden. Der Essig muss zudem in Fässern aus Holz über einen Zeitraum von mindestens 60 Tagen vergoren und veredelt werden.

! **Besser nicht:** Konventioneller Aceto Balsamico wird teils mit Zuckercouleur (E 150d) versetzt, um ihm eine dunkle, fruchtige Farbe zu geben, was nicht im Sinne einer vollwertigen Ernährung ist. Beim I.G.P. ist nur etwas Karamell als Zusatz erlaubt.

FERTIGGERICHTE wie Nudelpfannen, Suppen aus der Dose und Pizzen enthalten oft viel Salz, Zucker, gesättigte Fettsäuren und meist auch Zusatzstoffe wie Emulgatoren, Verdickungsmittel, Stabilisatoren und Säureregulatoren sowie Aromen. Das unerwünschte Glutamat ist zwar nur noch selten darin zu finden, doch stattdessen werden Hefeextrakt oder Tomatenprodukte verwendet, die auch reich an Glutaminsäure sind.

✓ **Mein Tipp:** Soll es schnell gehen, lässt sich auch aus fertigen Komponenten wie pürierten Tomaten aus dem Glas, Nudeln oder Reis und frischem oder tiefgefrorenem Gemüse sowie TK-Kräutern schnell etwas zaubern. Vorteil ist, dass Sie nach eigenem Gusto salzen und würzen können. Möchten Sie für den Fall der Fälle ein, zwei Fertiggerichte wie Pizza oder Suppe im Vorrat haben, bevorzugen Sie Bioprodukte, denn sie enthalten keine oder nur sehr wenige Zusatzstoffe. Statt Aromen kommen Gewürze und Kräuter zum Einsatz, auch ist der Gemüseanteil oft höher.

! **Besser nicht:** Ungekühlte Fertiggerichte werden üblicherweise sterilisiert, also stark erhitzt, damit sie ohne Kühlung möglichst lange haltbar sind. Darunter leiden Vitamine und sekundäre Pflanzenstoffe. Vermeiden Sie Fertigprodukte in Bechern und Tüten. Sie sind meist aufwendig verpackt und produzieren viel Müll. Außerdem enthalten sie oft eine Reihe von Zusatzstoffen.

FISCH ist aus gesundheitlicher Sicht besser als Fleisch. Fettreiche Fische wie Lachs, Makrele und Hering enthalten langkettige Omega-3-Fettsäuren, Seefisch liefert auch Jod. Jedoch reichern sich im Fett der Fische, die im Meer oben in der Nahrungskette stehen und/oder besonders fettreich sind, Schwermetalle an, vor allem Quecksilber. Betroffen sind insbesondere Aal, Heilbutt, Thunfisch und Bonito. Die Hochseefischerei ist extrem energieintensiv. Zudem sind viele Bestände überfischt. Beim industriellen Fischen werden Grundschleppnetze eingesetzt, die den Meeresboden zerstören. Dadurch werden Meerestiere vertrieben und im Boden gespeichertes CO_2 freigesetzt. Das ist schlecht für das Klima!

✓ **Mein Tipp:** Fisch ist für eine gesunde Ernährung nicht nötig. Langkettige Omega-3-Fettsäuren können wir auch direkt über Mikroalgenöle und Jod über Jodsalz und Algen aufnehmen. Als verträglich für unsere Erde gelten nach Planetary Health Diet etwa 200 Gramm Fisch pro Woche. Welcher Fisch ab und zu unter ökologischen Gesichtspunkten akzeptabel ist, steht im *Fischratgeber* der Umweltstiftung WWF (https://fischratgeber.wwf.de).

! **Besser nicht:** Fische aus überfischten Beständen und nicht nachhaltiger Fischerei sollten tabu sein. Das sogenannte MSC-Siegel für nachhaltige Fischerei bietet nur bedingt Orientierung, weil laut Greenpeace zum Beispiel auch Fisch aus fast erschöpften Beständen zum Verzehr empfohlen wird. Fisch aus Aquakultur ist keine Alternative, weil die Fische dort ebenfalls in Massen und artwidrig gehalten werden und wegen der Enge in den Gehegen oft auch Antibiotika benötigen.

FISCHALTERNATIVEN: Bisher gibt es nur wenige pflanzliche Alternativprodukte zu Fisch. In Biosupermärkten und konventionellen Kühl- und TK-Truhen findet man vereinzelt vegane Fischstäbchen, Burgerpatties, Veggielachs und sogar Kaviarersatz ohne Zutaten vom Tier. Je nach Produkt bilden Gemüse, Tofu, Sojaeiweiß oder andere Hülsenfrüchte die Grundlage, außerdem Weizenprotein, Yamswurzel und Algen. Letztere geben den Produkten den nötigen Meeresgeschmack.

✓ **Mein Tipp:** Noch sind Fischalternativen wenig ausgereift. Ein Test der Verbraucherzentrale Hessen zeigte, dass die Alternativen meist weniger Eiweiß enthalten als Fisch, nur vereinzelt liefern sie Omega-3-Fettsäuren und Vitamin B_{12} in Form entsprechender Zusätze. Gut finde ich rein pflanzliche „Visch"stäbchen, die vor allem Gemüse enthalten, sowie Noriblätter, aus denen man, gefüllt mit Reis, Gurke, eingelegtem Rettich und Avocado, rein pflanzliches Sushi herstellen kann.

! **Besser nicht:** Fischalternativen aus Soja oder Weizen, die vor allem aus Wasser, Verdickungsmitteln und Aroma bestehen, sind keine Alternative zu Fisch. Wie die Qualität pflanzlicher Fischprodukte aus dem 3D-Drucker zu beurteilen ist, die es vereinzelt gibt, bleibt abzuwarten.

FLEISCH ist kein Stück Lebenskraft, wie die Werbung lange Zeit suggerierte, im Gegenteil: Der Verzehr von rotem und verarbeitetem Fleisch fördert Diabetes mellitus Typ 2, Herz-Kreislauf-Erkrankungen und andere Wohlstandskrankheiten. Wurstwaren wurden von der WHO als „wahrscheinlich krebserregend" eingestuft.

✓ **Mein Tipp:** Fleisch ist für eine gesunde Ernährung nicht erforderlich. Wer es essen möchte, sollte den Konsum auf maximal ein bis zwei Portionen pro Woche beschränken und es unter

PLANETENGERECHT UND GESUND EINKAUFEN

dem Motto „Klasse statt Masse" auswählen. Es sollte nur Fleisch von Tieren aus regionaler Bio-Freiland- oder Offenstallhaltung gekauft werden.

! **Besser nicht:** Ein No-Go ist Fleisch aus Massentierhaltung, das manchmal schon für 3,99 Euro pro Kilo im Supermarkt oder beim Discounter angeboten wird. Dahinter stehen Tierleid, Umweltbelastung (Gülle, Sojaanbau, Klima) und unfaire Preise für die Erzeuger. Die auf manchen Packungen deklarierten Haltungsstufen eins und zwei, klingen hochwertig, weil man dabei an gute Schulnoten denkt. Sie stehen aber für die besonders fragwürdigen Haltungsformen. So wird Schweinen in der Stufe eins gerade mal 0,75 Quadratmeter Platz zugestanden, also weniger als ein Quadratmeter. Die Stufe vier entspricht „Premium", aber auch bei dieser Form der Tierhaltung ist das Platzangebot nur doppelt so groß wie gesetzlich vorgeschrieben, also sehr gering. Auch werden die Tiere mit konventionellem Soja-Futter gemästet und werden mit Antibiotika behandelt (https://www.haltungsform.de).

FLEISCHALTERNATIVEN, ob rein pflanzlich oder vegetarisch, werden inzwischen sogar in Discountern angeboten. Vegane Varianten bestehen aus Soja und anderen Hülsenfrüchten, Weizeneiweiß (Seitan) sowie Jackfrucht, vegetarische Alternativen enthalten auch Hühnereiweiß und/oder Milchprotein. Es gibt sie als Steak, Schnitzel, Hack, Gyros und sogar als Braten in Geflügelform. Ein Vorteil ist, dass sie meist etwas weniger Kalorien und Fett und deutlich weniger gesättigte Fettsäuren enthalten als die Vorbilder aus Fleisch, ergab unsere Untersuchung von 80 vegetarischen und veganen Fleischalternativen im Auftrag der Albert Schweitzer Stiftung für unsere Mitwelt. Doch sie werden auch mit Zusatzstoffen und teilweise mit Aromen versetzt, um möglichst nahe an die Originale heranzureichen. Dabei schneiden Bioalternativen viel besser ab als konventionell hergestellte Erzeugnisse. Biovegane Produkte enthielten im Durchschnitt einen Zusatzstoff pro Produkt und keine Aromen. Konventionelle Fleischalternativen hingegen hatten durchschnittlich 3,5 verschiedene Zusatzstoffe pro Produkt in sich und öfter auch Aromastoffe.

✓ **Mein Tipp:** Für eine gesunde Ernährung sind Fleischalternativen nicht nötig. Jedoch vereinfachen sie den Umstieg auf plant-based und rein pflanzliches Essen – oder auch die Teilnahme am Grillfest der Kolleginnen und Kollegen. Ein Tofuwürstchen in der Pausenbox der Kinder erleichtert das soziale „Überleben" in einer fleischlastigen Umwelt, sprich Kita oder Schule. Wer die Vielfalt der Fleischalternativen probieren möchte, sollte Bio wählen und auf den Kalorien-, Fett- und Salzgehalt achten. Deutsche Biohersteller setzen auf regionales oder europäisches Soja. Das ist gut, denn so werden der einheimische Sojaanbau gefördert und lange Transporte vermieden.

! **Besser nicht:** Konventionelle Fleischalternativen enthalten meist verschiedene Zusatzstoffe und Aromen.

FLOCKEN sind wohl *die* wichtigste Zutat im Müsli und Porridge. Es gibt sie aus den klassischen Getreidearten wie Hafer, Weizen oder Dinkel – und auch glutenfrei (siehe Seite 322) aus garantiert glutenfreiem Hafer. (Dabei werden Verunreinigungen mit glutenhaltigem Getreide ausgeschlossen.) Auch Hirse, Buchweizen, Amaranth und Soja gibt es in Flockenform.

✓ **Mein Tipp:** Einsteigern empfehle ich zarte Flocken, die etwas besser verdaulich sind als grobe. Durch Einweichen erhöht sich die Bekömmlichkeit und auch das enthaltene Eisen und andere Mineralstoffe werden besser verfügbar. Möchten Sie das Müsli Ihrer Kinder mit Knuspercerealien anreichern, um die Akzeptanz zu erhöhen, nehmen Sie ungezuckerte Bioflakes oder -pops.

! **Besser nicht:** Im Supermarkt werden die Müsliregale lang und länger. Neben reinen Flockenmischungen gibt es auch Knuspriges wie Crunchys, Flakes, Pops und Co. Sie sind stärker verarbeitet, enthalten oft viel Zucker, manchmal auch Fett, und sind teilweise mit Vitaminen und Mineralstoffen angereichert. Erwachsene und Kinder, die vollwertig essen, brauchen diese Zusätze nicht.

PLANETENGERECHT UND GESUND EINKAUFEN

FRÜCHTETEE → Kräutertee

FRUCHTSAFT ist hochwertig, wenn es sich dabei um naturtrüben Direktsaft handelt, der aus dem Obst von beispielsweise biologisch angebauten Äpfeln, Birnen, Orangen und Beeren direkt gepresst wird. Säfte aus Saftkonzentraten sind etwas anderes. Dafür wird Saft, dem unter Hitzeeinwirkung das Wasser entzogen wurde, später wieder mit Wasser rückverdünnt.

✓ **Mein Tipp:** Bevorzugen Sie naturtrübe Direktsäfte. Wenn Sie rein pflanzlich essen, achten Sie darauf, dass sie nicht mit tierischem Eiweiß geklärt wurden (das lässt sich beim Hersteller erfragen). Genießen Sie Fruchtsäfte nur in kleinen Mengen und am besten immer verdünnt mit Wasser im Verhältnis 1:3. Anders als frisches Obst kann der (häufige) Konsum von Fruchtsaft mit einem erhöhten Risiko für Typ-2-Diabetes einhergehen. Fruchtsäfte enthalten viel Fruktose (Fruchtzucker), die im Übermaß eine nichtalkoholische Fettleber und Übergewicht fördert. Die Zugabe von kleinen Mengen Vitamin-C-reichem Fruchtsaft verbessert jedoch die Aufnahme von Eisen aus pflanzlichen Lebensmitteln. Frisch gepresster Zitronen- oder Orangensaft gibt vielen pflanzlichen Gerichten den besonderen Pfiff.

! **Besser nicht:** Fruchtsäfte aus Konzentrat sind weniger wertvoll als Direktsäfte. Bei der Herstellung des Konzentrats kommt es durch Hitzeeinwirkung zu Verlusten an empfindlichen Vitaminen und Geschmacksstoffen. Darum werden Konzentrate nachträglich auch wieder aromatisiert. Fruchtnektare und Fruchtsaftgetränke sollten Sie ganz meiden, denn sie enthalten wenig Frucht, aber viel zugesetzten Zucker.

GEMÜSE ist gesund und schmeckt auch dem Klima und der Umwelt. Seine Erzeugung benötigt pro Kilo viel weniger Energie und verursacht weniger Treibhausgase als die von Fleisch, Fisch, Milchprodukten und Eiern.

✓ **Mein Tipp:** Bevorzugen Sie Gemüse der Saison aus regionaler Bioerzeugung oder aus dem eigenen Garten. Auch in der dunklen Jahreszeit gibt es viele leckere Gemüse, etwa Grün-, Rot- und Wirsingkohl, Kürbis, Karotten, Feldsalat und Spinat. Ergänzend können im Winter und Frühjahr auch TK-Gemüse ohne Zusätze in den Kochtopf wandern. Passierte und getrocknete Tomaten sind in dieser Zeit eine gute Alternative zu frischen Tomaten. Besonders gesund essen Sie, wenn Sie innerhalb einer Woche die ganze Palette an Farben genießen, die Gemüse zu bieten hat.

! **Besser nicht:** Gemüse aus konventionellem Anbau wird üblicherweise mit synthetischem Stickstoffdünger gedüngt und mit Pestiziden behandelt. Das erhöht den Gehalt an unerwünschtem Nitrat (siehe Seite 97) und Rückstände von Pflanzenschutzmitteln sind üblich. Gemüse, das aus Übersee zu uns transportiert wird oder aus beheizten Gewächshäusern kommt, sollten Sie nur ausnahmsweise genießen. Der Energieverbrauch für die Erzeugung von Freilandgemüse beträgt im Durchschnitt etwa ein bis zwei Megajoule pro Kilo (MJ/kg), beim Gewächshausgemüse sind es etwa 40 MJ/kg.

GEMÜSEBRÜHE (Instant) aus dem Glas besteht meist aus einem getrockneten Pulver, das viel Salz enthält. Viele Instantbrühen enthalten zudem Maltodextrin. Das Kohlenhydrat dient als Trägerstoff, auf den die Brühezutaten wie Gemüse und Salz im Zuge der Herstellung aufgesprüht werden. So lässt sich das Gemisch besser aus dem Sprühturm abpumpen und in Gläser füllen. Auch Aromen und Zucker finden sich in vielen Brühen.

✓ **Mein Tipp:** Gemüsebrühe lässt sich einfach auf Vorrat selber machen. Dafür müssen nur zum Beispiel Karotten, Sellerie und Lauch klein geschnitten und in einem Topf mit etwas Öl angeschmort werden. Dann geben Sie Wasser und Gewürze wie Pfefferkörner und Lorbeer dazu und lassen alles zwei bis drei Stunden leicht köcheln. Anschließend leicht salzen, eventuell einige Hefeflocken dazugeben, das Gemüse abseihen und die Brühe in Gläser füllen. Dann das Ganze in den Kühlschrank stellen oder einfrieren. Möchten Sie fertige Brühe für Ihren Vorratsschrank

PLANETENGERECHT UND GESUND EINKAUFEN

kaufen, nehmen Sie keine Instantbrühe, sondern eine Gemüsepaste mit hohem Gemüseanteil. Die erste Zutat im Verzeichnis auf dem Glas sollte Gemüse sein, nicht Fett oder Salz.

! **Besser nicht:** Instantgemüsebrühen enthalten viel Salz und für mehr Geschmack oftmals auch Aromen und/oder Hefeextrakt. Das muss nicht sein.

GETRÄNKE sollten am besten kalorienfrei oder -arm sein, denn täglich sollten Sie etwa 1,5 Liter trinken (bei höheren Temperaturen und sportlicher Aktivität auch mehr).

✓ **Mein Tipp:** Empfehlenswert sind Mineralwässer, Saftschorlen mit drei Teilen Wasser und einem Teil Direktsaft sowie Kräuter- und Früchtetees. Alle Getränke sollten frei von zugesetzten Aromen, Farbstoffen und Süßstoffen sein. Auch schwarzer und grüner Tee sowie Kaffee zählen zur Flüssigkeitsbilanz.

! **Besser nicht:** Softdrinks wie Limonade und Cola sollten Sie meiden, denn sie enthalten viel Zucker oder Zuckeraustauschstoffe sowie Aroma- und Farbstoffe. Colagetränken werden auch Phosphate zugesetzt, die sich ungünstig auf die Knochengesundheit auswirken können. Außerdem gibt es Hinweise, dass eine hohe Zufuhr von Phosphaten das Risiko für Herz-Kreislauf-Erkrankungen erhöhen kann.

GETREIDE ist eine wichtige Lebensmittelgruppe in der pflanzenbasierten Küche. Weizen, Dinkel, Roggen, Gerste und Hafer kennen die meisten, aber auch Reis, Bulgur, Couscous oder Maisgrieß (Polenta) dürfen Sie sich häufig schmecken lassen, denn dies sind ebenfalls Getreideprodukte. Auch Mehl für Brot und Kuchen sowie Pasta sind aus Getreide. (Der gelbe Mais aus der Dose zählt allerdings zum Gemüse, denn er wird milchreif geerntet, bevor sich die sameneigenen Zucker in Stärke umwandeln).

✓ **Mein Tipp:** Bevorzugen Sie die Vollkornvarianten, kochen Sie mit Naturreis und Vollkorncouscous. Mahlen Sie Getreide für Gebäck und Brot am besten frisch, eine eigene Getreidemühle (meine arbeitet problemlos seit etwa 30 Jahren!) ist eine sehr sinnvolle Investition für die pflanzenbasierte Küche. Aber auch in vielen Bioläden und Reformhäusern können Sie Getreide mahlen lassen. Noch mehr Vielfalt in die Küche bringen auch alte Getreidearten, zum Beispiel Einkorn und Emmer, Urformen des heutigen Weizens, oder Kamut, eine alte Sorte des Sommerweizens.

! **Besser nicht:** Weißmehl und andere Auszugmehle sättigen nur kurze Zeit und liefern viel weniger Nährstoffe als Vollkorn. Glutenfreie Produkte brauchen die meisten von uns nicht. Außerdem sind sie teuer und enthalten oft weniger Vitamine, Mineralstoffe und Ballaststoffe.

GEWÜRZE und (getrocknete) **KRÄUTER** geben Speisen das gewisse Etwas, machen sie bekömmlicher und regen die Verdauung an. Sie sind darum sehr zu empfehlen.

✓ **Mein Tipp:** Bevorzugen Sie einzelne Gewürze wie Pfeffer, Thymian, Kurkuma und Kreuzkümmel. Dann können Sie die Intensität der Gewürze selbst bestimmen. In Bioläden gibt es aber auch Gewürzmischungen, die beispielsweise für Gerichte der Thai-Küche, für italienische oder ayurvedische Gerichte zusammengestellt wurden. Sie können eine Hilfe sein, wenn es schnell gehen muss. Frische Kräuter strotzen vor gesunden Inhaltsstoffen, haben aber meist nur eine bestimmte Zeit Saison. Viele können Sie im eigenen Garten, auf dem Balkon oder der Fensterbank anbauen, manche davon sogar ganzjährig. Nutzen Sie auch Wildkräuter – am besten, wenn Sie vorher eine Kräuterführung mitgemacht haben.

! **Besser nicht:** Konventionelle Gewürzmischungen enthalten teilweise viel Salz, Aromen, Hefeextrakt und auch Geschmacksverstärker. Sie sind somit nicht zu empfehlen. Man benötigt sie auch gar nicht, wenn zum Kochen aromatische Zutaten verwendet werden und das Essen zudem mit Einzelgewürzen abgeschmeckt wird.

GLUTENFREIE LEBENSMITTEl wie Brot, Kuchen, Kekse und Nudeln ohne Klebereiweiß (Gluten) sind nur für Menschen mit

PLANETENGERECHT UND GESUND EINKAUFEN

Zöliakie notwendig (für sie ist Gluten komplett verboten). Glutenfreie Produkte enthalten weniger Ballaststoffe und meist auch mehr Zusatzstoffe (wie etwa Verdickungsmittel) als herkömmliche Produkte. Das ist nicht wünschenswert. Deswegen sollten jene, die glutenhaltige Getreide nicht vertragen, versuchen, die Mengen zu reduzieren oder auf alte Getreidearten wie Emmer, Einkorn und Dinkel auszuweichen. Auch Roggen und Hafer bekommen manchen Menschen besser als Weizen.

✓ **Mein Tipp:** Wenn Sie kein Gluten essen dürfen oder möchten, probieren Sie, wie Sie Flocken, Mehl und Müsli vertragen, die von Natur aus glutenfrei sind. Dies sind alle sogenannten Pseudogetreide (siehe Seite 307) wie Buchweizen, Amaranth oder Quinoa, außerdem die Getreide Hirse, Reis und glutenfreier Hafer – der mit dem Glutenfrei-Logo gekennzeichnet ist (gekreuzte Ähre auf orangem Grund). Zum Backen von Brot und Brötchen sind sie aber nur bedingt geeignet, eben weil das Klebereiweiß fehlt. In Bioläden gibt es glutenfreie Brotbackmischungen, die glutenfreien Hafer und verschiedene Samen wie Kürbis- und Sonnenblumenkerne enthalten. Sie sind frei von Zusätzen, auch ohne Backtriebmittel.

! **Besser nicht:** Die meisten glutenfreien Brote und Brötchen enthalten verschiedene Zusatzstoffe wie Verdickungsmittel und Emulgatoren. Sie sollen dafür sorgen, dass glutenfreie Backwaren eine Konsistenz wie herkömmliches Brot haben. Das gelingt aber nur zum Teil und sie sind meist deutlich teurer als übliche Produkte.

HEFE und **HEFEFLOCKEN:** Biohefe wird mithilfe von Biogetreide oder Überbleibseln der Zuckerherstellung, sogenannter Melasse, als Nährmedium gewonnen. Hefeflocken sind nichts anderes als getrocknete und zu Flocken verarbeitete Hefe, wie man sie auch vom Backen kennt. Allerdings ist die Hefe inaktiviert, hat also keine Triebkraft mehr. Hefeteig lässt sich damit nicht herstellen. Hefeflocken haben eine kräftig würzige Umami-Note, weshalb sie sich gut zum Würzen von rein pflanzlichem Aufstrich, veganem Käse und Gemüsebrühe eignen.

✓ **Mein Tipp:** Bevorzugen Sie Biohefeflocken wegen ihrer ökologischeren Herstellung.

! **Besser nicht:** Auch wenn Hefe in Europa seit dem 18. Jahrhundert industriell hergestellt wird, die Erzeugung ist immer noch energieaufwendig. Konventionelle Hefe wird mithilfe von Säuren, Laugen, Ammoniak und Schaumverhütern gewonnen, darum besser Bio bevorzugen.

HONIG: In Sachen Naturbelassenheit kann es mit dem Honig so leicht kein süßer Brotaufstrich aufnehmen, denn er ist ein Naturprodukt schlechthin, enthält also keine weiteren Zutaten und Zusätze. Honig hat eine antibakterielle Wirkung und fördert die Wundheilung. Jedoch ist er reich an Fruchtzucker (Fruktose), sodass Sie es mit dem Genuss nicht übertreiben sollten. Für reine Pflanzenköstlerinnen und Pflanzenköstler ist Honig keine Alternative, weil er als Bienenprodukt von Tieren erzeugt wird.

✓ **Mein Tipp:** Möchten Sie Honig essen, achten Sie darauf, dass er Bio, aus Deutschland und unerhitzt ist. Ab 55 Grad Celsius verlieren die enthaltenen Enzyme, denen unter anderem eine bakterizide Wirkung zugeschrieben wird, ihre Wirksamkeit. Honig mit der grünen Banderole des Deutschen Imkerbundes wird nicht oder nur schonend, also nicht über 40 Grad Celsius, erhitzt. Das gilt auch für die meisten Biohonigsorten. Nach einer Honiguntersuchung von Öko-Test (2017) waren alle 19 geprüften Honige nicht erwärmt. Es gibt vegane Honigalternativen, die auf Sirup basieren, der mit verschiedenen Pflanzenextrakten, etwa Lavendel, Gänseblümchen oder Ringelblume, gewürzt ist. Sie kommen Honig geschmacklich recht nahe.

! **Besser nicht:** Honig kann mit Rückständen von Glyphosat und Arzneimitteln sowie mit Gentechnikspuren belastet sein. Das betrifft konventionell wie auch biologisch erzeugten Honig. Der Grund ist, dass Bienen bis zu zehn Kilometer weit entfernt vom

Bienenstock Nektar sammeln. Sie lassen sich also auch auf Pflanzen nieder, die außerhalb der „Biozone" von drei Kilometern rund um den Bienenstock liegen und möglicherweise mit Pestiziden behandelt wurden. Man sieht einem Honig die Belastung nicht an. Darum lohnt es sich, vor dem Honigkauf Testberichte wie die von Öko-Test und Stiftung Warentest zu lesen, die Honig regelmäßig unter die Lupe nehmen, oder beim Anbieter nach Untersuchungsberichten in Bezug auf gentechnisch veränderte Organismen (GVO), Glyphosat und Arzneimittel (z. B. Amitraz) zu fragen.

HÜLSENFRÜCHTE sind ganz besonders wertvolle Lebensmittel bei einer rein pflanzlichen Ernährung. Vor allem wegen des hohen Eiweißgehalts sowie verschiedener Vitamine und Mineralstoffe sind sie echte Powerpakete. Außerdem liefern sie Ballaststoffe und sekundäre Pflanzenstoffe. Erbsen, Bohnen, Linsen und Kichererbsen zählen dazu, außerdem Soja und Lupinen. Die meisten Hülsenfrüchte, die es bei uns zu kaufen gibt, werden aus anderen europäischen Ländern importiert, weil der heimische Anbau (noch) zu gering ist. Dennoch sollten Sie reichlich zugreifen!

✓ **Mein Tipp:** Da Hülsenfrüchte etwas schwer verdaulich sind, können Sie auch mit Kichererbsen, Bohnen und Co. aus dem Glas oder der Dose einsteigen. Sie sind ausreichend gegart und müssen nur noch erwärmt werden. Am besten die Flüssigkeit mitverwenden, denn darin sind auch Mineralstoffe und teilweise Vitamine gelöst. Möchten Sie Hülsenfrüchte selbst zubereiten, sollten sie acht bis zehn Stunden eingeweicht und dann mindestens 45 Minuten gekocht werden, um genießbar zu sein. (Im Schnellkochtopf dauert es nur etwa zwölf bis 15 Minuten.) Wichtig: Lassen Sie sie danach zusätzlich so lange im Kochwasser nachquellen, wie die Kochzeit betrug. Die Bekömmlichkeit wird durch das Einweichen und auch durch Keimen (zu Sprossen) verbessert, denn dadurch wird die unerwünschte Phytinsäure abgebaut und Mineralstoffe wie Eisen und Zink werden besser verfügbar. Schnell gar und gut bekömmlich sind rote Linsen, denn sie sind geschält. Praktisch und gut verdaulich sind (geröstete) Mehle aus Kichererbsen oder Linsen, beispielsweise für Pfannkuchen. Das gilt auch für Nudeln aus Linsen, Kichererbsen und Mungbohnen. Bevorzugen Sie heimische Hülsenfrüchte wie die regionale Alb-Linse („Alb-Leisa", mein ganz besonderer Tipp!), regional angebaute Sojabohnen und europäische Hülsenfrüchte. Die Herkunft kann, muss aber (leider) nicht auf der Packung deklariert werden. Erbsen und Bohnen lassen sich auch gut im eigenen Garten ziehen.

! **Besser nicht:** Hülsenfrüchte dürfen nicht roh gegessen werden, weil sie das giftige Phasin enthalten. Dieses Eiweiß kann die roten Blutkörperchen verklumpen und zu Übelkeit, Erbrechen und Durchfall sowie zu schweren bis tödlichen Blutungen im Magen-Darm-Trakt führen. Hitze zerstört das enthaltene Phasin: Nach etwa 15 bis 20 Minuten Kochzeit ist es abgebaut. Keimen baut zwar einen Teil des Phasins ab, aber eben nur einen Teil. Aus diesem Grund sollten auch gekeimte Sojabohnen und Kichererbsen sicherheitshalber eine halbe Minute in kochendem Wasser blanchiert werden. Bei Linsen- und Mungbohnenkeimlingen, die fälschlicherweise auch oft als grüne Sojasprossen bezeichnet werden, ist das nicht nötig, denn sie enthalten so gut wie kein Phasin.

KAFFEE und **KAKAO** wachsen naturgemäß nicht in unseren Breiten. Daher müssen sie importiert werden und lange Transportwege lassen sich nicht vermeiden. Umso wichtiger ist es, dass die Erzeugung in den Herkunftsländern unter ökologischen und ethischen Kriterien erfolgt.

✓ **Mein Tipp:** Ich empfehle Kaffee und Kakao aus biofairer Erzeugung von Kleinbauernkooperativen. Die Landwirte erhalten für ihre Ernte einen angemessenen Preis, der über dem Weltmarktpreis liegt. Die Menschen in den Projekten haben Zugang zu medizinischer Versorgung und ihre Kinder können zur Schule gehen. Guter Kaffee wird aus vollreifen, handgepflückten Kaffeekirschen hergestellt und die daraus gewonnenen Bohnen in schonender Langzeit(trommel)röstung verarbeitet. Dabei wird auch Chlorogensäure abgebaut, sodass der Kaffee besser verträglich ist. In traditionellen Kaffeeröstereien und (Bio-)Supermärkten erhalten Sie hochwertige Kaffees, die auch einen Hinweis auf die Art der Röstung tragen.

Möchten Sie Kakao trinken, bevorzugen Sie „echten" Kakao, er ist immer ohne Zucker. Das Pulver wird mit kalter Flüssigkeit angerührt, dann erwärmt und nach Gusto gesüßt. Beim Einkauf von Kaffee und Kakao sollten Sie sich außerdem an den Bio- und Fairsiegeln orientieren (siehe Seite 304).

! **Besser nicht:** Konventionelle Markenkaffees enthalten häufig unreife Kaffeekirschen und die Bohnen sind „turbo" geröstet und somit schlechter bekömmlich als die aus Langzeitröstung. Kakaopulver enthalten meist mehr Zucker als Kakao und teilweise auch Vitaminzusätze, die unnötig sind. Ob Kaffee und Kakao fair erzeugt werden, ist oft unklar, wenn kein Fair-Label auf der Verpackung abgebildet ist. Eine Untersuchung der Zeitschrift Öko-Test zu gemahlenem Kaffee vom Oktober 2021 ergab: Nur sechs von 20 Anbietern konnten die Lieferkette und so auch die Erzeugungsbedingungen komplett transparent machen und dies durch Dokumente belegen.

KÄSE → Milchprodukte

KÄSEALTERNATIVEN gibt es erst langsam auch in größerer Auswahl. Es ist nämlich gar nicht so einfach, leckere Produkte herzustellen, die dem Kuhmilchkäse nahekommen. Vor allem der typische Käsegeschmack lässt sich nicht so leicht „nachbauen" wie der Geschmack von Wurst. Käsealternativen sind auch mit Blick auf die Nährstoffe nicht mit den Originalen vergleichbar. Sie basieren oft auf Kokosöl, Hülsenfrüchten, Nüssen und Reis und enthalten meist deutlich weniger Eiweiß, Kalzium, Vitamin B_2 und B_{12}. Das sollten Sie im Blick haben und vielleicht mit Vitaminen und Kalzium angereicherte Käsealternativen wählen.

✓ **Mein Tipp:** Aus gesundheitlichen Gründen brauchen wir zwar keine Käsealternativen, sie erleichtern jedoch den Umstieg

KAPITEL 9

auf plant-based und erweitern den Speiseplan. Sehr lecker (aber oft auch sehr teuer) sind pflanzliche Käsealternativen, die mithilfe von veganen Kulturen (bestimmten Bakterienarten) hergestellt werden. Sie schmecken so ähnlich wie Weichkäse, also wie Camembert, oder wie Frischkäse. Basis sind oft Cashewkerne, die gesunde mehrfach ungesättigte Fettsäuren liefern. Es gibt außerdem Veggiekäse aus Tofu, Mandeln, Lupinen und Erbsen oder aus Isolaten. Solche Käsealternativen können Sie auch selber machen. Sie benötigen jedoch einiges Equipment wie Käseformen, vegane Käsekulturen und eine gute Anleitung.

! **Besser nicht:** Basieren Käsealternativen auf Kokosöl, liefern sie viele gesättigte und damit weniger günstige Fettsäuren. Häufig werden auch verschiedene Zusatzstoffe und Aromen den Käsealternativen zugesetzt, die dem Käse Konsistenz und Geschmack verleihen sollen. Das sollten wir in einer vollwertigen Ernährung möglichst vermeiden. Achten Sie aufs Etikett!

KARTOFFELN sind eine leckere und gesunde Grundlage für vegetarische oder rein pflanzliche Gerichte. Eine Portion von zwei bis drei Stück können Sie sich am Tag gern schmecken lassen, das sind 250 bis 350 Gramm.

✓ **Mein Tipp:** Garen Sie Kartoffeln möglichst immer mit Schale, also als Pellkartoffeln. So bleiben mehr Nährstoffe erhalten. Biokartoffeln enthalten tendenziell weniger Nitrat als konventionelle, der Gehalt hängt aber auch von der Sorte ab. Meine Empfehlung: Bringen Sie Abwechslung in Ihren Speiseplan und kaufen Sie auch alte und seltene Kartoffelsorten, die Sie vor allem in Bioläden und auf Wochenmärkten finden, aber auch in manchen Supermärkten. Rund 170 verschiedene Sorten (!) werden von deutschen Biolandwirten angebaut. Sie sind teils violett oder rosa und haben häufig einen kräftigen Eigengeschmack. Zu meinen Lieblingssorten zählen die längliche „La Ratte" und das „Bamberger Hörnla". Beide habe ich auch schon im eigenen Garten geerntet – ein Genuss!

! Besser nicht: Auch wenn sie verlockend sind, meiden Sie Frühkartoffeln aus fernen Ländern, die bei uns mitunter schon ab März angeboten werden. Sie kommen aus Ägypten, Israel oder Spanien, haben also eine weite Reise hinter sich, und schmecken in der Regel fad. Auch ist der Anbau in heißen Regionen sehr wasserintensiv. Der Nitratgehalt ist in Frühkartoffeln meist höher als in Lagerware. Konventionelle Knollen werden in der Regel mit Mitteln zur Keimhemmung behandelt, damit sie nicht austreiben. Bei Bio ist dies verboten.

KETCHUP lieben die meisten Kinder und auch viele Erwachsene. Darum ist es gut, sich einen hochwertigen Ketchup in den Schrank zu stellen.

✓ **Mein Tipp:** In der Zutatenliste wird der Anteil an Tomaten bzw. Tomatenmark meistens angegeben. Gute Sorten enthalten um die 80 Prozent Tomate. Damit steigt auch der Anteil an gesundem Lycopin. Nudeln, Pommes oder Reis sollten dennoch nicht in Ketchup „baden", denn er enthält meist auch recht viel Zucker und Salz.

! Besser nicht: In konventionellen Ketchups ist fast immer mehr Zucker drin als in Bioketchups, zudem können Verdickungsmittel und Geschmacksverstärker enthalten sein. Lightketchups werden Süßstoffe zugesetzt, um den Zucker- und Kaloriengehalt zu verringern. Doch davon kann ich nur abraten, denn auch dabei handelt es sich um unnötige Zusätze, die in einer vollwertigen Ernährung nichts zu suchen haben.

KOKOSMILCH ist eine dickflüssige Creme, die sich bei rein pflanzlicher Kost prima als Alternative zu Sahne und Crème Fraîche eignet. In der Thai-Küche ist Kokosmilch Bestandteil vieler Currygerichte. Sie wird hergestellt, indem das Kokosnussfleisch mit Wasser vermischt und püriert wird. Diese Mischung wird dann durch ein feines Sieb gepresst, sodass eine milchige Flüssigkeit entsteht, die Kokosmilch. (Der Presskuchen wird z. B. zum Düngen verwendet.)

✓ **Mein Tipp:** Kokosmilch enthält etwa 20 Gramm Fett pro 100 Gramm, das zu etwa 90 Prozent aus gesättigten Fettsäuren besteht. Darum sollten Sie sie nur in kleinen Mengen genießen.

! **Besser nicht:** Konventionelle Kokosmilchprodukte enthalten teilweise auch Verdickungsmittel und Emulgatoren. In Bioprodukten ist meistens nur Kokosnuss und Wasser drin. Wählen Sie also Produkte ohne Zusatzstoffe.

KRÄUTER → Gewürze

KRÄUTER- und **FRÜCHTETEES** sind kalorienfreie Getränke, mit denen sich gut die empfohlene Flüssigkeitszufuhr von etwa 1,5 Litern am Tag decken lässt.

✓ **Mein Tipp:** Bevorzugen Sie lose Kräuter- und Früchtetees aus heimischem Anbau. Kamille und Pfefferminze kommen oft aus Deutschland. Dies wird manchmal auf der Packung deklariert. Verwenden Sie Tees ohne aromatisierende Zusätze, die häufig in konventionellen Tees enthalten sind. Oft handelt es sich dabei um „natürliche Aromen", die biotechnologisch mithilfe von Bakterien und Schimmelpilzen aus pflanzlichen und tierischen Rohstoffen gewonnen werden. Auch schmecken solche Aromen sehr intensiv. Das ist vor allem ungünstig für Kinder, die den natürlichen Geschmack von Lebensmitteln und Getränken kennenlernen sollten. Besser ist es, sie das echte Aroma der Kräuter- und Früchtetees entdecken zu lassen. Bevorzugen Sie Tees mit Fair-Siegel, etwa von Naturland, mit Fairtrade oder Hand-in-Hand-Label (siehe Abbildung auf Seite 304). Mehr Müll als lose Tees erzeugen die praktischen Beuteltees. Wer sie verwenden möchte, kann gebrauchte Beutel nochmals aufgießen und sie dann als Dünger in den Kompostbehälter im Garten werfen oder in Blumentöpfe füllen.

! **Besser nicht:** Konventionelle Kräutertees sind nach aktuellen Tests (Öko-Test 9/2021) häufiger mit Rückständen von Pflanzenschutzmitteln belastet als Biotees. In allen getesteten Kräutertees fanden sich zudem Pflanzengifte, sogenannten Alkaloide. Sie

PLANETENGERECHT UND GESUND EINKAUFEN

kommen natürlicherweise in Beikräutern wie Jakobskreuzkraut und Bilsenkraut vor und gelangen mit der Ernte in den Tee. Durch Aufkochen des Teewassers lassen sie sich nicht ausschalten. Dagegen hilft nur, ab und zu die Sorte zu wechseln, um Belastungen zu reduzieren. Es macht auch Spaß, neue Sorten zu entdecken. Außerdem hat jedes Kraut seine eigene Wirkung.

MARGARINE darf in einer pflanzenbasierten Ernährung ihren festen Platz haben, weil sie meist wertvolle ungesättigte Fettsäuren aus pflanzlichen Ölen enthält. Zudem können Sie damit unkompliziert Butter ersetzen, für die viel Milch und entsprechend viel Energie und Wasser benötigt werden.

✓ **Mein Tipp:** Bevorzugen Sie Biomargarine. Sie enthält keine gehärteten Fette und damit normalerweise auch keine trans-Fettsäuren. Zudem werden beim Anbau der Ölpflanzen weder Pestizide und synthetische Düngemittel eingesetzt noch Wälder extra gerodet. Besser als Margarine auf Basis von Sonnenblumenöl ist eine aus Raps- oder Olivenöl, denn Sonnenblumenöl liefert vor allem Omega-6-Fettsäuren, von denen bei pflanzenbasierter Ernährung manchmal zu viele aufgenommen werden. Margarine werden oft feste Fette wie Kokos-, Palmfett oder Sheabutter zugesetzt, die zur „Härtung" der flüssigen Öle benötigt werden. Die neuartigen veganen Blocks bestehen sogar überwiegend daraus und sind somit wegen der hauptsächlich gesättigten Fettsäuren im Übermaß genossen weniger günstig für die Gesundheit.

! **Besser nicht:** Nicht jede Margarine ist rein pflanzlich, sie kann beispielsweise Milcheiweiß enthalten. Die Gehalte an trans-Fettsäuren sind in den letzten Jahren durch verbesserte Herstellungsprozesse deutlich gesunken, verschwunden sind sie jedoch nicht. In vielen Margarinen steckt Palmöl, das mit Umweltschäden und teils auch mit Landvertreibungen in den Erzeugerländern einhergeht, wenn es aus konventionellem Anbau kommt. Werfen Sie daher einen Blick auf die Zutatenliste. Halbfette Margarine enthält mehr Wasser als Fett. Darum spritzt sie in der Pfanne und ist daher zum Braten ungeeignet. Außerdem kaufen Sie bei „light" viel Wasser.

MARMELADE: Wer es morgens süß und fruchtig mag, hat die Qual der Wahl zwischen Marmelade, die rechtlich gesehen (mit ein paar Ausnahmen) eigentlich Konfitüre heißt, und Fruchtaufstrichen. Letztere enthalten mit bis zu 75 Prozent wesentlich mehr Frucht und dafür weniger zugesetzten Zucker als Konfitüre. Diese muss, je nach Obstsorte, nur zwischen 25 und 35 Prozent Frucht in sich haben. „Konfitüre Extra" hat mit mindestens 45 Prozent etwas mehr zu bieten, aber wiederum weniger als Fruchtaufstriche. Als Geliermittel werden für Fruchtaufstriche primär Pektine, teils auch Agar-Agar eingesetzt, was auch nach der EU-Öko-Verordnung erlaubt ist. Klassische Konfitüren werden meist mit Gelierzucker zubereitet, der als Verdickungsmittel ebenfalls pflanzliche Pektine enthält. Das ist in Ordnung, denn ohne Geliermittel geht es nicht.

✓ **Mein Tipp:** Bevorzugen Sie Fruchtaufstriche, denn sie bringen mehr Frucht und weniger Zucker aufs Brot als übliche Konfitüren. Fruchtaufstriche sind wegen des geringeren Zuckergehalts aber nicht so lange haltbar und gehören darum in den Kühlschrank.

! **Besser nicht:** Konfitüren wird oftmals Zitronensäure (E 330) zugesetzt. Die Säure soll verhindern, dass der Aufstrich seine kräftige Farbe verliert, ist jedoch nicht gut für die Zähne. Fruchtaufstriche enthalten teilweise Konservierungsstoffe, um die Haltbarkeit zu verbessern.

MILCH und **MILCHPRODUKTE** wie Joghurt, Quark und Käse liefern unter anderem hochwertiges Eiweiß und Kalzium. Jedoch wird für ihre Herstellung pro Kilo mehr Energie und Wasser benötigt als bei pflanzlichen Lebensmitteln, entsprechend ist auch ihr Klimafußabdruck höher. Die Umweltbelastung ist umso größer, je konzentrierter und fettreicher das Milchprodukt ist. Käse und Butter schneiden also deutlich schlechter ab als beispielsweise Joghurt.

PLANETENGERECHT UND GESUND EINKAUFEN

Auch wird in der Fütterung der Milchkühe häufig sojahaltiges Kraftfutter eingesetzt, teilweise aus gentechnisch veränderten Bohnen.

✓ **Mein Tipp:** Aus gesundheitlicher Sicht ist gegen einen mäßigen Konsum von Milchprodukten nichts einzuwenden. Wenn Sie sich dafür entscheiden, genießen Sie sie daher bitte in moderaten Mengen (siehe vegetarische Lebensmittelpyramide auf Seite 287). Bevorzugen Sie Milch, Joghurt, Quark und Käse von horntragenden Kühen, die hauptsächlich Gras und Heu fressen und den Großteil des Jahres auf der Weide grasen. Das Demeter-Biosiegel steht für Kühe, die ihre Hörner behalten dürfen, das ist tiergerecht. Probieren Sie aber auch die Vielzahl der pflanzlichen Alternativen für Milch und Milchprodukte aus (siehe Tabelle ab Seite 334). Hafer-, Soja-, Mandeldrink und Co. können im Müsli, im Milchreis und natürlich im Kaffee prima die Kuhmilch ersetzen. Mögen Sie es fruchtig? Mit frischem Obst können Sie Ihren eigenen Fruchtjoghurt mixen und ihn nach Gusto mit Marmelade, Honig oder Apfeldicksaft süßen.

! **Besser nicht:** Meiden Sie Joghurt und Quark mit Fruchtzusätzen, denn der Fruchtanteil ist meist extrem gering, dafür der Zuckergehalt umso höher. Zudem werden häufig Verdickungsmittel und Aromastoffe zugesetzt. Manche Produkte enthalten Gelatine und sind daher auch nicht vegetarisch. Kaufen Sie möglichst auch keine konventionellen Milchprodukte, weil die fast immer aus Massentierhaltung stammen und die Landwirte für ihre Produkte keine angemessenen Preise erhalten.

MILCHALTERNATIVEN boomen, denn immer mehr Menschen möchten den Konsum von Kuh-Milchprodukten reduzieren. Sie wissen, dass der Verzehr vor allem ökologische und ethische Probleme mit sich bringt. Hafer-, Soja-, Mandeldrinks und Co. enthalten zudem kein Cholesterin und auch daraus hergestellte Produkte sind frei davon.

✓ **Mein Tipp:** Bevorzugen Sie Pflanzendrinks mit Kalziumanreicherung. Der Gehalt pro 100 Gramm Pflanzendrink entspricht dann meist dem Kalziumgehalt von Kuhmilch. Unter ökologischen Aspekten schneiden die verschiedenen Pflanzendrinks relativ ähnlich ab, alle sind jedoch deutlich umweltfreundlicher als Kuhmilch. Wenn Sie Produkte aus heimischen Rohstoffen wie Hafer, Dinkel, Buchweizen und Lupinen bevorzugen, senken Sie Ihren Klimafußabdruck durch kurze Lieferwege. Auch die Sojabohnen für den Sojadrink werden inzwischen häufig in Deutschland oder Europa angebaut. Ist dies der Fall, wird damit meist auf der Verpackung geworben. Bevorzugen Sie Pflanzendrinks in Mehrwegflaschen, die es inzwischen in fast jedem Biosupermarkt gibt. Eine weitere Möglichkeit, Verpackung zu sparen, ist, den Pflanzendrink selbst zu machen.

! **Besser nicht:** Konventionelle Pflanzendrinks sowie Joghurt- und Käsealternativen enthalten teilweise viel Zucker sowie Zusatz- und Aromastoffe. Schauen Sie in die Zutatenlisten. Besser ist es, bei pflanzlichem Joghurt Naturvarianten zu verwenden und diese selbst mit Früchten zu verfeinern. Dann bleiben Zusätze und Zucker außen vor.

Vegan statt tierisch: Tauschen Sie mal!

Original	Alternative	Geschmack	Verwendung
Kuhmilch 1:1 austauschbar	Sojadrink	Eigengeschmack	Warm/kalt, herzhaft/süß; kann im Kaffee ausflocken, lässt sich für Cappuccino gut aufschäumen, auch ohne spezielle Baristavariante, kann beim Kochen ausflocken
	Haferdrink	Neutral, vollmundig	Kaffee; warm/kalt, herzhaft/süß; Baristaprodukte lassen sich gut aufschäumen
	Dinkeldrink	Neutral, vollmundig	Warm/kalt, herzhaft/süß; Baristaprodukte lassen sich gut aufschäumen

Original	Alternative	Geschmack	Verwendung
	Reisdrink	Neutral, wässrig	Warm/kalt, herzhaft/süß
	Mandeldrink	Eigengeschmack	Warm/kalt, süß; Baristaprodukte lassen sich gut aufschäumen
	Haselnussdrink	Eigengeschmack	Warm/kalt, süß
	Cashewnussdrink*	Neutral, vollmundig	Warm/kalt, herzhaft/süß
	Kokosmilch	Eigengeschmack, cremig	Warm/kalt, herzhaft/süß; Baristaprodukte lassen sich gut aufschäumen
Süße Sahne 1:1 austauschbar	Sojacuisine	Neutral, leichter Eigengeschmack	Warm/kalt, herzhaft/süß; aufschlagbar, kann ausflocken
	Hafercuisine	Sehr neutral	Warm, herzhaft/süß
	Dinkelcuisine	Wässrig	Warm, herzhaft/süß
	Reiscuisine	Wässrig	Warm, herzhaft/süß
	Hafersahne*	Neutral, vollmundig	Warm/kalt, herzhaft/süß
	Cashewsahne*	Neutral, vollmundig	Warm/kalt, herzhaft/süß
	Kokoscreme	Eigengeschmack, cremig	Warm/kalt, herzhaft/süß
Süße Sahne Mit Wasser 1:3 verdünnt	Nussmuse	Starker Eigengeschmack, cremig	Warm/kalt, herzhaft/süß

* siehe Rezepte auf Seite 339

Original	Alternative	Geschmack	Verwendung
Saure Sahne 1:1 austauschbar	Pflanzliche saure Sahne	Neutral	Warm/kalt, herzhaft/süß
	Selbst gemachte saure Sahne* aus Tofu und Cashewkernen	Neutral, cremig	Warm/kalt, herzhaft/süß
Joghurt 1:1 austauschbar	Sojajoghurt	Neutral, leichter Eigengeschmack	Warm/kalt, herzhaft/süß
	Selbst gemachter Joghurt* aus Hirseflocken und Cashewkernen	Sehr neutral, mild	Warm/kalt, herzhaft/süß
Butter 1:1 austauschbar	Milcheiweißfreie, ungehärtete Margarine	Neutral	Streichfett; warm/kalt, herzhaft/süß
Quark 1:1 austauschbar	Tofu natur, püriert	Neutral	Warm/kalt, herzhaft/süß
	Seidentofu	Neutral, cremig	Warm/kalt, herzhaft/süß
	Selbst gemachter Quark* aus Mandeln und Cashewkernen	Kernig, mild	Warm/kalt, herzhaft/süß

* siehe Rezepte auf Seite 340

PLANETENGERECHT UND GESUND EINKAUFEN

Original	Alternative	Geschmack	Verwendung
Käse 1:1 austauschbar	Selbst gemachter Parmesan* aus z. B. Pinienkernen und Hefeflocken	Kräftig	Warm/kalt, herzhaft; über Nudeln, zum Überbacken
	Pflanzlicher Reibekäse	Mild bis kräftig	Warm, herzhaft; zum Überbacken
	Pflanzlicher Frischkäse	Mild	Warm/kalt, herzhaft/süß
	Selbst gemachter Frischkäse* aus Tofu, Seidentofu und Cashewkernen	Frisch, mild	Warm/kalt, herzhaft/süß
	Selbst gemachter Feta* aus Tofu	Mild	Warm/kalt, herzhaft
1 Ei 1:1 austauschbar als Binde- und Lockerungsmittel bei Rezepten mit 1–2 Eiern	20 g Leinsamenschrot + 50 ml lauwarmes Wasser	Ganz neutral	Rührteig; herzhaft/süß

* siehe Rezepte auf Seite 340 und 341

KAPITEL 9

Original	Alternative	Geschmack	Verwendung
	60 g Seidentofu, püriert	Neutral	Rührteig, Hefeteig, Getreidemassen; herzhaft/süß
	60 g Apfel- oder Kürbismus	Leichter Eigengeschmack	Rührteig, Hefeteig, Massen aus Getreide; herzhaft/süß
	15 g Stärke + 30 ml Wasser	Neutral	Rührteig, Hefeteig, Massen aus Getreide; herzhaft/süß
	10 g Vollsojamehl + 40 ml Wasser	Leicht bohnig	Rührteig, Hefeteig, Massen aus Getreide; herzhaft/süß
1 Ei 1:1 austauschbar zur Lockerung	2 EL Tomatenmark	Neutral + Farbe	Für Backwerk, Brotaufstriche
	50 ml Kokosmilch	Eigengeschmack	Für Backlinge/Bratlinge, Brotaufstriche, Puddings
	50 g Seidentofu, püriert	Neutral	Für Backlinge/Brotlinge, Brotaufstriche, Puddings
Fleisch	Pilze	Mild bis fleischig	Warm/kalt, herzhaft
	Seitan	Mild bis fleischig	Warm/kalt, herzhaft
	Tofu	Mild	Warm/kalt, herzhaft
	Lupinenprodukte	Mild	Warm/kalt, herzhaft
	Tempeh	Eigengeschmack, bohnig	Warm, herzhaft
	Sojagranulat (TVP)	Neutral	Warm, herzhaft

PLANETENGERECHT UND GESUND EINKAUFEN

Original	Alternative	Geschmack	Verwendung
	Lupinenschrot, -granulat	Neutral	Warm, herzhaft
	Räuchertofu	Rauchig, kräftig	Warm/kalt, herzhaft
Speckwürfel	Roggenbrot, gebacken	Kräftig	Warm/kalt, herzhaft
Wurstaufschnitt	Vegane Wurstwaren	Eigengeschmack	Warm/kalt, herzhaft

(Quelle: modifiziert nach Gätjen und Keller 2020)

Einfache Grundrezepte für vegane Milch und Milchprodukte

Cashewnussdrink
50 g Cashewkerne, 2 Datteln, 500 ml kochendes Wasser, 1 Prise Salz.
→ 24 Stunden einweichen. Aufmixen.

Hafersahne
25–30 g Haferflocken, 25 g Cashewkerne, 2 EL Öl, 400 ml kochendes Wasser, 1 Prise Salz.
→ Alles aufmixen, eventuell passieren.

Cashewsahne
50 g Cashewkerne, 120 ml kochendes Wasser.
→ 24 Stunden einweichen. Aufmixen, kalt stellen.

KAPITEL 9

Saure Sahne
100 g Tofu natur, 100 g Seidentofu, 30 g gemahlene Cashewkerne/Mandeln, 15 ml Zitronensaft, 1 EL Öl, ¼–½ TL Senf, 1 Prise Salz.
→ Alles aufmixen.

Joghurt
50 g Hirseflocken, 50 g Cashewkerne, 25–40 ml Zitronensaft, 500 ml kochendes Wasser, evtl. 4–8 Datteln.
→ Alles aufmixen und kalt stellen.

Streichfett
140 g Kokosöl (erwärmt), 60 g Leinöl, 1 Prise Salz, 1 Spritzer Zitronensaft.
→ Vermischen und kalt stellen.

Quark
100 g blanchierte Mandeln und 130 g Cashewkerne, in 500 ml kochendem Wasser 24 Stunden eingeweicht, 30–40 ml Zitronensaft, evtl. Hefeflocken, Salz.
→ Abseihen, alles aufmixen.

Parmesan
50 g geröstete Pinienkerne, 50 g geröstete Mandeln, 50 g Hefeflocken, 50 g Paniermehl, ½ TL Salz, ¼ TL Paprika (evtl. geräuchertes Paprikapulver).
→ Alles aufmixen.

> **Frischkäse**
> 150 g Tofu natur, 50 g Seidentofu, 30 g gemahlene Cashewkerne, 1 EL Zitronensaft, 1 EL Hefeflocken, Salz, Senf.
> → Alles aufmixen.
> Oder:
> 500 g Sojajoghurt natur in einen Kaffeefilter mit Filterpapier geben und mindestens zwölf Stunden abtropfen lassen. (Der Joghurt sollte nur aus Sojabohnen und Wasser bestehen. Wenn Stärke enthalten ist, tropft er nicht gut ab.) Herausnehmen, evtl. weiter verarbeiten und kühl stellen.

> **Feta**
> Gewürfelter Tofu natur in Zitronen-Knoblauch-Salz-Wasser acht Minuten kochen. Abgießen und 2–3 Tage in Olivenöl mit Kräutern marinieren.

(Quelle: Keller und Gätjen 2021)

Tipp: Am besten gelingen die Rezepte, wenn Sie einen Turbomixer einsetzen.

MINERALWASSER ist ein guter Durstlöscher, der sich prima eignet, die tägliche Empfehlung für die Flüssigkeitszufuhr über Getränke von etwa 1,5 Litern zu decken.

✓ **Mein Tipp:** Starten Sie den Tag mit einem Glas Wasser und haben Sie auch an Ihrem Arbeitsplatz immer eine Wasserflasche parat, die abends geleert sein sollte. Wenn Sie rein pflanzlich essen oder nur sehr wenig Milchprodukte konsumieren, empfehle ich, ein Mineralwasser mit hohem Kalziumgehalt zu verwenden. Der Gehalt sollte mindestens 400 Milligramm Kalzium pro Liter betragen. Das Etikett auf der Flasche informiert über die enthaltene Menge an Mineralstoffen. Kaufen Sie aus ökologischen Gründen Mineralwasser immer in Mehrwegflaschen. Die erkennen Sie am

„Mehrweg"-Symbol. Glasflaschen werden bis zu 50-mal wieder befüllt, Mehrwegflaschen aus Kunststoff nur maximal 25-mal. Kaufen Sie außerdem Mineralwasser aus einer regionalen Quelle, denn so werden Transportwege vermieden und Klimagase eingespart. Leitungswasser hat zwar einen geringeren Klimafußabdruck als Mineralwasser, enthält aber meist viel weniger Mineralstoffe und kann mit Pestizid- und Arzneimittelspuren belastet sein. Das kommt zwar auch bei Mineralwasser vor, aber deutlich seltener.

! **Besser nicht:** Kaufen Sie kein Mineralwasser in Einwegflaschen aus Plastik. Dafür zahlt man zwar beim Einkauf ebenfalls Pfand. Sie werden aber nach der Rückgabe zu Ballen gepresst und geschreddert und, zumindest in Deutschland, nur zu einem Drittel wieder für die Herstellung von neuen PET-Flaschen verwendet. Der Rest geht in die Kunststoffindustrie oder wird verbrannt.

MÜSLI → Flocken

NUDELN essen wohl die meisten Kinder und Erwachsenen gern und viel. Darum lohnt es sich, beim Einkauf auf gute Qualität zu achten.

✓ **Mein Tipp:** Bevorzugen Sie Vollkornnudeln. Sie enthalten mehr Mineralstoffe und sind top in Sachen Ballaststoffe. Dadurch machen sie länger satt als helle Nudeln. Die dunkleren Nudeln schmecken zwar etwas intensiver als die aus hellem Mehl, aber probieren Sie doch einfach die Vielfalt der angebotenen Produkte aus. Steigen Sie mit kräftigen Soßen zu Vollkornpasta ein. Was auch möglich ist: Mischen Sie anfangs Vollkornnudeln mit einem kleinen Anteil hellen Nudeln, das hilft vor allem Neueinsteigern.

! **Besser nicht:** Eiernudeln passen nicht zu einer pflanzenbasierten Ernährung, zumal Eier nicht nötig sind, um tolle Pasta zu produzieren. Eier verschlechtern die Ökobilanz der Nudeln. Für Eiernudeln werden oft Eier aus Bodenhaltung verwendet, wie ein Marktcheck von Greenpeace aus dem Jahr 2018 zeigte. Zwar ist diese Haltungsform etwas besser als die in Volieren, doch die Hennen leben oft zu Tausenden auf engstem Raum. Tierfreundlich ist das ganz und gar nicht! Da die Haltungsform der Hühner oft nicht auf der Nudelpackung angegeben wird und Eier in Pasta auch gar nicht nötig sind, empfehle ich eifreie Nudeln.

NÜSSE und **SAMEN** wie Walnüsse, Mandeln und Haselnüsse sowie Kürbis- und Sonnenblumenkerne und Sesamsamen gehören botanisch gesehen zu unterschiedlichen Pflanzengruppen. Auch sind nicht alle Nüsse, die wir so nennen, botanisch echte Nüsse. Doch alle verbindet, dass sie einen hohen Gesundheitswert haben. Nüsse und Samen sind gesunde Kraftpakete, die unter anderem mit reichlich Eiweiß und herzgesunden ungesättigten Fettsäuren punkten – ohne dick zu machen (siehe Seite 83).

✓ **Mein Tipp:** Besonders empfehlenswert sind heimische Wal- und Haselnüsse, am besten direkt vom Baum. Wer keinen vor der Tür hat, kann im Internet schauen, ob und wo er welche sammeln kann (z. B. auf www.mundraub.org). Um Transporte zu minimieren, sollten Sie Nüsse aus europäischer Erzeugung wählen. Allerdings bleibt das Herkunftsland oft im Dunkeln. Nur bei ungeschälten Haselnüssen, Walnüssen und Mandeln muss dies auf der Packung angegeben werden. Beim Einkauf sollten Sie Nüsse und Co. aus biofairem Handel bevorzugen. Viele Biohersteller unterhalten schon seit Jahrzehnten Fair-Partnerschaften mit Kooperativen in den Erzeugerländern oder haben eigene Fair-Projekte ins Leben gerufen. So kommen auch die Landwirte finanziell auf ihre Kosten.

! **Besser nicht:** Wenn Nüsse muffig oder bitter schmecken oder dunkel verfärbt sind, sollten Sie sie nicht mehr essen. Sie können ranzig sein oder, viel schlimmer, mit Schimmelpilzgiften belastet. Untersuchungen zeigen, dass gemahlene Mandeln eher befallen sind als ganze, unter anderem, weil sie eine größere Oberfläche haben oder weniger hochwertige Mandeln verwendet wurden. Darum ist es ratsam, ganze Nüsse zu kaufen und sie bei Bedarf selbst zu mahlen, etwa zum Backen.

NUSSMUSE sind ebenso gesund wie Nüsse, denn sie enthalten ebenfalls mehrfach ungesättigte Fettsäuren und reichlich Eiweiß. Da die Nüsse für das Mus gemahlen werden, sind Mineralstoffe wie Eisen und Zink besser für den Körper verfügbar.

✓ **Mein Tipp:** Bevorzugen Sie reine Nussmuse ohne jegliche Zusätze. Eine Portion Nüsse pro Tag (etwa 30 Gramm) können Sie gern in Form von Nussmus genießen. Kaufen Sie Nussmus aus biofairen Projekten, denn so kommen Mensch und Umwelt auf ihre Kosten. Einige Hersteller bieten Nussmuse in Pfandgläsern an, das ist ebenfalls eine gute Sache.

! **Besser nicht:** Nusscremes enthalten teilweise Zusätze an Salz, Zucker und Palmfett. Solche sollten Sie besser nicht verwenden, weil die meisten Menschen ohnehin schon zu viel Salz und Zucker aufnehmen. Palmfett liefert außerdem gesättigte Fettsäuren, die gesundheitlich weniger empfehlenswert sind.

NUSS-NOUGAT-CREME ist bei Kindern und Erwachsenen beliebt. Da sie recht fett- und zuckerreich ist, sollten Sie sie nur ab und zu wie eine Süßigkeit genießen.

✓ **Mein Tipp:** Viele Bio-Nuss-Nougat-Cremes sind in Sachen Nussgehalt nicht zu toppen, manche enthalten bis zu 70 Prozent Haselnüsse. Wie hoch der Anteil genau ist, steht bei Bio meist in der Zutatenliste auf dem Etikett. In Bioprodukten sind die Zutaten zudem oft „fair", beispielsweise Kakao und Rohrzucker, teilweise auch Vanille und Palmfett. Letzteres wird den Cremes, genau wie Sonnenblumenöl, zur besseren Streichbarkeit zugesetzt. Palmöl aus biofairem Anbau halte ich, zumindest in Maßen, für vertretbar. Der Ertrag der Ölpflanze ist mit rund 3,3 Tonnen Öl pro Hektar wesentlich höher als der von Soja-, Sonnenblumen- und Rapsöl. So werden knappe Landflächen als Ressource geschont.

! **Besser nicht:** Nach den *Leitsätzen für Ölsamen und daraus hergestellte Massen und Süßwaren* der Deutschen Lebensmittelbuch-Kommission müssen Nusscremes, wie sie auch heißen, nur zehn Prozent Haselnüsse enthalten. Diese geringen Mengen finden sich meist in konventionellen Nuss-Nougat-Cremes (teilweise auch etwas mehr). Den Rest machen vor allem Zucker und unerwünschtes Palmöl, außerdem Kakao, Milchpulver und Emulgatoren wie etwa Sojalezithin aus. Solche Cremes sollten Sie meiden. Sie sind nicht nur nussarm, sehr süß und fett, Palmöl aus konventioneller Erzeugung ist auch problematisch, weil der Anbau oft mit Raubbau an der Natur und sozialen Missständen einhergeht.

OBST ist lecker und gesund. Wenn möglich, sollten wir im Laufe einer Woche die gesamte Farbpalette essen, die Obst zu bieten hat. So ergänzen sich die verschiedenen Vitamine, Mineralstoffe und vor allem sekundären Pflanzenstoffe optimal.

✓ **Mein Tipp:** Bevorzugen Sie regionales Bio-Obst der Saison. Eine Übersicht, was gerade erntefrisch angeboten wird, geben Saisonkalender, wie sie beispielsweise die Verbraucherzentralen herausgeben. Im Winter und Frühjahr sind Zitrusfrüchte eine gute Ergänzung zu gelagerten Äpfeln und Birnen. Bevorzugen Sie Orangen, Mandarinen und Zitronen aus Europa. Ab und zu exotische Früchte dürfen auch sein. Dann aber bitte aus biofairer Erzeugung und aus dem Freiland. Sie können sie sogar ohne Zwischenhandel bestellen: Davon profitieren die Erzeuger, weil sie mehr Geld erhalten, wenn sie das Obst direkt vermarkten. Da man meist größere Mengen bestellen muss, kann man mit Freunden oder Nachbarn gemeinsam bestellen (z. B. bei www.gebana.com).

! **Besser nicht:** Erdbeeren im Januar und Orangen im Sommer? Das muss nicht sein. Meiden Sie Obst aus beheizten Gewächshäusern und fernen Ländern, das in der kalten Jahreszeit zu uns kommt. Der Energieverbrauch und damit die Klimabelastung bei der Erzeugung sind hoch. Wachsen die Früchte wie in Spanien unter Folie, fallen zudem hohe Plastikmengen an, die die Landschaft verschandeln.

ÖLE sind fester Bestandteil der Veggieküche. Naturbelassene Öle geben Gerichten eine besondere Note und liefern vor allem die gesunden einfach und mehrfach ungesättigten Fettsäuren.

KAPITEL 9

✓ **Mein Tipp:** Für den täglichen Gebrauch empfehle ich vor allem Oliven- und Rapsöl, ergänzt durch Leinöl. Auch ein Oliven- oder Leinöl, das mit EPA und DHA (siehe Seite 68) angereichert ist, gehört dazu. Leinöle müssen immer im Kühlschrank aufbewahrt werden, weil ihre Fettsäuren sehr empfindlich auf Wärme, Luft und Licht reagieren. Kaufen Sie frisch gepresstes Leinöl, das Sie auch problemlos für Monate einfach mit der Flasche einfrieren können. Das Abfülldatum ist oft auf der Flasche angegeben. Pflanzenöle sollten immer kalt gepresst und, mit Ausnahme von Bratöl, nicht raffiniert sein. Am besten stellen Sie sich drei Pflanzenöle in die Küche: Leinöl oder ein hochwertiges kalt gepresstes Olivenöl sind für die kalte Küche ideal, also beispielsweise für Salate. Ein günstiges Oliven- oder Rapsöl eignet sich zum Dünsten von Gemüse. Zum Braten ist Kokosöl oder ein spezielles Bratöl richtig. Das Bratöl sollte einen möglichst hohen Anteil an Olivenöl haben oder alternativ aus Sonnenblumenöl mit einem hohen Ölsäureanteil bestehen. Auf der Flasche steht die Bezeichnung „high oleic", das bedeutet: reich an Ölsäure. Es ist meist teilraffiniert, weil einige Geschmacks- und Aromastoffe bei hoher Hitze verbrennen.

! **Besser nicht:** Übliches Sonnenblumenöl hat ein ungünstiges Verhältnis von (viel) Omega-6- zu (sehr wenig) Omega-3-Fettsäuren und deshalb sollten Sie es in der Küche möglichst gar nicht verwenden. Dafür müssen Sie leider wieder Zutatenlisten lesen, denn auch in vielen pflanzlichen Brotaufstrichen und anderen Produkten ist es enthalten.

OLIVEN sind wie auch Olivenöl leckere mediterrane Lebensmittel, die einen Hauch Italien, Griechenland oder Spanien auf den Teller bringen. Im Handel finden Sie (unreif geerntete) grüne, vollreife dunkel braunviolette und schwarze Oliven. Es gibt sie eingelegt in Salzlake, in Oliven-, Sonnenblumen- oder Rapsöl sowie mit Kräutern, Knoblauch und Gewürzen oder auch getrocknet. Angeboten werden sie mit und ohne Stein, mit und ohne Füllung.

✓ **Mein Tipp:** Oliven sind ebenso wie Olivenöl sehr gesund. Darum können Sie sie sich gern öfter schmecken lassen. Oliven liefern vor allem einfach ungesättigte Fettsäuren, die im Austausch gegen gesättigte Fettsäuren das ungünstige LDL-Cholesterin im Blut senken können. Oliven enthalten auch sekundäre Pflanzenstoffe wie etwa Polyphenole. Sie wirken als Antioxidantien und machen zellschädigenden Substanzen, den freien Radikalen (siehe Kasten auf Seite 138), den Garaus. Bevorzugen Sie Biooliven, egal ob die grünen oder die dunklen, braunvioletten Früchte. Biooliven haben neben dem umweltverträglichen Anbau den Vorteil, dass dunkle Oliven nicht geschwärzt werden und Konservierungsstoffe tabu sind.

! **Besser nicht:** Konventionelle schwarze Oliven werden unreif, also grün, geerntet und zum Schwärzen meist mit Eisensalzen behandelt. Diese lösen in Verbindung mit Sauerstoff eine Oxidationsreaktion aus, bei der sich die Oliven schwarz färben. Den Früchten fehlt jedoch die intensive Olivennote und sie schmecken teilweise leicht metallisch, ergab ein Oliventest der Stiftung Warentest. Zudem enthalten sie häufig das vermutlich krebserregende Acrylamid, wie 2021 eine Untersuchung des Chemischen und Veterinäruntersuchungsamts Stuttgart an den Tag brachte. Der schädliche Stoff entsteht vermutlich beim Schwärzen und bei der anschließenden Sterilisation der Oliven in Gläsern und Dosen. Konventionelle Oliven können außerdem Konservierungsstoffe wie Natriumbenzoat enthalten.

ÖLSAMEN → Nüsse und Samen

REIS ist eines der weltweit wichtigsten Grundnahrungsmittel, vor allem in Asien. Wie alle Getreide, die vom Menschen direkt gegessen werden, trägt auch Reis maßgeblich zur Eiweißversorgung der Weltbevölkerung bei. Die Vollkornvariante enthält mehr Vitamine, Mineral- und Ballaststoffe als der geschälte Reis. Doch beim Einkauf gibt es einiges zu beachten.

✓ **Mein Tipp:** Wegen des höheren Gehalts an Vitaminen, Mineral- und Ballaststoffen rate ich zu Vollkornreis. Im Handel ist er auch unter der Bezeichnung Naturreis zu finden. Jedoch kann er, wie auch Parboiled-Reis, mit den Schwermetallen Arsen und Kadmium belastet sein, ergab eine Öko-Test-Untersuchung vom Juli 2020. Arsen kommt natürlicherweise im Boden vor, gelangt aber auch über Phosphatdünger und Klärschlamm in den Reis, wo es sich besonders in den Randschichten des Korns anlagert. Bei Vollkornreis werden diese mitgegessen. Bei Parboiled-Reis presst man Vitamine und Mineralstoffe mithilfe von Wasserdampf und unter hohem Druck ins Reiskorn – und so vermutlich auch das giftige Arsen. Darum ist es ratsam, vor dem Einkauf Testergebnisse zurate zu ziehen oder auf den Webseiten der Hersteller nachzuschauen, wie es um die Schwermetallbelastung steht. Die Untersuchungsergebnisse werden von seriösen Anbietern dort veröffentlicht oder sind auf Anfrage erhältlich. Einige Bioanbieter beziehen Reis von Kooperativen, die die Düngung mit Klärschlamm ausschließen und den Reis nur mit Quell- oder Regenwasser wässern. Phosphathaltige Dünger sind im Ökolandbau verboten. Ökotest rät zudem, den Reis vor dem Kochen gut zu waschen. Grundsätzlich war in dem Test Basmatireis weniger belastet als Langkornreis.

! **Besser nicht:** Auf Reis ganz verzichten sollten Sie aber nicht. Es ist jedoch sinnvoll, immer mal wieder die Marke zu wechseln, um eine einseitige Belastung zu vermeiden.

SALATDRESSING eignet sich nicht nur für Salate, sondern auch als Topping für Reisgerichte, Burger und Gemüsepfannen.

✓ **Mein Tipp:** Salatdressings machen Sie am besten selbst. Öl, Essig, etwas Senf, Kräuter, Salz, Gewürze und eventuell ein wenig Wasser verrühren – fertig ist das Dressing. Möchten Sie trotzdem ein fertiges für Ihren Vorratsschrank kaufen, achten Sie darauf, dass in der Zutatenliste an erster Stelle Öl steht, beispielsweise kalt gepresstes und nicht raffiniertes Raps- oder Olivenöl.

PLANETENGERECHT UND GESUND EINKAUFEN

! Besser nicht: Fertige Dressings aus der Flasche enthalten oft vor allem Wasser. Darum steht dies in der Zutatenliste auf der Packung auch an erster Stelle. Damit das Wasser nach dem Öffnen nicht zuerst aus der Flasche fließt, werden auch Binde- und Verdickungsmittel wie modifizierte Stärke und Xanthan, Johannisbrotkernmehl und Guarkernmehl zugesetzt. Sie schaden zwar nicht, aber in der eigenen Küche würde man sie kaum ins Dressing rühren. Auch Zucker, Salz und Aromen sind übliche Bestandteile von fertigen Salatdressings.

SALZ ist für den Körper lebenswichtig. Doch wir benötigen viel weniger davon, als wir üblicherweise aufnehmen. Beim Kochen und Backen sollten wir also sparsam damit umgehen. Beim Salzen des Essens am Tisch – daheim, in der Kantine oder im Restaurant – sollte es bei einer Prise bleiben, denn zu viel Salz kann bei salzsensitiven Menschen Bluthochdruck fördern und es ist auch schlecht für die Knochengesundheit (siehe Kasten auf Seite 99).

✓ **Mein Tipp:** Verwenden Sie ausschließlich jodiertes Speisesalz, denn die Jodversorgung ist in unseren Breiten weiterhin nicht optimal. Als Meersalz pur angebotene Produkte enthalten nur Spuren von Jod, auch wenn sie aus dem jodreichen Meer stammen. Mit Folsäure angereichertes Salz ist nicht nötig, denn mit einer vollwertigen und frischen pflanzenbasierten Kost nehmen wir genügend von dem Vitamin auf. Ob die Fluoridierung von Salz sinnvoll ist, hat die Wissenschaft noch nicht abschließend geklärt. Bevorzugen Sie heimische Salzsorten. In der Nähe von Göttingen und in Bad Reichenhall beispielsweise wird noch Salz abgebaut, und Meersalz gibt es von der Nordsee.

! Besser nicht: Preiswertes Salz aus dem Supermarkt enthält meist Rieselhilfsmittel wie Kalziumcarbonat, Magnesiumcarbonat oder Silikate, die das Zusammenklumpen der Salzkristalle verhindern. Sie schaden zwar nicht, jedoch helfen auch einige Reiskörner im Salzstreuer gegen Feuchtigkeit. Teure Spezialsalze wie das bekannte Himalajasalz oder das gröbere, handgeschöpfte Fleur de Sel bieten, anders als oft behauptet, keine Vorzüge bezüglich der Inhaltsstoffe. Sie können zwar minimal mehr Mineralstoffe als herkömmliches Salz enthalten, bestehen aber wie übliches Salz fast ausschließlich aus Natriumchlorid. Himalajasalz wird aus Pakistan zu uns transportiert, sodass der CO_2-Fußabdruck größer ist als bei heimischen oder europäischen Salzsorten.

SAMEN → Nüsse und Samen

SCHOKOLADE ist eine beliebte Leckerei, die es auch in der rein pflanzlichen Variante gibt. Dunkle Bitterschokolade mit hohem Kakaoanteil war zwar schon immer vegan, aber heute gibt es vor allem in Bioläden eine große Vielfalt an alternativen Milch-Schokoladen, die auf Basis von Reis-, Hafer-, Soja- oder Buchweizendrinks oder auch Kokosmilch hergestellt werden.
 ✓ **Mein Tipp:** Bevorzugen Sie Schokolade mit Zutaten wie Kakao und Zucker aus fairem Handel. Viele Bioanbieter und auch einige konventionelle Hersteller beziehen sie von Fair-Kooperativen, sodass die Landwirte angemessene Preise für die Rohstoffe erhalten.
 ! **Besser nicht:** Meiden Sie Schokolade unklarer Herkunft. Im Kakaoanbau und auf Zuckerrohrplantagen werden immer noch Kinder als Erntehelfer eingesetzt.

SCHWARZER und **GRÜNER TEE** sind anregende Getränke, weil sie Koffein enthalten. Bei grünem Tee werden die Blätter nach der Ernte nicht fermentiert. Beide Teearten müssen aus fernen Ländern eingeführt werden, haben also weite Wege hinter sich. Oft erfolgt der Anbau der Teepflanzen unter fragwürdigen Bedingungen.
 ✓ **Mein Tipp:** Bestellen Sie doch mal biofair und ohne Zwischenhandel erzeugten schwarzen oder grünen Tee. Auch Biotees aus dem Bioladen kommen oft von Teefarmen, die für die Ernte auch faire Preise erhalten.
 ! **Besser nicht:** Möchten Sie Earl Grey und andere aromatisierte Tees trinken, achten Sie darauf, dass sie keine zugesetzten Aro-

men enthalten. Harmonischer und natürlicher als „Aroma" oder „Bergamotte-Aroma" ist für Earl-Grey-Tee echtes Bergamotteöl, das den höheren Preis rechtfertigt. Fruchtstückchen würzen den grünen Mangotee naturbelassener als „natürliches (Mango-)Aroma".

SEITAN ist wegen der fleischähnlichen Konsistenz Grundlage für pflanzliche Würstchen, Aufschnitt, Schnitzel, Gyros und vieles mehr. Basis ist Weizeneiweiß, das in Brühe gegart sowie mit Gewürzen verfeinert wird.

✓ **Mein Tipp:** Seitan ist geballtes Eiweiß. In Kombination mit Hülsenfrüchten erhalten Sie eine gute Proteinqualität, die sich nicht hinter Fleisch verstecken muss. Da Seitan naturgemäß eher fad schmeckt, bietet dies die Chance, es nach Gusto zu würzen. Sie können die Seitanstücke selbst marinieren und mit Zwiebeln und Co. zu leckerem Geschnetzeltem verarbeiten. Eines unserer Lieblingsfamiliengerichte sind (grüne) Linsen mit Spätzle, das schwäbische Nationalgericht. Die Spätzle machen wir (das heißt, meine Frau) natürlich aus Dinkelmehl selber und drücken sie durch die Spätzlepresse. Anders als in Schwaben kommen bei uns aber keine „*Saiten*würschtle", also Wiener Würstchen im Naturdarm, sondern *Seitan*würstchen ins Gericht.

! **Besser nicht:** Wer kein Gluten essen darf oder möchte, kann andere Fleischalternativen wählen, beispielsweise solche auf Basis von Soja, Tofu, Lupinen oder Pilzen.

SOJA → Tofu

SUPERFOODS wie Chiasamen, Acai- und Gojibeeren, Matcha- und Moringapulver sollen wahre Gesundbrunnen sein. Begründet wird das mit ihren teilweise hohen Gehalten an Vitaminen, sekundären Pflanzenstoffen, Antioxidantien oder Enzymen. Sie sollen das Immunsystem stärken, den Cholesterinspiegel positiv beeinflussen, Schmerzen lindern und Alterungsprozesse im Sinne des „Anti-Agings" entgegenwirken. Sogar vor Herz-Kreislauf-Erkrankungen, Krebs oder Alzheimer sollen sie schützen. Richtig ist, dass Superfoods häufig bestimmte gesundheitsfördernde Substanzen in hohen Konzentrationen enthalten. Die versprochenen Gesundheitswirkungen beruhen aber meist nur auf Laborversuchen im Reagenzglas, wobei oft sehr hohe Dosierungen untersucht wurden, die wir über diese Produkte im Alltag kaum aufnehmen können. Daher bleiben Superfoods „normale Lebensmittel", die sich von vergleichbaren einheimischen Lebensmitteln oft nur „durch den hohen Preis" unterscheiden, urteilte das Chemische und Veterinäruntersuchungsamt Baden-Württemberg im Rahmen des *Öko-Monitoring 2017*.

✓ **Mein Tipp:** Es gibt zahlreiche einheimische Lebensmittel, die zwar meist nicht als Superfoods bezeichnet werden, jedoch in Sachen Inhaltsstoffe ähnlich punkten. Leinsamen haben beispielsweise einen ähnlichen Gehalt an Alpha-Linolensäure und Ballaststoffen wie Chiasamen, Heidelbeeren enthalten mehr und Polyphenole als Acaibeeren. Doch nicht einzelne Superfoods oder ihre heimischen Alternativen machen eine gesunde Ernährung aus, sondern eine abwechslungsreiche pflanzenbasierte Ernährung.

! **Besser nicht:** Exotische Superfoods sind für eine gesunde Ernährung nicht nötig. Teilweise enthalten Superfoods hohe Rückstände an Pflanzenschutzmitteln, ergab das *Öko-Monitoring 2017*. Vor allem Moringapulver und Gojibeeren waren belastet. Zudem sind die weiten Transporte aus fernen Ländern nicht gut für unser Klima.

SÜSSIGKEITEN in kleinen Mengen sind im Rahmen einer vollwertigen Ernährung völlig okay. Achten Sie aber darauf, dass sie aus guten, hochwertigen Zutaten bestehen und keine Zusatzstoffe enthalten.

✓ **Mein Tipp:** Bevorzugen Sie Bonbons, Gummibärchen und Co., die mit Honig oder Dicksäften von beispielsweise Apfel, Birne oder Holunder gesüßt sind. Diese Süßungsmittel enthalten zwar auch Zucker, können somit Karies fördern und zu viele Kalorien mit sich bringen. Jedoch schmecken diese Zuckeralternativen meist etwas weniger süß als herkömmlicher Zucker und haben einen Eigengeschmack. Dadurch lässt sich die Süßschwelle senken und Sie gewöhnen sich an weniger süße Leckereien.

! **Besser nicht:** Bunte Süßigkeiten enthalten oft Farb- und Aromastoffe. Zudem ist Zitronensäure eine häufige Zutat in Bonbons, Kaugummis und Weichgummis. Die Säure greift den Zahnschmelz an, wenn die Zähne, wie beim Bonbonlutschen oder Kaugummikauen, längere Zeit damit umspült werden. Das fördert Karies ganz besonders.

TOFU ist neben Sojamilch das wohl bekannteste Lebensmittel, das aus Sojabohnen hergestellt wird. Es gibt ihn pur sowie geräuchert, mit Kräutern, Gewürzen und Algen. Der weichere Seidentofu eignet sich besonders gut für Desserts oder als Quarkalternative. Tofu ist oft auch Grundlage für Veggiewürstchen und -aufschnitt. Selbst Discounter bieten heute verschiedene Tofusorten in Bioqualität an.

✓ **Mein Tipp:** Bevorzugen Sie Tofu aus heimischen, am besten regional angebauten Sojabohnen. So unterstützen Sie den lokalen Anbau und kurze Transportwege. Auf der Packung wird oft darauf hingewiesen, wenn die Sojabohnen aus Deutschland oder Europa kommen. Ob Sie Tofu kaufen, der mithilfe des Gerinnungsmittels Nigari (vor allem Magnesiumchlorid) oder mit Kalziumsulfat hergestellt ist, ist eher eine Einstellungs- und Geschmackssache. Nigari ist das traditionellere Mittel, kommt aber von weit her, in der Regel aus Japan. Nigari-Tofu ist weicher und somit eine schöne Einlage für Suppen. Das Gerinnungsmittel Kalziumsulfat gibt es auch aus heimischem Gestein, weite Transporte können also vermieden werden. Doch Tofu mit Kalziumsulfat ist fester – und eignet sich somit gut für das Braten in der Pfanne und die Zubereitung auf dem Grill. Außerdem ist er dadurch auch eine gute Kalziumquelle. Viele Anbieter setzen beide Gerinnungsmittel ein, so entsteht ein mittelfester Tofu.

! **Besser nicht:** Wird Tofu ungekühlt im Supermarkt- oder Drogerieregal angeboten, wurde er mehrfach erhitzt. Er kann also ungekühlt mehrere Monate aufgehoben werden. Aber der

Geschmack ist meist nicht so intensiv, weil das Aroma durch das Erhitzen auf der Strecke bleibt.

TROCKENOBST ist besonders in den Wintermonaten, wenn das heimische Angebot an Obst gering ist, eine gute Alternative zu frischen Früchten: Aprikosen, Pflaumen, Rosinen, Apfelringe, Feigen und Datteln sind kleine Kraftpakete, die besonders reich sind an Mineral- und Ballaststoffen. Trockenfrüchte passen auch gut ins tägliche Müsli.

✓ **Mein Tipp:** Weichen Sie getrocknetes Obst immer dann ein, wenn es zum Rezept passt, etwa für Müsli und Kuchen. Durch das Einweichen essen wir von den Früchten und damit vom enthaltenen Zucker, der Fruktose, weniger, weil sie durch das Wasser größer werden und nach „mehr" aussehen. Sie werden dann auch besser bekömmlich und wirken zudem weniger kariogen, denn eingeweicht kleben sie nicht mehr so stark an den Zähnen. Kaufen Sie besser nur kleine Mengen, weil Trockenfrüchte schnell Feuchtigkeit verlieren und dann zäh werden. Bewahren Sie sie so auf, dass sie nicht feucht werden, sie können sonst schimmeln. Füllen Sie Trockenobst aus der Tüte in ein Glas mit Schraubdeckel oder in eine Dose um.

! **Besser nicht:** Verwenden Sie nur ungeschwefelte Trockenfrüchte. In der Zutatenliste auf der Verpackung muss Schwefel ab einer Konzentration von zehn Milligramm pro Kilogramm gekennzeichnet werden. Schwefeldioxid hat die E-Nummer E 220 und steht so oder mit der Angabe „Konservierungsstoff Schwefeldioxid" in der Zutatenliste. Biotrockenfrüchte dürfen nicht geschwefelt werden und sind somit die bessere Wahl.

VOLLKORN → Brot → Flocken → Getreide

WURSTWAREN sind, wie auch Fleisch, für eine gesunde Ernährung nicht erforderlich. Wer dennoch Fleisch und Wurst essen möchte, sollte den Konsum auf 300 bis höchstens 600 Gramm in der Woche beschränken, empfiehlt die DGE.

PLANETENGERECHT UND GESUND EINKAUFEN

✓ **Mein Tipp:** Wurstwaren sollten möglichst gemieden werden, weil sie laut WHO das Risiko für Dickdarmkrebs erhöhen. Wenn Sie auf den Geschmack nicht verzichten möchten, probieren Sie einmal die pflanzlichen Nachahmerprodukte im Handel. Viele sind besser als ihr Ruf.

! **Besser nicht:** Wurstwaren aus Massentierhaltung, die manchmal schon für 99 Cent je Kilo angeboten werden, sollten tabu sein. Dahinter stehen in der Regel Tierleid, Umweltprobleme wie Gülle und problematischer Sojaanbau für Tierfutter.

ZUCKERALTERNATIVEN sind genau wie Zucker umstritten, weil sie ebenfalls Karies und Übergewicht fördern. In kleinen Mengen können Sie sie aber durchaus genießen.

✓ **Mein Tipp:** Agaven-, Apfel- und Birnendicksaft, Dattel-, Reis-, Zuckerrüben- und Ahornsirup sowie Kokosblüten- und Palmzucker haben einen ähnlichen Nährstoffgehalt wie „normaler" Zucker. Sie bestehen also ebenfalls überwiegend aus Saccharose, auch Haushaltszucker genannt, manche enthalten auch überwiegend Fruktose. Doch es gibt große geschmackliche Unterschiede. Durch den teils intensiven Eigengeschmack wird eventuell weniger Süßungsmittel verwendet und die Süßungsmenge reduziert. Bei der Wahl der alternativen Süße können Sie so vorgehen: Heimische Süßmacher wie Apfel- und Birnendicksaft sowie Zuckerrübensirup kommen vor importierten Süßungsmitteln wie Dattel- und Agavendicksaft, Reis- und Ahornsirup, Kokosblüten- und Palmzucker. Möchten Sie weißen Zucker verwenden, bevorzugen Sie Biorübenzucker aus heimischem Anbau. Gesundheitlich gibt es zwischen Zucker und den genannten Zuckeralternativen praktisch keinen Unterschied. Oder ganz einfach: Sie alle sind, im Übermaß genossen, ungesund.

! **Besser nicht:** Nicht empfehlen kann ich synthetische Süßstoffe wie Saccharin und Cyclamat sowie Aspartam, Acesulfam K und Steviosid (aus der Pflanze *Stevia rebaudiana*). Sie werden entweder chemisch gewonnen oder haben wie Steviosid oder Xylit („Birkenzucker") durch die hohe Verarbeitung nichts mehr mit einem natürlichen Süßmacher gemein.

Schritt für Schritt zur Pflanzenkost
Vielleicht fragen Sie sich nun: „Wie fange ich mit plant-based an?" Ein kompletter Umstieg muss nicht von heute auf morgen sein – es sei denn, Sie sind der Typ, der alles von jetzt auf gleich ändert. Gehen Sie ansonsten Schritt für Schritt in Ihrem Tempo vor und beginnen Sie mit den Dingen, die Ihnen am leichtesten fallen. Die folgenden 13 Steps sollen Sie dabei unterstützen, dass alles gut gelingt:

1. Sie müssen den Inhalt Ihres Kühlschranks und der Vorratsschränke nicht entsorgen, wenn Sie heute mit plant-based starten möchten – und sollten es auch nicht. Das wäre Verschwendung. Verbrauchen Sie die vorhandenen Lebensmittel mit der Zeit und „bauen" sie Sie in den pflanzenbasierten Speiseplan ein. Oder wenn Sie gleich voll durchstarten wollen: Verschenken Sie die Lebensmittel, die Sie nicht mehr essen wollen, an Freunde und Nachbarn.
2. Fangen Sie am besten mit einem leckeren pflanzlichen Frühstück an. Statt Kuhmilch können Sie zum Müsli Soja-, Mandel- oder Haferdrink oder eine der vielen anderen pflanzlichen Milchalternativen verwenden. Die Butter zum Brot tauschen Sie gegen eine gute Margarine oder ein Nussmus aus. So haben Sie schon mal die Kuh rausgelassen. Dazu die gewohnte Marmelade oder ein pflanzlicher Brotaufstrich und viel frisches Obst sowie Nüsse.
3. Wenn das gut klappt, machen Sie im nächsten Schritt mit einem rein pflanzlichen Mittagessen pro Woche weiter. Mit der Zeit bekommen Sie vielleicht Appetit auf mehr und tauschen auch das Abendessen aus. Dann werden zwei komplette „Pflanzentage" daraus und dann drei oder vier ... Gehen Sie es wirklich gemütlich an. Eine radikale Umstellung kann nicht nur zu Frust führen, auch gesundheitlich unerwünschte Begleiterscheinungen wie Völlegefühl und Bauchgrummeln können die Folge sein.

4. Erfahrungen zeigen, dass der Umstieg auf die neue Ernährungsform einfacher gelingt, wenn vorher ein paar Tage gefastet oder der Körper mit reinen Obst- oder Gemüsetagen entlastet wird (https://bv-fasten-ernaehrung.de; https://fastenakademie.de). Er verträgt dann Ungewohntes besser. Zudem öffnen sich die Sinne für Neues.
5. Verwenden Sie anfangs zum Kochen pflanzliche Lebensmittel, die Sie bereits kennen und mögen, etwa Nudeln, Kartoffeln und Reis. Wie wäre es mit einer Pfanne aus Tomaten, Zucchini, Paprika und Linsen? Dazu Pasta! Nehmen Sie einfach Ihr Lieblingskochbuch und finden Sie heraus, welche Gerichte sowieso schon vegetarisch oder rein pflanzlich sind.
6. Probieren Sie mit der Zeit aber auch Neues. Wie wäre es mit Quinoa und Couscous, Kokos- und Sesamöl, Tofu und Tempeh, Pastinaken und Mairübchen? Sie alle können den pflanzenbasierten Speiseplan bereichern.
7. Stöbern Sie im Bioladen, aber auch im Supermarkt oder beim Discounter, was es alles an rein Pflanzlichem gibt. Sie werden überrascht sein! Auch auf kleinen Bauernmärkten, in Abo-Gemüsekisten oder Kisten mit gerettetem Obst und Gemüse können Sie die große Vielfalt und somit neue Lebensmittel kennen- und lieben lernen.
8. Verwenden Sie bei Getreide, Brot und Brötchen so oft wie möglich die Vollkornvariante: Nehmen Sie Naturreis statt weißen Reis, Vollkorn- statt Weißmehlnudeln, Vollkorn- statt helles Mischbrot. All diese gesunden Alternativen machen länger satt und halten fit. Gerade anfangs können Sie auch dunkle, vollkörnige Varianten mit hellen mischen.
9. Wenn Sie ein Faible für Superfoods haben: Bevorzugen Sie einheimische Superfoods. Also Leinsamen und Walnüsse statt Chia, Heidelbeeren und Spinat statt Gojibeeren und Moringa. Sie sind nicht nur genauso gesund wie

die „Exoten", sondern auch deutlich preiswerter – und lange Transportwege entfallen.
10. Besorgen Sie sich schnelle Rezeptideen für pflanzliche Gerichte, die sich gut vorbereiten lassen. Durch „Meal Prep" sparen Sie Zeit und Geld. Das Essen ist mittags schnell(er) fertig, auch lässt es sich gut mit ins Büro nehmen. Wer gut plant, kauft keine überflüssigen Lebensmittel, die im Vorratsschrank verstauben oder im Müll landen.
11. Essen Sie regional: Besuchen Sie einen Biowochenmarkt oder -hofladen und lassen Sie sich von der Vielfalt an heimischen und regionalen Bioprodukten inspirieren. Machen Sie Gemüse, ergänzt durch Obst, zu Ihren Grundnahrungsmitteln. Wenn Sie das Gemüse und Obst saisonal kaufen, werden Sie mit einem tollen Geschmack und Aroma belohnt – und auch die Umwelt freut sich.
12. Entscheiden Sie sich möglichst immer für die Biovariante. Mit jedem Biolebensmittel schützen Sie Böden und Gewässer vor chemisch-synthetischen Pflanzenschutzmitteln und Nitratüberlastung, fördern die Artenvielfalt und auch den Tieren geht es (etwas) besser. Sie werden sehen: Biobasics wie Müsli, Flocken, Nudeln, Bananen, Möhren, Kartoffeln und Milch sind oft kaum teurer als das entsprechende konventionelle Produkt.
13. Backen Sie nächsten Sonntag Ihren ersten rein pflanzlichen Kuchen. Das ist einfacher, als Sie denken. Statt Eier nehmen Sie fertigen Ei-Ersatz oder stellen ihn aus je einem Esslöffel geschroteten Leinsamen und zwei bis drei Esslöffeln Wasser selbst her (siehe Seite 337). Statt Kuhmilch verwenden Sie Hafer- oder Mandeldrink und die Butter ersetzen Sie durch Margarine oder Pflanzenöl. Verraten Sie Ihren Gästen erst nach dem Essen, dass der Kuchen 100 Prozent veggie war – und freuen Sie sich auf die Reaktionen.

NACHLESE

Die Zukunft is(s)t plant-based. Davon bin ich persönlich völlig überzeugt. Doch es ist auch das Fazit dieses Buches, das nach Auswertung aller relevanten Ernährungs- und Umweltstudien zu diesem eindeutigen Ergebnis kommt. Inzwischen haben dies auch die meisten großen Unternehmen der Lebensmittelbranche erkannt. Selbst Milch- und Fleischerzeuger und -verarbeiter setzen jetzt massiv auf Käse- und Wurstalternativen und positionieren sich plant-based. Natürlich machen sie das nicht nur, um unseren Planeten zu retten, sie wittern das Big Business. Aber trotzdem. Sicher ist auch, dass überquellende Wurst-, Fleisch- und Käsetheken zu Billig-Billig-Preisen nicht mehr zeitgemäß sind. Ich finde sie sogar unethisch: Die Produkte machen dick und krank, wenn man ständig zulangt, ihre Erzeugung zerstört die Umwelt, fördert den Klimawandel und vertreibt für neue Tierfutterflächen die Menschen in fernen Ländern von ihrem Grund und Boden. Auch die übliche, auf Maximalerträge ausgerichtete Nutztierhaltung ist ethisch nicht vertretbar.

Ich bin seit über 40 Jahren Vegetarierin, vor allem wegen der Tiere. Während der Arbeit an diesem Buch, fast ein Jahr, habe ich fast ganz auf grünes Essen gesetzt, also auch Käse und Milch weggelassen. Ich habe Pflanzendrink in den Kaffee gegossen, Sojajoghurt ins Müsli gerührt und mich tapfer, aber auch neugierig durch Veggieaufstriche und Käsealternativen probiert. Ich habe sogar Kekse mit Margarine und ohne Ei gebacken und ein veganes Fünf-Gänge-Menü gekocht! Nur ab und an gab es ein Ei – wegen der eigenen Hühner im Garten. Ich muss sagen, das vegane Leben war gar nicht so schlimm. Nein, im Gegenteil, es hat sogar viel Spaß gemacht: Ich habe meinen Horizont enorm erweitert und eine Menge neue kulinarische Dinge kennengelernt, zum Beispiel, wie man Pizza ohne Käse und Ersatzkäse backt, und erfahren, dass Margarine gar nicht so schrecklich schmeckt wie gedacht – vor allem von den neuen, rein veganen Blocks bin ich nun Fan. Auch mein Fleisch essendes Umfeld hat wohlwollend reagiert. Die Familie probierte sich tapfer durch die zahlreichen Gemüse-Tofu-Reispfannen und Freundinnen ließen sich die Lasagne mit Veggiehack und den veganen Nussbraten schmecken ...

Ob ich beim (fast) komplett tierfreien Essen bleiben werde? Mal sehen ... Sicher ist aber schon, dass ich noch viel mehr von den wirklich leckeren Lebensmitteln ohne Tier entdecken und sie zu kulinarischen Highlights verwandeln möchte. Dies klappt meiner Erfahrung nach übrigens am besten, wenn man einfach mal loslegt und in einem Biomarkt oder einem gut sortierten Supermarkt stöbern geht. Kennen Sie Hülsenfrüchte in Nudel- und Reiskornform, Käse aus Cashewnüssen, Joghurt aus Hafermilch oder Hack aus Sonnenblumenkernen?

Eine spannende Forschungsreise wünscht Ihnen

Annette Sabersky

LITERATUR

Abete I, Romaguera D, Vieira AR, Lopez de Munain A, Norat T (2014): Association between total, processed, red and white meat consumption and all-cause, CVD and IHD mortality: a meta-analysis of cohort studies. Br J Nutr 112 (5), 762–775.

Abeysekara S, Chilibeck PD, Vatanparast H, Zello GA (2012): A pulse-based diet is effective for reducing total and LDL-cholesterol in older adults. Br J Nutr 108 (Suppl 1), 103–110.

Adam O (2005): Auswirkungen des Kaffeetrinkens auf die Flüssigkeitsbilanz. Ernähr Umschau 52 (1), 14–17.

Affidia (2021): The EU has approved the second insect on our plates. (https://affidiajournal.com/en/the-eu-has-approved-the-second-insect-on-our-plates) (eingesehen am 01.02.2022).

Albert Schweitzer Stiftung für unsere Mitwelt (2010): Deutsche essen über 12 Milliarden Tiere pro Jahr. (https://albert-schweitzer-stiftung.de/aktuell/deutsche-essen-uber-12-milliarden-tiere-pro-jahr) (eingesehen am 01.02.2022).

Albert Schweitzer Stiftung für unsere Mitwelt (2018): Legehennen. (https://files.albert-schweitzer-stiftung.de/1/Legehennen-Albert-Schweitzer-Stiftung-fuer-unsere-Mitwelt-28-05-2018.pdf) (eingesehen am 01.02.2022).

Alexy U, Fischer M, Weder S, Längler A, Michalsen A, Sputtek A, Keller M (2021): Nutrient intake and a status of German children and adolescents consuming vegetarian, vegan and omnivore diets: results of the VeChi Youth study. Nutrients 13 (5), 1707.

Amelunxen M (2021): Veganer Fisch – die Alternative ohne Haken? Zukunftsessen.de (www.zukunftsessen.de/veganer-fisch-die-alternative-ohne-haken) (eingesehen am 01.02.2022).

Anand P, Kunnumakkara AB, Kunnumakara AB, Sundaram C, Harikumar KB, Tharakan ST, et al. (2008): Cancer is a preventable disease that requires major lifestyle changes. Pharm Res 25 (9), 2097–2116.

AÖL (Assoziation ökologischer Lebensmittelhersteller) (2020): Rind und Klima. (www.aoel.org/wp-content/uploads/2020/12/AOEL_Informationspapier_Rind-Klima-1.pdf) (eingesehen am 01.02.2022).

Aoun A, Darwiche F, Al Hayek S, Doumit J (2018): The fluoride debate: the pros and cons of fluoridation. Prev Nutr Food Sci 23 (3), 171–180.

LITERATUR

Ashor AW, Lara J, Siervo M (2017): Medium-term effects of dietary nitrate supplementation on systolic and diastolic blood pressure in adults: a systematic review and meta-analysis. J Hypertens 35 (7), 1353–1359.

Ashworth A, Mitchell K, Blackwell JR, Vanhatalo A, Jones AM (2015): High-nitrate vegetable diet increases plasma nitrate and nitrite concentrations and reduces blood pressure in healthy women. Public Health Nutr 18 (14), 2669–2678.

Aune D, Keum N, Giovannucci E, Fadnes LT, Boffetta P, Greenwood DC et al. (2016): Nut consumption and risk of cardiovascular disease, total cancer, all-cause and cause-specific mortality: a systematic review and dose-response meta-analysis of prospective studies. BMC Med 14 (1), 207.

Bantel S, Buitkamp M, Wünsch A (2021): Kindergesundheit in der COVID19-Pandemie: Ergebnisse aus den Schuleingangsuntersuchungen und einer Elternbefragung in der Region Hannover. Bundesgesundheitsbl 64, 1541–1550.

Barnard ND, Levin SM, Yokoyama Y (2015): A systematic review and meta-analysis of changes in body weight in clinical trials of vegetarian diets. J Acad Nutr Diet 115 (6), 954–969.

Bazzano LA, Thompson AM, Tees MT, Nguyen CH, Winham DM (2011): Non-soy legume consumption lowers cholesterol levels: a meta-analysis of randomized controlled trials. NMCD 21 (2), 94–103.

Bechthold A, Boeing H, Schwedhelm C, Hoffmann G, Knüppel S, Iqbal K et al. (2017): Food groups and risk of coronary heart disease, stroke and heart failure: a systematic review and dose-response meta-analysis of prospective studies. Crit Rev Food Sci Nutr 1–20.

Behrens G, Gredner T, Stock C, Leitzmann MF, Brenner H, Mons U (2018): Cancers due to excess weight, low physical activity, and unhealthy diet. Dtsch Ärztebl Int 115 (35–36), 578–585.

Benatar JR, Stewart RAH (2018): Cardiometabolic risk factors in vegans; a meta-analysis of observational studies. PLoS ONE 13 (12).

Benisi-Kohansal S, Saneei P, Salehi-Marzijarani M, Larijani B, Esmaillzadeh A (2016): Whole-grain intake and mortality from all causes, cardiovascular disease, and cancer: a systematic review and dose-response meta-analysis of prospective cohort studies. Adv Nutr 7 (6), 1052–1065.

Berman T, Göen T, Novack L, Beacher L, Grinshpan L, Segev D,Tordjman K (2016): Urinary concentrations of organophosphate and carbamate pesticides in residents of a vegetarian community. Environ Int 96, 34–40.

BfR (Bundesinstitut für Risikobewertung) (2007): Gesundheitliche Risiken durch zu hohen Jodgehalt in getrockneten Algen. Aktualisierte Stellungnahme Nr. 026/2007 des BfR vom 22. Juni 2004 (akt. am 12. Juni 2007). (https://mobil.bfr.bund.de/cm/343/gesundheitliche_

risiken_durch_zu_hohen_jodgehalt_in_getrockneten_algen.pdf) (eingesehen am 01.02.2022).

BfR (Bundesinstitut für Risikobewertung) (2013): Fragen und Antworten zu Nitrat und Nitrit in Lebensmitteln. FAQ des BfR vom 11. Juni 2013. (https://mobil.bfr.bund.de/cm/343/fragen-und-antworten-zu-nitrat-und-nitrit-in-lebensmitteln.pdf) (eingesehen am 01.02.2022).

BfR (Bundesinstitut für Risikobewertung) (2013): Höhe der derzeitigen trans-Fettsäureaufnahme in Deutschland ist gesundheitlich unbedenklich. Stellungnahme 028/2013 des BfR vom 6. Juni 2013. (https://mobil.b0fr.bund.de/cm/343/hoehe-der-derzeitigen-trans-fettsaeureaufnahme-in-deutschland-ist-gesundheitlich-unbedenklich.pdf) (eingesehen am 01.02.2022).

Bioaktuell (2019): Kraftfutter: Engpass bei Eiweiss ab 2022 absehbar. (www.bioaktuell.ch/fileadmin/documents/ba/Markt/Import/ba_ch_d_6_19_kraftfutter_engpasse_bei_eiweiss_ab_2022_absehbar.pdf) (eingesehen am 01.02.2022).

Bioland (2021): Wesentliche Unterschiede zwischen den Bioland-Richtlinien und der EU-Öko-Verordnung. (www.bioland.de/fileadmin/user_upload/Verband/Dokumente/Richtlinien_fuer_Erzeuger_und_Hersteller/Vergleich_Richtlinien_Bioland-EU.pdf) (eingesehen am 01.02.2022).

Birke P (2020): Coesfeld und die Folgen: Arbeit und Migration in der Pandemie. Sozial Geschichte Online 27, 137–154.

Birke P (2021): Migration und Arbeit in der Fleischindustrie. Bundeszentrale für politische Bildung. (www.bpb.de/gesellschaft/migration/kurzdossiers/325067/fleischindustrie) (eingesehen am 01.02.2022).

BLE (Bundesanstalt für Landwirtschaft und Ernährung) (o.J.): Kein Schnabelkürzen mehr bei Legehennen. Bonn. (www.praxis-agrar.de/tier/gefluegel/kein-schnabelkuerzen-mehr-bei-legehennen/) (eingesehen am 01.02.2022).

BLE (Bundesanstalt für Landwirtschaft und Ernährung) (2020a): Biozyklisch-veganer Anbau – eine Option für Öko-Betriebe? (www.oekolandbau.de/landwirtschaft/pflanze/grundlagen-pflanzenbau/biozyklisch-veganer-anbau/) (eingesehen am 01.02.2022).

BLE (Bundesanstalt für Landwirtschaft und Ernährung) (2020b): Veganer Ökolandbau – wie geht das denn? (www.oekolandbau.de/bio-im-alltag/bio-fuer-die-umwelt/pflanzenbau/veganer-oekolandbau/) (eingesehen am 01.02.2022).

BLE (Bundesanstalt für Landwirtschaft und Ernährung) (2021a): Bericht zur Markt- und Versorgungslage mit Eiern 2021. Bonn.

BLE (Bundesanstalt für Landwirtschaft und Ernährung) (2021b): Bericht zur Markt- und Versorgungslage mit Fleisch 2021. Bonn.

LITERATUR

BLE (Bundesanstalt für Landwirtschaft und Ernährung) (2021c): Bericht zur Markt- und Versorgungslage mit Milch und Milcherzeugnissen. Bonn.

BLE (Bundesanstalt für Landwirtschaft und Ernährung) (2021d): Öko-Barometer 2020. Bonn.

BLE (Bundesanstalt für Landwirtschaft und Ernährung) (2021e): Treibhausgasemissionen in Deutschland: Die Rolle der Landwirtschaft. (www.landwirtschaft.de/landwirtschaft-verstehen/haetten-sies-gewusst/infografiken) (eingesehen am 01.02.2022).

Blickle P, Mast M, Schadwinkel A (2019): Weltweit verschlingen Flammen die Wälder. Zeit online. (www.zeit.de/wissen/umwelt/2019-08/waldbraende-trockenheit-amazonas-klimawandel-abholzung-brasilien-indonesien?utm_referrer=https%3A%2F%2Fwww.google.com%2F) (eingesehen am 01.02.2022).

BMEL (Bundesministerium für Ernährung und Landwirtschaft) (2015): Mehr Tierschutz in der Legehennenhaltung. (www.bmel.de/DE/themen/tiere/tierschutz/haltung-legehennen.html) (eingesehen am 01.02.2022).

BMEL (Bundesministerium für Ernährung und Landwirtschaft) (2020): Ernährungsreport 2020. Berlin.

BMEL (Bundesministerium für Ernährung und Landwirtschaft) (2021): Ernährungsreport 2021. Berlin.

BMU (Bundesministerium für Umwelt, Naturschutz und nukleare Sicherheit) (2020a): Klimaschutz in Zahlen. Berlin.

BMU (Bundesministerium für Umwelt, Naturschutz und nukleare Sicherheit) und BMEL (Bundesministerium für Ernährung und Landwirtschaft) (2020b): Nitratbericht 2020. Bonn.

BMUV (Bundesministerium für Umwelt, Naturschutz und nukleare Sicherheit und Verbraucherschutz) (2021): FAQ: Plan zum Glyphosat-Ausstieg. (www.bmuv.de/themen/wasser-ressourcen-abfall/boden-und-altlasten/bodenschutz-und-altlasten-worum-geht-es/faq-plan-zum-glyphosat-ausstieg#c33921) (eingesehen am 01.02.2022).

BMWI (Bundesministerium für Wirtschaft und Energie) (o.J.): Abkommen von Paris. Berlin. (www.bmwi.de/Redaktion/DE/Artikel/Industrie/klimaschutz-abkommen-von-paris.html) (eingesehen am 01.02.2022).

Böhm I, Ferrari A, Woll S (2017): In-vitro-Fleisch. Eine technische Vision zur Lösung der Probleme der heutigen Fleischproduktion und des Fleischkonsums? Institut für Technikfolgenabschätzung und Systemanalyse (ITAS), Karlsruhe.

BÖLW (Bund Ökologische Lebensmittelwirtschaft) (2021): Branchenreport 2021. Berlin.

Borgi L, Curhan GC, Willett WC, Hu FB, Satija A, Forman JP (2015): Long-term intake of animal flesh and risk of developing hypertension in three prospective cohort studies. J Hypertens 33 (11), 2231–2238.

Borgi L, Muraki I, Satija A, Willett WC, Rimm EB, Forman JP (2016): Fruit and vegetable consumption and the incidence of hypertension in three prospective cohort studies. Hypertension 67 (2), 288–293.

Brack D, Glover A, Wellesley L (2016): Agricultural commodity supply chains. Trade, consumption and deforestation. Chatham House Research Paper. (www.chathamhouse.org/sites/default/files/publications/research/2016-01-28-agricultural-commodities-brack-glover-wellesley.pdf) (eingesehen am 01.02.2022).

Brad A (2019): Der Palmölboom in Indonesien. Transcript, Bielefeld.

Bradbury KE, Crowe FL, Appleby PN, Schmidt JA, Travis RC, Key TJ (2014): Serum concentrations of cholesterol, apolipoprotein A-I and apolipoprotein B in a total of 1694 meat-eaters, fish-eaters, vegetarians and vegans. Eur J Clin Nutr 68 (2), 178–183.

Brot für die Welt (2012): Landraub im Palmölsektor. (www.brot-fuer-die-welt.de/blog/2012-landraub-im-palmoelsektor/#:~:text=Landraub%20ist%20ein%20weit%20verbreitetes,Medan%2C%20Indonesien%20im%20November%20getroffen) (eingesehen am 01.02.2022).

Bryant C, Barnett J (2018): Consumer acceptance of cultured meat: a systematic review. Meat Science 143, 8–17.

BUND (Bund für Umwelt und Naturschutz Deutschland) (2015): Wissenschaftliche Erkenntnisse zur Gefährdung von Bienen durch das Neonikotinoid Thiacloprid. (www.bund.net/fileadmin/user_upload_bund/publikationen/umweltgifte/pestizide_thiacloprid_hintergrund.pdf) (eingesehen am 01.02.2022).

Bundestierärztekammer (2016): Der Hochleistungszucht müssen Grenzen gesetzt werden! (www.bundestieraerztekammer.de/presse/archiv/08/2016/der-hochleistungszucht-muessen-grenzen-gesetzt-werden/1238) (eingesehen am 01.02.2022)

Bussa M, Eberhart M, Jungbluth N, Meili C (2020): Ökobilanz von Kuhmilch und pflanzlichen Drinks, ESU-services GmbH im Auftrag von WWF Schweiz. Schaffhausen.

BVL (Bundesamt für Verbraucherschutz und Lebensmittelsicherheit) (o.J.): Pflanzenschutzmittel-Rückstände auf Lebensmittel. (www.bvl.bund.de/DE/Arbeitsbereiche/04_Pflanzenschutzmittel/02_Verbraucher/02_PSM_Rueckstaende_LM/psm_PSMRueckstaendeLM_node.html) (eingesehen am 01.02.2022).

BVL (Bundesamt für Verbraucherschutz und Lebensmittelsicherheit) (2019a): Monitoring 2019. BVL-Report 15.3 – Berichte zur Lebensmittelsicherheit. Braunschweig.

LITERATUR

BVL (Bundesamt für Verbraucherschutz und Lebensmittelsicherheit) (2019b): Zoonosen-Monitoring. (www.bvl.bund.de/DE/Arbeitsbereiche/01_Lebensmittel/01_Aufgaben/02_AmtlicheLebensmittelueberwachung/06_ZoonosenMonitoring/lm_zoonosen_monitoring_node.html) (eingesehen am 01.02.2022).

BVL (Bundesamt für Verbraucherschutz und Lebensmittelsicherheit) (2020): Sushi-Blätter häufig mit Schadstoffen belastet. (www.bvl.bund.de/SharedDocs/Pressemitteilungen/01_lebensmittel/2020/2020_05_28_PI_Sushi-Blaetter.html) (eingesehen am 01.02.2022).

BZfE (Bundeszentrum für Ernährung) (2020a): Brot: Verbraucherschutz. (www.bzfe.de/lebensmittel/vom-acker-bis-zum-teller/brot/brot-verbraucherschutz/) (eingesehen am 01.02.2022).

BZfE (Bundeszentrum für Ernährung) (2020b): Pseudogetreide. Glutenfreie Alternativen für die Körnerküche (www.bzfe.de/lebensmittel/trendlebensmittel/pseudogetreide/) (eingesehen am 01.02.2022).

Cao JJ (2017): High dietary protein intake and protein-related acid load on bone health. Curr Osteoporos Rep 15 (6), 571–576.

Cargill (2018): The shifting global dairy market. (www.cargill.com/doc/1432126152938/dairy-white-paper-2018.pdf) (eingesehen am 01.02.2022).

Carlsson-Kanyama A, González AD (2009): Potential contributions of food consumption patterns to climate change. Am J Clin Nutr 89 (5), 1704–1709.

Cassidy ES, West PC, Gerber JS, Foley JA (2013): Redefining agricultural yields: from tonnes to people nourished per hectare. Environ Res Lett 8 (3), 34015.

Civilibal M, Duru NS, Elevli M (2014): Subclinical atherosclerosis and ambulatory blood pressure in children with metabolic syndrome. Pediatr Nephrol 29 (11), 2197–2204.

Coates AE, Hardman CA, Halford JCG, Christiansen P, Boyland EJ (2019a): Food and beverage cues featured in YouTube videos of social media influencers popular with children: an exploratory study. Front Psychol (10), 2142.

Coates AE, Hardman CA, Halford JCG, Christiansen P, Boyland EJ (2019b): Social media influencer marketing and children's food intake: a randomized trial. Pediatrics 143 (4).

CVUA (Chemisches und Veterinäruntersuchungsamt Baden-Württemberg) (2021): Salzige Angelegenheit – Salz und Acrylamid in eingelegten Oliven. (www.cvuas.de/pub/beitrag.asp?subid=1&Thema_ID=2&ID=3432) (eingesehen am 01.02.2022).

Damasceno MMC, de Araújo MFM, de Freitas RWJF, de Almeida PC, Zanetti ML (2011): The association between blood pressure in adolescents and the consumption of fruits, vegetables and fruit juice – an exploratory study. J Clin Nurs 20 (11–12), 1553–1556.

David LA, Maurice CF, Carmody RN, Gootenberg DB, Button JE, Wolfe BE et al. (2014): Diet rapidly and reproducibly alters the human gut microbiome. Nature 505 (7484), 559–563.

Del Gobbo LC, Falk MC, Feldman R, Lewis K, Mozaffarian D (2015): Effects of tree nuts on blood lipids, apolipo-proteins, and blood pressure: systematic review, meta-analysis, and dose-response of 61 controlled intervention trials. Am J Clin Nutr 102 (6), 1347–1356.

D'Elia L, La Fata E, Galletti F, Scalfi L, Strazzullo P (2019): Coffee consumption and risk of hypertension: a dose-response meta-analysis of prospective studies. Eur J Nutr 58, 271–280.

Delimont NM, Haub MD, Lindshield BL (2017): The impact of tannin consumption on iron bioavailability and status: a narrative review. CDN 1 (2), 1–12.

Destatis (Statistisches Bundesamt) (2020): Vegetarische und vegane Lebensmittel: Produktion steigt im 1. Quartal 2020 um 37%. Zahl der Woche Nr. 30 vom 21. Juli 2020. (www.destatis.de/DE/Presse/Pressemitteilungen/Zahl-der-Woche/2020/PD20_30_p002.html) (eingesehen am 01.02.2022).

Destatis (Statistisches Bundesamt) (2021a): Ackerland nach Hauptfruchtgruppen und Fruchtarten. (www.destatis.de/DE/Themen/Branchen-Unternehmen/Landwirtschaft-Forstwirtschaft-Fischerei/Feldfruechte-Gruenland/Tabellen/ackerland-hauptnutzungsarten-kulturarten.html) (eingesehen am 01.02.2022).

Destatis (Statistisches Bundesamt) (2021b): Fast ein Drittel aller Arbeitskräfte in der Landwirtschaft waren 2019/2020 Saisonarbeitskräfte. Pressemitteilung Nr. N 028 vom 5. Mai 2021. (www.destatis.de/DE/Presse/Pressemitteilungen/2021/05/PD21_N028_411.html) (eingesehen am 01.02.2022).

Destatis (Statistisches Bundesamt) (2021c): Jede Legehenne in Deutschland legte im Jahr 2020 im Schnitt 301 Eier. Zahl der Woche Nr. 13 vom 30. März 2021. (www.destatis.de/DE/Presse/Pressemitteilungen/Zahl-der-Woche/2021/PD21_13_p002.html) (eingesehen am 01.02.2022).

Destatis (Statistisches Bundesamt) (2021d): Tierhaltung: Dominierende Haltungsformen gewinnen weiter an Bedeutung. Pressemitteilung Nr. N 051 vom 4. August 2021. (www.destatis.de/DE/Presse/Pressemitteilungen/2021/08/PD21_N051_41.html) (eingesehen am 01.02.2022).

Destatis (Statistisches Bundesamt) (2021e): Todesursachenstatistik. (www.genesis.destatis.de) (eingesehen am 01.02.2022).

Deutsches Ärzteblatt (2015): WHO-Behörde stuft fünf Pestizide als unterschiedlich krebserregend ein. (www.aerzteblatt.de/nachrichten/

62249/WHO-Behoerde-stuft-fuenf-Pestizide-als-unterschiedlich-krebs erregend-ein) (eingesehen am 01.02.2022).

Deutsche Stiftung Meeresschutz (2016): Grundschleppnetzfischerei. (www.stiftung-meeresschutz.org/themen/fischerei/grundschlepp netze/) (eingesehen am 01.02.2022).

Deutscher Bundestag (2019): Gesetzlicher Mindeststandard in der Nutztierhaltung in Deutschland. Ausarbeitung. Berlin. (www.bundestag.de/resource/blob/658256/5b211b3b95ed73db4e6acaca6ce67c91/WD-5-069-19-pdf-data.pdf) (eingesehen am 01.02.2022).

DGE (Deutsche Gesellschaft für Ernährung) (o.J.): Vollwertig essen und trinken nach den 10 Regeln der DGE. (www.dge.de/ernaehrungs praxis/vollwertige-ernaehrung/10-regeln-der-dge/) (eingesehen am 01.02.2022).

DGE (Deutsche Gesellschaft für Ernährung) (2011): Evidenzbasierte Leitlinie. Kohlenhydratzufuhr und Prävention ausgewählter ernährungsmitbedingter Krankheiten. Bonn.

DGE (Deutsche Gesellschaft für Ernährung) (2015): Evidenzbasierte Leitlinie. Fettzufuhr und Prävention ausgewählter und ernährungsmitbedingter Krankheiten. Bonn.

DGE (Deutsche Gesellschaft für Ernährung) (2016): Trans-Fettsäuren und ihr Einfluss auf die Gesundheit. (www.dge.de/wissenschaft/weitere-publikationen/fachinformationen/trans-fettsaeuren/) (eingesehen am 01.02.2022).

DGE (Deutsche Gesellschaft für Ernährung) (2020): FAQs Speisesalz. (www.dge.de/wissenschaft/faqs/salz/) (eingesehen am 01.02.2022).

DGK (Deutsche Gesellschaft für Kardiologie) (2016): Diagnostik und Therapie der Dyslipidämien. Börm Bruckmeier, Grünwald.

Dingermann T, Zündorf I (2020): Dick durch falsche Darmflora? Pharmazeutische Zeitschrift. (www.pharmazeutische-zeitung.de/ausgabe-202014/dick-durch-falsche-darmflora/) (eingesehen am 01.02.2022).

Dinu M, Abbate R, Gensini GF, Casini A, Sofi F (2017): Vegetarian, vegan diets and multiple health outcomes: a systematic review with meta-analysis of observational studies. Crit Rev Food Sci Nutr 57 (17), 3640–3649.

Djoussé L, Arnett DK, Coon H, Province MA, Moore LL, Ellison RC (2004): Fruit and vegetable consumption and LDL cholesterol: the national heart, lung, and blood institute family heart study. Am J Clin Nutr 79 (2), 213–217.

DLG (Deutsche Landwirtschafts-Gesellschaft) (2020): Legehennenhaltung. DLG-Merkblatt 405. Frankfurt am Main, 3. Aufl.

Donati M, Menozzi D, Zighetti C, Rosi A, Zinetti A, Scazzina F (2016): Towards a sustainable diet combining economic, environmental and nutritional objectives. Appetite 106, 48–57.

Dong JY, Xun P, He K, Qin LQ (2011): Magnesium intake and risk of type 2 diabetes: meta-analysis of prospective cohort studies. Diabetes Care 34 (9), 2116–2122.

DTB (Deutscher Tierschutzbund) (o.J.): Ferkelkastration. (www.tierschutzbund.de/information/hintergrund/landwirtschaft/schweine/ferkelkastration/) (eingesehen am 01.02.2022).

DTB (Deutscher Tierschutzbund) (2021): Pflanzliche Milchalternativen von weiterer Zensur verschont (www.tierschutzbund.de/news-storage/landwirtschaft/270521-pflanzliche-milchalternativen-von-weiterer-zensur-verschont/) (eingesehen am 01.02.2022).

Dupont J, Fiebelkorn F (2020): Attitudes and acceptance of young people toward the consumption of insects and cultured meat in Germany. Food Quality and Preference 85, 103983.

EAT-Lancet Commission (2019): Food planet health: summary report of the EAT-Lancet Commission. (https://eatforum.org/eat-lancet-commission/eat-lancet-commission-summary-report) (eingesehen am 01.02.2022).

Ercin AE, Aldaya MM, Hoekstra AY (2012): The water footprint of soy milk and soy burger and equivalent animal products. Ecological Indicators 18, 392–402.

Ernährungs Umschau (2011): Verbraucherzentrale Hamburg: Fertig kaufen bis zu sechsmal teurer als selber machen. (www.ernaehrungs-umschau.de/print-artikel/14-11-2011-verbraucherzentrale-hamburg-fertig-kaufen-bis-zu-sechsmal-teurer-als-selber-machen/377498/) (eingesehen am 01.02.2022).

Ernst JB, Arens-Azevêdo U, Bitzer B, Bosy-Westphal A, de Zwaan M, Egert S et al. für Deutsche Adipositas-Gesellschaft, Deutsche Diabetes Gesellschaft und Deutsche Gesellschaft für Ernährung (2018): Quantitative Empfehlung zur Zuckerzufuhr in Deutschland. Bonn.

EUMOFA (European Market Observatory for Fisheries and Aquaculture Products) (2019): Case study – fishmeal and fish oil. (https://effop.org/wp-content/uploads/2019/06/EUMOFA-Monthly-Highlights-April-2019-Fishmeal-and-Fish-Oil.pdf) (eingesehen am 01.02.2022).

European Commission (2020): Farm to fork strategy. For a fair, healthy and environmentally-friendly food system. Brussels. (https://ec.europa.eu/food/system/files/2020-05/f2f_action-plan_2020_strategy-info_en.pdf) (eingesehen am 01.02.2022).

FAIRR (2017): Plant-based profits: investment risks and opportunities in sustainable food systems. (www.fairr.org/article/plant-based-profits-investment-risks-opportunities-sustainable-food-systems/) (eingesehen am 01.02.2022).

Fairtrade International (2021): The future is fair. Annual report 2020–2021. Bonn.

LITERATUR

Fang X, An P, Wang H, Shen X, Li X, Min J et al. (2015): Dietary intake of heme iron and risk of cardiovascular disease: a dose-response meta-analysis of prospective cohort studies. Nutr Metab Cardiovasc Dis 25 (1), 24–35.

FAO (Food and Agriculture Organization of the United Nations) (2006): Livestock's long shadow. Environmental issues and options. Rome.

FAO (Food and Agriculture Organization of the United Nations) (2013): Children's work in the livestock sector: herding and beyond. Rome.

FAO (Food and Agriculture Organization of the United Nations) (2018a): Shaping the future of livestock – sustainably, responsibly, efficiently. Rome.

FAO (Food and Agriculture Organization of the United Nations) (2018b): The state of food security and nutrition in the world 2018. Building climate resilience for food security and nutrition. Rome.

FAO (Food and Agriculture Organization of the United Nations) (2018c): Transforming the livestock sector through the Sustainable Development Goals. Rome.

FAO (Food and Agriculture Organization of the United Nations) (2020a): The state of world fisheries and aquaculture 2020. Sustainability in action. Rome.

FAO (Food and Agriculture Organization of the United Nations) (2020b): FAO framework on ending child labour in agriculture. Rome.

FAO (Food and Agriculture Organization of the United Nations) (2021): The state of food security and nutrition in the world 2021. Transforming food systems for food security, improved nutrition and affordable healthy diets for all. Rome.

FAO (Food and Agriculture Organization of the United Nations), WHO (World Health Organization) (2019): Sustainable healthy diets – guiding principles. Rome.

FAOSTAT (Food and Agriculture Organization Corporate Statistical Database) (2019a): Food supply/protein supply 2018.

FAOSTAT (Food and Agriculture Organization Corporate Statistical Database) (2019b): Meat consumption 2014–2018.

FAOSTAT (Food and Agriculture Organization Corporate Statistical Database) (2019c): Trade – crops and livestock products 2018.

FAOSTAT (Food and Agriculture Organization Corporate Statistical Database) (2020): Livestock slaughter 2019.

Farsad-Naeimia A, Asjodib F, Omidianc M, Askarid M, Nourie M, Pizarrof AB, Daneshzad E (2020): Sugar consumption, sugar sweetened beverages and attention deficit hyperactivity disorder: a systematic review and meta-analysis. Complementary Ther Med 53, 102512.

Federici E, Prete R, Lazzi C, Pellegrini N, Moretti M, Corsetti A, Cenci G (2017): Bacterial composition, genotoxicity, and cytotoxicity of fecal samples from individuals consuming omnivorous or vegetarian diets. Front Microbiol 8, 300.

Ferdowsian HR, Barnard ND (2009): Effects of plant-based diets on plasma lipids. Am J Cardiol 104 (7), 947–956.

Fisser D (2019): Bundesregierung: Immer weniger Wanderschäfer in Deutschland. SHZ. (www.shz.de/25713792) (eingesehen am 01.02.2022).

FIZ (Fisch-Informationszentrum) (2021): Neue Verbrauchszahlen für Fisch und Meeresfrüchte. (www.fischinfo.de/index.php/presse/pressemeldungen/5064-neue-verbrauchszahlen-f%C3%BCr-fisch-und-meeresfr%C3%BCchte) (eingesehen am 01.02.2022).

Franco-de-Moraes AC, de Almeida-Pititto B, da Rocha Fernandes G, Gomes EP, da Costa Pereira A, Ferreira SRG (2017): Worse inflammatory profile in omnivores than in vegetarians associates with the gut microbiota composition. Diabetol Metab Syndr 9, 62.

Fraser GE (1999): Associations between diet and cancer, ischemic heart disease, and all-cause mortality in non-Hispanic white California Seventh-day Adventists. Am J Clin Nutr 70 (3 Suppl), 532–538.

Frühschütz L (2017): Problemfrucht Avocado. Schrot & Korn. (https://schrotundkorn.de/essen/problemfrucht-avocado) (eingesehen am 01.02.2022).

Frühschütz L (2020): Woher kommt Bio-Soja? Schrot & Korn. (https://schrotundkorn.de/essen/woher-kommt-bio-soja) (eingesehen am 01.02.2022).

Fuchs J, Scheidt-Nave C, Kuhnert R (2017): 12-Monats-Prävalenz von Osteoporose in Deutschland. JoHM (3), 61–65.

Fung TT, Arasaratnam MH, Grodstein F, Katz JN, Rosner B, Willett WC, Feskanich D (2014): Soda consumption and risk of hip fractures in postmenopausal women in the Nurses' Health Study. Am J Clin Nutr 2014 (100), 953–958.

Gätjen E, Keller M (2020): Vegane Kinderernährung. Gut versorgt in jeder Altersstufe. Ulmer, Stuttgart.

Gamage SMK, Lee KTW, Dissabandara DLO, Lam AKY, Gopalan V (2021): Dual role of heme iron in cancer; promoter of carcinogenesis and an inducer of tumour suppression. Exp Mol Pathol 120, 104642.

Garnett T (2011): Where are the best opportunities for reducing greenhouse gas emissions in the food system (including the food chain)? Food Policy 36, 23–32.

Gelber RP, Gaziano JM, Orav EJ, Manson JE, Buring JE, Kurth T (2008): Measures of obesity and cardiovascular risk among men and women. J Am Coll Cardiol 52 (8), 605–615.

Glick-Bauer M, Yeh MC (2014): The health advantage of a vegan diet: exploring the gut microbiota connection. Nutrients 6 (11), 4822–4838.

LITERATUR

Global 2000 (o.J.): Palmöl. Zerstörte Umwelt, geraubtes Land. Wien.

Godos J, Bella F, Sciacca S, Galvano F, Grosso G (2017): Vegetarianism and breast, colorectal and prostate cancer risk: an overview and meta-analysis of cohort studies. J Hum Nutr Diet 30 (3), 349–359.

Gredner T, Behrens G, Stock C, Brenner H, Mons U (2018): Cancers due to infection and selected environmental factors. Dtsch Arztebl Int 115 (35–36), 586–593.

Greenpeace (2016): Ethoxyquin: Chemie in Speisefisch – Wie verbotenes Pflanzenschutzmittel in Aquakulturen landet. (www.greenpeace.de/sites/default/files/publications/161209_greenpeace_factsheet_ethoxyquin.pdf) (eingesehen am 01.02.2022).

Greenpeace (2018): Greenpeace-Marktcheck Test „Käfig-Eier in Fertigprodukten". (https://marktcheck.greenpeace.at/assets/uploads/assets/uploads/GreenpeaceMarktcheck_TestEi_Ergebnisse_Maerz18.pdf) (eingesehen am 01.02.2022).

Greenpeace (2021): Überfischung: Bald drohen uns leere Meere. (www.wwf.de/themen-projekte/meere-kuesten/fischerei/ueberfischung/) (eingesehen am 01.02.2022).

Greenwood PL (2021): Review: an overview of beef production from pasture and feedlot globally, as demand for beef and the need for sustainable practices increase. Animal 15 (Suppl 1), 100295.

Guo J, Astrup A, Lovegrove JA, Gijsbers L, Givens DI, Soedamah-Muthu SS (2017): Milk and dairy consumption and risk of cardiovascular diseases and all-cause mortality: dose-response meta-analysis of prospective cohort studies. Eur J Epidemiol 32 (4), 269–287.

Hahn A, Ströhle A, Wolters M, Behrendt I, Heinen D (2016): Ernährung. Physiologische Grundlagen, Prävention, Therapie. Wissenschaftliche Verlagsgesellschaft, Stuttgart, 3. Aufl.

Hallmann CA, Sorg M, Jongejans E, Siepel H, Hofland N, Schwan H et al. (2017). More than 75 percent decline over 27 years in total flying insect biomass in protected areas. PLoS One, 12 (10).

He J, Gu D, Wu X, Chen J, Duan X, Chen J, Whelton PK (2005): Effect of soybean protein on blood pressure: a randomized, controlled trial. Ann Intern Med 143 (1), 1–9.

Heaney RP (2006): Absorbability and utility of calcium in mineral waters. Am J Clin Nutr 84 (2), 371–374.

Heine D, Rauch M, Ramseier H, Müller S, Schmid A, Kopf-Bolanz K, Eugster E (2018): Pflanzliche Proteine als Fleischersatz: eine Betrachtung für die Schweiz. Agrarforschung Schweiz, 9 (1), 4–11.

Heinrich-Böll-Stiftung (2014): Fleischatlas. Extra: Abfall und Verschwendung. Berlin.

Heinrich-Böll-Stiftung (2018): Fleischatlas 2018. Berlin.

Heinrich-Böll-Stiftung (2020a): Agraratlas 2019. Berlin.

Heinrich-Böll-Stiftung (2020b): Iss was?! Tiere, Fleisch & Ich. Update 2020. Berlin.

Heinrich-Böll-Stiftung (2021): Fleischatlas 2021. Berlin.

Hoekstra AY (2012): The hidden water resource use behind meat and dairy. Animal Frontiers 2 (2), 3–8.

Hollænder PLB, Ross AB, Kristensen M (2015): Whole-grain and blood lipid changes in apparently healthy adults: a systematic review and meta-analysis of randomized controlled studies. Am J Clin Nutr 102 (3), 556–572.

Hooper L, Kroon PA, Rimm EB, Cohn JS, Harvey I, Le Cornu KA et al. (2008): Flavonoids, flavonoid-rich foods, and cardiovascular risk: a meta-analysis of randomized controlled trials. Am J Clin Nutr 88 (1), 38–50.

Huang Y, Cao D, Chen Z, Chen B, Li J, Wang R et al. (2021): Iron intake and multiple health outcomes: umbrella review. Crit Rev Food Sci Nutr 29, 1–18.

Huber J, Keller M (2017): Ernährungsphysiologische Bewertung von konventionell und ökologisch erzeugten vegetarischen und veganen Fleisch- und Wurstalternativen. Albert Schweitzer Stiftung für unsere Mitwelt, Berlin.

Hülsbergen K, Rahmann G (2013): Klimawirkungen und Nachhaltigkeit ökologischer und konventioneller Betriebssysteme – Untersuchungen in einem Netzwerk von Pilotbetrieben, Braunschweig. Thünen Report 8, 282 ff.

IARC (International Agency for Research on Cancer) (2015a): IARC monographs evaluate consumption of red meat and processed meat. Press release No. 240, 26.10.2015. Lyon.

IARC (International Agency for Research on Cancer) (2015b): Q&A on the carcinogenicity of the consumption of red meat and processed meat. (www.iarc.who.int/wp-content/uploads/2018/07/Monographs-QA_Vol114.pdf) (eingesehen am 01.02.2022).

IDF (International Diabetes Federation) (2021): IDF Diabetes Atlas. Brussels, 10th ed.

IFCN (International Farm Comparison Network) (2018): Dairy report 2018. Kiel.

IGS (International Grains Council) (2021): Supply and demand. (www.igc.int/en/markets/marketinfo-sd.aspx) (eingesehen am 01.02.2022).

ILO (International Labour Organization) (2017): Global estimates of child labour: results and trends. 2012–2016. Geneva.

ILO (International Labour Organization) (2020): COVID-19 impact on child labour and forced labour: the response of the IPEC+ Flagship Programme. Geneva.

LITERATUR

ILO (International Labour Organization), UNICEF (United Nations Children's Fund) (2020): COVID-19 and child labour: a time of crisis, a time to act. Geneva & New York.

ING-DiBa (2021): Pflanzenbasierte Getränke. (www.ing.de/wissen/pflanzenbasierte-milchalternativen/) (eingesehen am 01.02.2022).

Initiative Faire Landarbeit (2021): Saisonarbeit in der Landwirtschaft. Bericht 2021. Frankfurt.

IOF (International Osteoporosis Foundation) (2013): Epidemiology, costs and burden of osteoporosis in 2013. APFFA (Asia Pacific Fragility Fracture Alliance), Nyon.

IPCC (Intergovernmental Panel on Climate Change) (2019): Climate change and land: an IPCC special report on climate change, desertification, land degradation, sustainable land management, food security, and greenhouse gas fluxes in terrestrial ecosystems. Geneva.

IPCC (Intergovernmental Panel on Climate Change) (2021): Climate change 2021. The physical science basis. Genf.

IUCN (International Union for Conservation of Nature), UNEP (United Nations Environment Programme) (2014): Pastoralism and the Green Economy – a natural nexus? Status, challenges and policy implications. Nairobi.

Jaacks LM, Siegel KR, Gujral UP, Narayan KMV (2016): Type 2 diabetes: a 21st century epidemic. Best Pract Res Clin Endocrinol Metab 30 (3), 331–343.

Jackson CL, Hu FB (2014): Long-term associations of nut consumption with body weight and obesity. Am J Clin Nutr 100 (Suppl 1), 408–411.

Jain AP, Aggerwal KK, Zhang PY (2015): Omega-3 fatty acids and cardiovascular disease. Eur Rev Med Pharmacol Sci 19, 441–445.

Jayalath VH, Souza RJ de, Sievenpiper JL, Ha V, Chiavaro-li L, Mirrahimi A et al. (2014): Effect of dietary pulses on blood pressure: a systematic review and meta-analysis of controlled feeding trials. Am J Hypertens 27 (1), 56–64.

Jayedi A, Rashidy-Pour A, Khorshidi M, Shab-Bidar S (2018): Body mass index, abdominal adiposity, weight gain and risk of developing hypertension: a systematic review and dose-response meta-analysis of more than 2.3 million participants. Obes Rev 19 (5), 654–667.

Jayedi A, Zargar MS, Shab-Bidar S (2019): Fish consumption and risk of myocardial infarction: a systematic review and dose-response meta-analysis suggests a regional difference. Nutr Res (New York) 62, 1–12.

Jering A, Klatt A, Seven J, Ehlers K, Günther J, Ostermeier A et al. (2013): Globale Landflächen und Biomasse nachhaltig und ressourcenschonend nutzen. Umweltbundesamt, Dessau-Roßlau.

Jha A (2013): Scientist to eat lab-grown beefburger. The Guardian. (www.theguardian.com/science/2013/aug/02/scientist-stem-cell-lab-grown-beefburger) (eingesehen am 01.02.2022).

Jonvik KL, Nyakayiru J, Pinckaers PJ, Senden JM, van Loon LJ, Verdijk LB (2016): Nitrate-rich vegetables increase plasma nitrate and nitrite concentrations and lower blood pressure in healthy adults. J Nutr 146 (5), 986–993.

Jungbluth N (2000): Umweltfolgen des Nahrungsmittelkonsums. Dissertation, ETH Zürich.

Kahleova H, Pelikanova T (2015): Vegetarian diets in the prevention and treatment of type 2 diabetes. J Am Coll Nutr 34 (5), 448–458.

Kanis JA, Odén A, McCloskey EV, Johansson H, Wahl DA, Cooper C (2012): A systematic review of hip fracture incidence and probability of fracture worldwide. Osteoporos Int 23 (9), 2239–2256.

Kapil V, Khambata RS, Robertson A, Caulfield MJ, Ahluwalia A (2015): Dietary nitrate provides sustained blood pressure lowering in hypertensive patients: a randomized, phase 2, double-blind, placebo-controlled study. Hypertension 65 (2), 320–327.

Keller M, Gätjen E (2021): Vegane Ernährung. Schwangerschaft, Stillzeit und Beikost. Ulmer, Stuttgart, 2. Aufl.

Key TJ, Appleby PN, Bradbury KE, Sweeting M, Wood A, Johansson I et al. (2019): Consumption of meat, fish, dairy products, and eggs and risk of ischemic heart disease. A prospective study of 7198 incident cases among 409 885 participants in the Pan-European EPIC cohort. Circulation 139 (25), 2835–2845.

Khalesi S, Irwin C, Schubert M (2015): Flaxseed consumption may reduce blood pressure: a systematic review and meta-analysis of controlled trials. J Nutr 145 (4), 758–765.

Kleber ME, Delgado GE, Lorkowski S, März W, von Schacky C (2016): Trans-fatty acids and mortality in patients referred for coronary angiography: the Ludwigshafen risk and cardiovascular health study. Eur Heart J 37(13), 1072–1078.

Kokubo Y, Iso H, Ishihara J, Okada K, Inoue M, Tsugane S (2007): Association of dietary intake of soy, beans, and isoflavones with risk of cerebral and myocardial infarctions in Japanese populations: the Japan Public Health Center-based (JPHC) study cohort I. Circulation 116 (22), 2553–2562.

Kolbe K (2020): Mitigating climate change through diet choice: costs and CO2 emissions of different cookery book-based dietary options in Germany. Advances in Climate Change Research 11 (4), 392–400.

Kontogianni MD, Panagiotakos DB, Pitsavos C, Chrysohoou C, Stefanadis C (2008): Relationship between meat in-take and the development of acute coronary syndromes: the CARDIO2000 case-control study. Eur J Clin Nutr 62 (2), 171–177.

Körner J, Nachtnebel P (2015): Freiland-Eier häufig eine Mogelpackung. NDR. (www.ndr.de/ratgeber/verbraucher/Freiland-Eier-haeufig-eine-Mogelpackung,freilandeier100.html) (eingesehen am 01.02.2022).

Kristensen M, Jensen M, Kudsk J, Henriksen M, Mølgaard C (2005): Short-term effects on bone turnover of replacing milk with cola beverages: a 10-day interventional study in young men. Osteoporos Int 16 (12), 1803–1808.

Krupp D, Shi L, Egert S, Wudy SA, Remer T (2015): Prospective relevance of fruit and vegetable consumption and salt intake during adolescence for blood pressure in young adulthood. Eur J Nutr 54 (8), 1269–1279.

LAWA (Bund/Länder-Arbeitsgemeinschaft Wasser) (2019): Bericht zur Grundwasserbeschaffenheit – Pflanzenschutzmittel. Berichtszeitraum 2013 bis 2016.

Leiber F, Schenk IK, Maeschli A, Ivemeyer S, Zeitz JO, Moakes S et al. (2017): Implications of feed concentrate reduction in organic grassland-based dairy systems: a long-term on-farm study. Animal 11 (11), 2051–2060.

Leitzmann C, Keller M (2020): Vegetarische und vegane Ernährung. Ulmer, Stuttgart, 4. Aufl.

LfL (Bayerische Landesanstalt für Landwirtschaft) (2018): Info zum Zulassungsstand von Glyphosat. (www.lfl.bayern.de/ips/unkraut/138783/index.php) (eingesehen am 01.02.2022)

LGL (Bayerisches Landesamt für Gesundheit und Lebensmittelsicherheit) (2019): Schwanzkupieren bei Schweinen. (www.lgl.bayern.de/tiergesundheit/tierschutz/tierhaltung_nutztiere/schweine/schwanzkupieren_schweine.htm) (eingesehen am 01.02.2022).

Li H, Li X, Yuan S, Jin Y, Lu J (2018): Nut consumption and risk of metabolic syndrome and overweight/obesity: a meta-analysis of prospective cohort studies and randomized trials. Nutr Metab (Lond) 15, 46.

Li MW, Wang Z, Jiang B, Kaga A, Wong FL, Zhang G et al. (2020): Impacts of genomic research on soybean improvement in East Asia. Theoretical and Applied Genetics 133, 1655–1678.

Li S, Flint A, Pai JK, Forman JP, Hu FB, Willett WC et al. (2014): Dietary fiber intake and mortality among survivors of myocardial infarction: prospective cohort study. BMJ 348, g2659.

Libuda L, Alexy U, Remer T, Stehle P, Schoenau E, Kersting M (2008): Association between long-term consumption of soft drinks and variables of bone modeling and remodeling in a sample of healthy German children and adolescents. Am J Clin Nutr 88 (6), 1670–1677.

Lindenthal T, Markut T, Hörtenhuber S, Rudolph G, Hanz K (2010): Klimavorteil erneut nachgewiesen: Klimabilanz von Ökoprodukten. Ökologie Landbau 153 (1), 51–53.

Liszt K, Zwielehner J, Handschur M, Hippe B, Thaler R, Haslberger AG (2009): Characterization of bacteria, clostridia and bacteroides in faeces of vegetarians using qPCR and PCR-DGGE fingerprinting. Ann Nutr Metab 54 (4), 253–257.

Liu J, Curtis EM, Cooper C, Harvey NC (2019): State of the art in osteoporosis risk assessment and treatment. J Endocrinol Invest 42 (10), 1149–1164.

Livekindly (o.J.): Why this agricultural giant just invested in clean meat. (www.livekindly.co/why-this-agricultural-giant-just-invested-clean-meat/) (eingesehen am 01.02.2022).

Longin F, Beck H, Gütler H, Gütler A, Heilig W, Bischoff S, Zimmermann J (2020): Durch Teigführung und Rohstoffauswahl sind die Gehalte von FODMAPs im Brot gering. (https://weizen.uni-hohenheim.de/filead min/einrichtungen/lsa-weizen/Bilder/Longin/Fodmap_teigfuerhung_final.pdf) (eingesehen am 01.02.2022).

Lupoli R, Vitale M, Calabrese I, Giosuè A, Riccardi G, Vaccaro O (2021): White meat consumption, all-cause mortality, and cardiovascular events: a meta-analysis of prospective cohort studies. Nutrients 13 (2), 676.

Lynch H, Johnston C, Wharton C (2018): Plant-based diets: considerations for environmental impact, protein quality, and exercise performance. Nutrients 10 (12), 1841.

Macia E, Gueye L, Duboz P (2016): Hypertension and obesity in Dakar, Senegal. PLoS One 11 (9).

Marlow HJ, Hayes WK, Soret S, Carter RL, Schwab ER, Sabaté J (2009): Diet and the environment: does what you eat matter? Am J Clin Nutr 89 (5), 1699–1703.

Martin HH, Oldenburg J (2020): Nüsse und Saaten: Kernige Nährstoffpakete. UGBforum. (www.ugb.de/ernaehrungsplan-praevention/nuesse-saaten/) (eingesehen am 01.02.2022).

Matijasic BB, Obermajer T, Lipoglavsek L, Grabnar I, Avgustin G, Rogelj I (2014): Association of dietary type with fecal microbiota in vegetarians and omnivores in Slovenia. Eur J Nutr 53 (4), 1051–1064.

Maurer B, Moritz J (2019): Nationaler Aktionsplan Schwanzkupieren bei Schweinen. DTBl 67 (5), 652–655.

McCormick E (2021): Eat Just is racing to put 'no-kill meat' on your plate. Is it too good to be true? The Guardian. (www.theguardian.com/food/2021/jun/16/eat-just-no-kill-meat-chicken-josh-tetrick) (eingesehen am 01.02.2022).

LITERATUR

Meier T (2014): Umweltschutz mit Messer und Gabel. Der ökologische Rucksack der Ernährung in Deutschland. Oekom, München.

Mekonnen MM, Hoekstra AY (2010): The green, blue and grey water footprint of farm animals and animal products. UNESCO-IHE Institute for Water Education, Delft.

Melina V, Craig W, Levin S (2016): Position of the Academy of Nutrition and Dietetics: vegetarian diets. J Acad Nutr Diet 116 (12), 1970–1980.

Menzel J, Abraham K, Stangl GI, Ueland PM, Obeid R, Schulze MB et al. (2021): Vegan diet and bone health – results from the cross-sectional RBVD study. Nutrients 13 (2), 685.

Meretz S, Mannigel E (2014): Soja. Was unser Fleischkonsum mit dem Regenwald zu tun hat. OroVerde, Bonn.

Michalke A, Fitzer F, Pieper M, Kohlschütter N, Gaugler T (2018): How much is the dish? – Was kosten uns Lebensmittel wirklich? 15. Wissenschaftstagung Ökologischer Landbau, Kassel.

Michl J, Dohrmann A (2020): Reis-Test: Zu viel krebserregendes Arsen in zwölf Marken. Öko-Test. (www.oekotest.de/essen-trinken/Reis-Test-Zu-viel-krebserregendes-Arsen-in-zwoelf-Marken_11334_1.html) (eingesehen am 01.02.2022).

Milchland (2021): Milchkühe in der Landwirtschaftszählung 2020. (https://milchland.de/milchkuehe-in-der-landwirtschaftszaehlung-2020/) (eingesehen am 01.02.2022).

Mintel (2018): US non-dairy milk sales grow 61 % over the last five years. (www.mintel.com/press-centre/food-and-drink/us-non-dairy-milk-sales-grow-61-over-the-last-five-years) (eingesehen am 01.02.2022).

MLR (Ministerium für Ländlichen Raum und Verbraucherschutz Baden-Württemberg) (2018): Ökomonitoring Baden-Württemberg 2017. Stuttgart.

Mondelaers K, Aertsens J, van Huylenbroeck G (2009): A meta-analysis of the differences in environmental impacts between organic and conventional farming. Br Food J 10 (111), 1098–1119.

Mons U, Gredner T, Behrens G, Stock C, Brenner H (2018): Cancers due to smoking and high alcohol consumption. Dtsch Arztebl Int 115 (35–36), 571–577.

Mottet A, de Haan C, Falcucci A, Tempio G, Opio C, Gerber P (2017): Livestock: on our plates or eating at our table? A new analysis of the feed/food debate. Global Food Security 14, 1–8.

MRI (Max Rubner-Institut) (2014): Ernährungsphysiologische Bewertung von Milch und Milchprodukten und ihren Inhaltsstoffen. Karlsruhe.

Muller A, Schader C, El-Hage Scialabba N, Hecht J, Isensee A, Erb KH et al. (2017): Strategies for feeding the world more sustainably with organic agriculture. Nature Communications 8, 1290.

Muraki I, Imamura F, Manson JE, Hu FB, Willett WC, van Dam RM, Sun Q (2013): Fruit consumption and risk of type 2 diabetes: results from three prospective longitudinal cohort studies. BMJ 347, f5001.

NABU (o.J.): Insektensterben. (www.nabu.de/natur-und-landschaft/landnutzung/landwirtschaft/artenvielfalt/insektensterben/index.html) (eingesehen am 01.02.2022).

Naito Y, Masuyama T, Ishihara M (2021): Iron and cardiovascular diseases. J Cardiol 77 (2), 160–165.

Naturland (2021): Naturland Öko und EU Bio im direkten Vergleich. (www.naturland.de/images/Naturland/Richtlinien/RiLi_Vergleich_Naturland-EU_deu.pdf) (eingesehen am 01.02.2022).

Naumann M, Jansen G, Pawelzik E (2019): Nitrat in Kartoffeln und Kartoffelprodukten. Kartoffelbau 70 (5), 17–19.

NCD Risk Factor Collaboration (2017): Worldwide trends in blood pressure from 1975 to 2015: a pooled analysis of 1479 population-based measurement studies with 19.1 million participants. Lancet 389 (10064), 37–55.

Neuhauser H, Kuhnert R, Born S (2017): 12-Monats-Prävalenz von Bluthochdruck in Deutschland. JoHM 2 (1), 57–63.

Niggli U (2019): Grünlandbewirtschaftung und Milchproduktion im Kontext nachhaltiger (globaler) Ernährungssysteme, 13–16. In: Grünland 2050: Beiträge zur 63. Jahrestagung der Arbeitsgemeinschaft für Grünland und Futterbau (AGGF). LfL, Freising-Weihenstephan.

Niggli U, Plagge J, Reese S, Fertl T, Schmid O, Brändli U et al. (2015): Mit Bio zu einer modernen nachhaltigen Landwirtschaft. Ein Diskussionsbeitrag zum Öko- oder Biolandbau 3.0. (http://lebensraum-permakultur.de/wp-content/uploads/2016/03/Mit-Bio-zu-einer-modernen-nachhaltigen-Landwirtschaft.pdf) (eingesehen am 01.02.2022).

Nkonya E, Mirzabaev A, von Braun J (2016): Economics of land degradation and improvement: an introduction and overview. In: Economics of Land Degradation and Improvement – A Global Assessment for Sustainable Development. Springer, Cham.

Nouri F, Sarrafzadegan N, Mohammadifard N, Sadeghi M, Mansourian M (2016): Intake of legumes and the risk of cardiovascular disease: frailty modeling of a prospective cohort study in the Iranian middle-aged and older population. Eur J Clin Nutr 70 (2), 217–221.

Nozue M, Shimazu T, Sasazuki S, Charvat H, Mori N, Mu-toh M et al. (2017): Fermented soy product intake is inversely associated with the development of high blood pressure: the Japan public health center-based prospective study. J Nutr 147 (9), 1749–1756.

Odén A, Kanis JA, McCloskey EV, Johansson H (2014): The effect of latitude on the risk and seasonal variation in hip fracture in Sweden. J Bone Miner Res 29 (10), 2217–2223.

LITERATUR

OECD (Organisation for Economic Co-operation and Development) und FAO (Food and Agriculture Organization of the United Nations) (2018): OECD-FAO agricultural outlook 2018–2027. OECD Publishing, Paris/ FAO, Rome.

OECD (Organisation for Economic Co-operation and Development) und FAO (Food and Agriculture Organization of the United Nations) (2021): OECD-FAO agricultural outlook 2021–2030. OECD Publishing, Paris/ FAO, Rome.

O'Neil CE, Fulgoni VL, Nicklas TA (2015): Tree nut consumption is associated with better adiposity measures and cardiovascular and metabolic syndrome health risk factors in U.S. adults: NHANES 2005–2010. Nutr J 14, 64.

O'Neill CM, Kazantzidis A, Ryan MJ, Barber N, Sempos CT, Durazo-Arvizu RA et al. (2016): Seasonal changes in vitamin D-effective UVB availability in Europe and associations with population serum 25-hydroxyvitamin D. Nutrients 8 (9), 533.

Ornish D, Scherwitz LW, Billings JH, Brown SE, Gould KL, Merritt TA et al. (1998): Intensive lifestyle changes for reversal of coronary heart disease. JAMA 280 (23), 2001–2007.

Oude Griep LM, Verschuren WMM, Kromhout D, Ocké MC, Geleijnse JM (2011a): Colours of fruit and vegetables and 10-year incidence of CHD. Br J Nutr 106 (10), 1562–1569.

Oude Griep LM, Verschuren WMM, Kromhout D, Ocké MC, Geleijnse JM (2011b): Colors of fruit and vegetables and 10-year incidence of stroke. Stroke 42 (11), 3190–3195.

Oxfam (o.J.): 10 Gründe für Hunger. (www.oxfam.de/unsere-arbeit/themen/10-gruende-fuer-hunger) (eingesehem am 01.02.2022).

ÖKO-TEST-Magazin (2017): Honige im Test: Diese sechs Produkte können wir empfehlen. (www.oekotest.de/essen-trinken/Honige-im-Test-Diese-6-Produkte-koennen-wir-empfehlen_110270_1.html) (eingesehen am 01.02.2022).

ÖKO-TEST-Magazin (2021a): Ei-Ersatz: Die besten veganen Ei-Alternativen zum Backen. (www.oekotest.de/essen-trinken/Ei-Ersatz-Die-besten-Ei-Alternativen-zum-Backen_600705_1.html) (eingesehen am 01.02.2022).

ÖKO-TEST-Magazin (2021b): Gemahlener Kaffee im Test: Krebsverdächtige Schadstoffe gefunden. (www.oekotest.de/essen-trinken/Gemahlener-Kaffee-im-Test-Krebsverdaechtige-Schadstoffe-gefunden_12205_1.html) (eingesehen am 01.02.2022).

Pätzold M, John A, Bauer K-H, Patz C-D, Will F, Dietrich H (2005): Untersuchung ausgewählter Inhaltsstoffe in Apfel- und Weinessigen. Ernähr Umschau 52 (7), 265–271.

Pauly D, Zeller D (2016): Catch reconstructions reveal that global marine fisheries catches are higher than reported and declining. Nature Communications 7, 10244.

Peters CJ, Wilkins JL, Fick GW (2007): Testing a complete-diet model for estimating the land resource requirements of food consumption and agricultural carrying capacity: the New York State example. Renew Agric Food Syst 22 (2), 145–153.

Pfeuffer M, Watzl B (2017): Gesundheitliche Bewertung von Milch und Milchprodukten und ihren Inhaltsstoffen. Ernähr Umschau 65 (2), 22–33.

Pinnock CB, Arney WK (1993): The milk-mucous belief: sensory analysis comparing cow's milk and a soy placebo. Appetite 20, 61–70.

Popović-Vranješ A, Savić M, Pejanović R, Jovanović S, Krajinović G (2011): The effect of organic milk production on certain milk quality parameters. Acta veterinaria 61 (4), 415–421.

PR Report (2015): „'Wurst wird die Zigarette der Zukunft' war ein Zufall". (www.prreport.de/singlenews/uid-9886/wurst-wird-die-zigarette-der-zukunft-war-ein-zufall/) (eingesehen am 01.02.2022).

ProVeg (2019): Pflanzenmilch-Report. Berlin.

ProVeg (2020): European consumer survey on plant-based foods – describing the product landscape and uncovering priorities for product development and improvement. Berlin.

Qin LQ, Xu JY, Han SF, Zhang ZL, Zhao YY, Szeto IM (2015): Dairy consumption and risk of cardiovascular disease: an updated meta-analysis of prospective cohort studies. Asia Pac J Clin Nutr 24 (1), 90–100.

Qin Y, Xiao X, Wigneron JP, Ciais P, Brandt M, Fan L et al. (2021): Carbon loss from forest degradation exceeds that from deforestation in the Brazilian Amazon. Nature Climate Change 11, 442–448.

Ralston RA, Lee JH, Truby H, Palermo CE, Walker KZ (2012): A systematic review and meta-analysis of elevator blood pressure and consumption of dairy foods. J Hum Hypertens 26 (1), 3–13.

Reese I, Schäfer C (2015): Low-FODMAP-Diät – Ein Hype um nichts? Ernähr Umschau 62 (9), M541–M545.

Reinhardt G, Gärtner S, Wagner T (2020): Ökologische Fußabdrücke von Lebensmitteln und Gerichten in Deutschland. Ifeu, Heidelberg.

Renner B, Arens-Azevêdo U, Watzl B, Richter M, Virmani K, Linseisen K für die Deutsche Gesellschaft für Ernährung (DGE) (2021): DGE-Positionspapier zur nachhaltigeren Ernährung. Ernähr Umschau 68 (7), M406–M416.

Ritchie H (2017): How much of the world's land would we need in order to feed the global population with the average diet of a given country? (https://ourworldinda-ta.org/agricultural-land-by-global-diets) (eingesehen am 01.02.2022); erweitert nach Daten von: Alexander P,

LITERATUR

Brown C, Arneth A, Finnigan J, Rounsevell MDA (2016): Human appropriation of land for food: the role of diet. Global Environmental Change 41, 88–98.

Ritz E, Hahn K, Ketteler M, Kuhlmann MK, Mann J (2012): Gesundheitsrisiko durch Phosphatzusätze in Nahrungsmitteln. Dtsch Arztebl Int 109 (4), 49–55.

Rizzo NS, Jaceldo-Siegl K, Sabate J, Fraser GE (2013): Nutrient profiles of vegetarian and non-vegetarian dietary patterns. J Acad Nutr Diet 113 (12), 1610–1619.

Roerecke M, Tobe SW, Kaczorowski J, Bacon SL, Vafaei A, Hasan OSM et al. (2018): Sex-specific associations between alcohol consumption and incidence of hypertension: a systematic review and meta-analysis of cohort studies. J Am Heart Assoc 7 (13).

Rohrmann S, Overvad K, Bueno-de-Mesquita HB, Jakobsen MU, Egeberg R, Tjønneland A et al. (2013): Meat consumption and mortality – results from EPIC. BMC Med 11, 63.

Rouhani MH, Salehi-Abargouei A, Surkan PJ, Azadbakht L (2014): Is there a relationship between red or processed meat intake and obesity? A systematic review and meta-analysis of observational studies. Obes Rev 15 (9), 740–748.

Sans P, Combris P (2015): World meat consumption patterns: an overview of the last fifty years (1961–2011). Meat Sci 109, 106–111.

Satija A, Bhupathiraju SN, Spiegelman D, Chiuve SE, Manson JE, Willett W (2017): Healthful and unhealthful plant-based diets and the risk of coronary heart disease in U.S. adults. JACC 70 (4), 411–422.

Scarborough P, Appleby PN, Mizdrak A, Briggs ADM, Travis RC, Bradbury KE et al. (2014): Dietary greenhouse gas emissions of meat-eaters, fish-eaters, vegetarians and vegans in the UK. Clim Change 125 (2), 179–192.

Schader C, Muller A, Scialabba NEH, Hecht J, Isensee A, Erb KH et al. (2015): Impacts of feeding less food-competing feedstuffs to livestock on global food system sustainability. J R Soc Interface 12 (113), 20150891.

Schienkiewitz A, Brettschneider AK, Damerow S, Schaffrath Rosario A (2018): Übergewicht und Adipositas im Kindes- und Jugendalter in Deutschland – Querschnitterergebnisse aus KiGGS Welle 2 und Trends. JoHM 3 (1), 16–22.

Schmidt TG, Schneider F, Claupein E (2018): Lebensmittelabfälle in privaten Haushalten in Deutschland. Analyse der Ergebnisse einer repräsentativen Erhebung 2016/2017 von GfK SE. Johann Heinrich von Thünen-Institut, Braunschweig.

Schouten R (2018): Maple Leaf Foods launches new plant-based food company. Food Business News. (www.foodbusinessnews.net/articles/12755-maple-leaf-foods-launches-new-plant-based-food-company) (eingesehen am 01.02.2022).

Schüpbach R, Wegmüller R, Berguerand C, Bui M, Herter-Aeberli I (2017): Micronutrient status and intake in omnivores, vegetarians and vegans in Switzerland. Eur J Nutr 56 (1), 283–293.

Schwingshackl L, Schwedhelm C, Hoffmann G, Knüppel S, Iqbal K, Andriolo V et al. (2017): Food groups and risk of hypertension: a systematic review and dose-response meta-analysis of prospective studies. Adv Nutr 8 (6), 793–803.

Schwingshackl L, Chaimani A, Schwedhelm C, Toledo E, Pünsch M, Hoffmann G, Boeing H (2018a): Comparative effects of different dietary approaches on blood pressure in hypertensive and pre-hypertensive patients: a systematic review and network meta-analysis. Crit Rev Food Sci Nutr 1–14.

Schwingshackl L, Schwedhelm C, Hoffmann G, Knüppel S, Preterre AL, Iqbal K et al. (2018b): Food groups and risk of colorectal cancer. Int J Cancer 142 (9), 1748–1758.

Shepon A, Eshel G, Noor E, Milo R (2016): Energy and protein feed-to-food conversion efficiencies in the US and potential food security gains from dietary changes. Environ Res Lett 11 (10), 105002.

Shi L, Krupp D, Remer T (2014): Salt, fruit and vegetable consumption and blood pressure development: a longitudinal investigation in healthy children. Br J Nutr 111 (4), 662–671.

Shin JY, Xun P, Nakamura Y, He K (2013): Egg consumption in relation to risk of cardiovascular disease and diabetes: a systematic review and meta-analysis. Am J Clin Nutr 98 (1), 146–159.

Silvestre OM, Gonçalves A, Nadruz Jr W, Claggett B, Couper D, Eckfeldt JH et al. (2017): Ferritin levels and risk of heart failure-the atherosclerosis risk in communities study. Eur J Heart Fail 19 (3), 340–347.

Smart Protein Project (2021): Plant-based foods in Europe: how big is the market? Smart Protein Plant-based Food Sector Report by Smart Protein Project, European Union's Horizon 2020 research and innovation programme (No 862957). (https://smartproteinproject.eu/plant-based-food-sector-report) (abgerufen 22.02.2022).

Smit CR, Buijs L, van Woudenberg TJ, Bevelander KE, Buijzen M (2020): The impact of social media influencers on children's dietary behaviors. Front Psychol 10, 2975.

Smith SC, Benjamin EJ, Bonow RO, Braun LT, Creager MA, Franklin BA et al. (2011): AHA/ACCF secondary prevention and risk reduction therapy for patients with coronary and other atherosclerotic vascular disease: 2011 update. J Am Coll Cardiol 58 (23), 2432–2446.

SNA-Radio (2021): EU-Kommission gibt weiteres Insekt als Lebensmittel frei. (https://snanews.de/20211112/eu-kommission-gibt-weiteres-in sekt-als-lebensmittel-frei-4303014.html) (eingesehen am 01.02.2022).

Soedamah-Muthu SS, Verberne LDM, Ding EL, Engberink MF, Geleijnse JM (2012): Dairy consumption and incidence of hypertension: a do-

se-response meta-analysis of prospective cohort studies. Hypertension 60 (5), 1131–1137.
Song M, Fung TT, Hu FB, Willett WC, Longo V, Chan AT et al. (2016): Animal and plant protein intake and all-cause and cause-specific mortality: results from two prospective US cohort studies. JAMA Intern Med. 176(10), 1453–1463.
Średnicka-Tober D, Barański M, Seal CJ, Sanderson R, Benbrook C, Steinshamn H (2016): Higher PUFA and n-3 PUFA, conjugated linoleic acid, α-tocopherol and iron, but lower iodine and selenium concentrations in organic milk: a systematic literature review and meta- and redundancy analyses. Br J Nutr 115, 1043–1060.
Stary HC (2000): Lipid and macrophage accumulations in arteries of children and the development of atherosclerosis. Am J Clin Nutr 72 (5 Suppl), S1297–S1306.
Statistische Ämter des Bundes und der Länder (2021): Tierhaltung im Wandel. Landwirtschaftszählung 2020. (www.giscloud.nrw.de/arcgis/apps/storymaps/stories/5e62a2b3316a45e18a356d7d6a6afeae) (eingesehen am 01.02.2022).
Stiftung Warentest (2014): Reifeprüfung – Schwarze Oliven. Test 7, 20–25.
Stricker S, Rudloff S, Geier A, Steveling A, Roeb E, Zimmer KP (2021): Fructosekonsum – freie Zucker und ihr Einfluss auf die Gesundheit. Dtsch Ärztebl 118 (5), 71–80.
Suchanek N (2013): Argentinien im Soja-Fieber. (http://forumue.de/wp-content/uploads/2015/05/ARGENTINIEN_IM_SOJA-FIEBER_-_DOSSIER.pdf) (eingesehen am 01.02.2022).
Taylor EF, Burley VJ, Greenwood DC, Cade JE (2007): Meat consumption and risk of breast cancer in the UK Women's Cohort Study. Br J Cancer 96 (7), 1139–1146.
Tharrey M, Mariotti F, Mashchak A, Barbillon P, Delattre M, Fraser GE (2018): Patterns of plant and animal protein intake are strongly associated with cardiovascular mortality: the Adventist Health Study-2 cohort. Int J Epidemiol 47 (5), 1603–1612.
Thiery W, Lange S, Rogelj J, Schleussner CF, Gudmundsson L, Seneviratne SI et al. (2021): Intergenerational inequities in exposure to climate extremes. Science 374 (6564), 158–160.
TIEM Integrierte Umweltüberwachung GbR (2019): Biomonitoring der Pestizid-Belastung der Luft mittels Luftgüte-Rindenmonitoring und Multi-Analytik auf > 500 Wirkstoffe inklusive Glyphosat 2014–2018. (www.enkeltauglich.bio/wp-content/uploads/2019/02/Bericht-H18-Rinde-20190210-1518-1.pdf) (eingesehen am 01.02.2022).
Tighe P, Duthie G, Vaughan N, Britten den J, Simpson WG, Duthie S et al. (2010): Effect of increased consumption of whole-grain foods on blood

pressure and other cardiovascular risk markers in healthy middle-aged persons: a randomized controlled trial. Am J Clin Nutr 92 (4), 733–740.

Tong TYN, Appleby PN, Bradbury KE, Perez-Cornago A, Travis RC, Clarke R, Key TJ (2019): Risks of ischaemic heart disease and stroke in meat eaters, fish eaters, and vegetarians over 18 years of follow-up: results from the prospective EPIC-Oxford study. BMJ 366:l4897.

Tong TYN, Appleby PN, Armstrong MEG, Fensom GK, Knuppel A, Papier K et al. (2020): Vegetarian and vegan diets and risks of total and site-specific fractures: results from the prospective EPIC-Oxford study. BMC Med 18:353.

Tonstad S, Butler T, Yan R, Fraser G (2009): Type of vegetarian diet, body weight, and prevalence of type 2 diabetes. Diabetes Care 32 (5), 791–796.

Topagrar (2021): Tierwohl: ALDI erklärt Umstieg auf Haltungsformen 3 und 4. (www.topagrar.com/schwein/news/aldi-erklaert-umstieg-auf-haltungsformen-3-und-4-12601976.html) (eingesehen am 01.02.2022).

TSB (Tierschutzbund Zürich), AWF (Animal Welfare Foundation) (2020): Lange Transporte von Rindern. (www.animal-welfare-foundation.org/files/downloads/AWF_TSB_Faktenblatt_Lange_Tiertransporte.pdf) (eingesehen am 01.02.2022).

Tucker KL, Morita K, Qiao N, Hannan MT, Cupples LA, Kiel DP (2006): Colas, but not other carbonated beverages, are associated with low bone mineral density in older women: the Framingham Osteoporosis Study. Am J Clin Nutr 84 (4), 936–942.

UBA (Umweltbundesamt) (2015): Weltweit gehen jährlich 10 Millionen Hektar Ackerfläche verloren. (www.umweltbundesamt.de/presse/presse mitteilungen/weltweit-gehen-jaehrlich-10-millionen-hektar) (eingesehen am 01.02.2022).

UBA (Umweltbundesamt) (2017): Fünfter Sachstandsbericht des Weltklimarats. (www.umweltbundesamt.de/themen/klima-energie/klima wandel/weltklimarat/fuenfter-sachstandsbericht-des-weltklimarats#was-steht-im-funften-sachstandsbericht) (eingesehen am 01.02.2022).

UBA (Umweltbundesamt) (2019a): Die Zukunft im Blick – Fleisch der Zukunft. Dessau-Roßlau.

UBA (Umweltbundesamt) (2019b): Sonderbericht des Weltklimarates über 1,5 °C globale Erwärmung. (www.umweltbundesamt.de/themen/klima-energie/klimawandel/weltklimarat-ipcc/sonderbericht-des-weltklimarates-ueber-15degc) (eingesehen am 01.02.2022).

UBA (Umweltbundesamt) (2020): FAQs zu Nitrat im Grund- und Trinkwasser. (www.umweltbundesamt.de/themen/wasser/grundwasser/nut zung-belastungen/faqs-zu-nitrat-im-grund-trinkwasser#was-ist-der-unterschied-zwischen-trinkwasser-rohwasser-und-grundwasser) (eingesehen am 01.02.2022).

LITERATUR

UBA (Umweltbundesamt) (2021a): Beitrag der Landwirtschaft zu den Treibhausgas-Emissionen. (www.umweltbundesamt.de/daten/landforstwirtschaft/beitrag-der-landwirtschaft-zu-den-treibhausgas#treibhausgas-emissionen-aus-der-landwirtschaft) (eingesehen am 01.02.2022).

UBA (Umweltbundesamt) (2021b): Emissionen der Landnutzung, -änderung und Forstwirtschaft. (www.umweltbundesamt.de/daten/klima/treibhausgas-emissionen-in-deutschland/emissionen-der-landnutzungaenderung#bedeutung-von-landnutzung-und-forstwirtschaft) (eingesehen am 01.02.2022).

UBA (Umweltbundesamt) (2021c): IPCC-Bericht: Klimawandel verläuft schneller und folgenschwerer. (www.umweltbundesamt.de/themen/ipcc-bericht-klimawandel-verlaeuft-schneller) (eingesehen am 01.02.2022).

UBA (Umweltbundesamt) (2021d): Treibhausgas-Emissionen in der Europäischen Union. (www.umweltbundesamt.de/daten/klima/treibhausgas-emissionen-in-der-europaeischen-union#hauptverursacher) (eingesehen am 01.02.2022).

UBA (Umweltbundesamt) (2021e): Treibhausgas-Emissionen in Deutschland. (www.umweltbundesamt.de/daten/klima/treibhausgas-emissionen-in-deutschland#emissionsentwicklung) (eingesehen am 01.02.2022).

UBA (Umweltbundesamt) (2021f): Trends der Lufttemperatur. (www.umweltbundesamt.de/daten/klima/trends-der-lufttemperatur#steigende-durchschnittstemperaturen-weltweit) (eingesehen am 01.02.2022).

UBA (Umweltbundesamt) (2021g): Weltweite Temperaturen und Extremwetterereignisse seit 2010. (www.umweltbundesamt.de/themen/klima-energie/klimawandel/weltweite-temperaturen-extremwetterereignisse-seit#Chronik) (eingesehen am 01.02.2022).

Umweltinstitut München (2019): Pestizide im Grundwasser. (www.umweltinstitut.org/aktuelle-meldungen/meldungen/2019/pestizide/pestizide-im-grundwasser.html?utm_source=CleverReach&utm_medium=email&utm_campaign=Newsletter+-+20.06.2019_oIA&utm_content=Mailing_7328396) (eingesehen am 01.02.2022).

UN (United Nations) (2015): Transforming our world – the 2030 Agenda for Sustainable Development. (https://sustainabledevelopment.un.org/post2015/transformingourworld/) (eingesehen am 01.02.2022).

UN (United Nations) (2020): Sustainable Development Goals – communications materials. (www.un.org/sustainabledevelopment/news/communications-material/) (eingesehen am 01.02.2022).

UNESCO (United Nations Educational, Scientific, and Cultural Organization) (2009): The United Nations World Water Development Report 3: water in a changing world. Paris.

UNICEF (United Nations Children's Fund) (2020): COVID-19: 370 Millionen Kinder haben keine Schulspeisungen mehr. (www.unicef.de/informieren/aktuelles/presse/2020/covid-19-schulspeisungen/215724) (eingesehen am 01.02.2022).

UNRIC (Regionales Informationszentrum der Vereinten Nationen) (2022): Ziele für nachhaltige Entwicklung. (https://unric.org/de/17ziele/) (eingesehen am 07.02.2022).

USDA (United States Department of Agriculture) (2021): World agricultural production. (https://apps.fas.usda.gov/psdonline/circulars/production.pdf) (eingesehen am 01.02.2022).

van Mierlo K, Rohmer S, Gerdessen JC (2017): A model for composing meat replacers: reducing the environmental impact of our food consumption pattern while retaining its nutritional value. J Clean Prod 165, 930–950.

Vanham D, Mekonnenb MM, Hoekstra AY (2020): Treenuts and groundnuts in the EAT-Lancet reference diet: concerns regarding sustainable water use. Global Food Security 24, 100357.

VerbraucherFenster Hessen (2019): Schwefel in Trockenobst: Warum? (https://verbraucherfenster.hessen.de/gesundheit/lebensmittel/inhaltsstoffe/schwefel-trockenobst-warum) (eingesehen am 01.02.2022).

Verbraucherzentrale (2020): Rindfleisch aus Weidehaltung: weniger gut als gedacht. (www.verbraucherzentrale.de/wissen/lebensmittel/lebensmittelproduktion/rindfleisch-aus-weidehaltung-weniger-gut-als-gedacht-36859) (eingesehen am 01.02.2022).

Verbraucherzentrale (2021a): Clean Meat – ist Laborfleisch die Zukunft? (www.verbraucherzentrale.de/wissen/lebensmittel/lebensmittelproduktion/clean-meat-ist-laborfleisch-die-zukunft-65071) (eingesehen am 01.02.2022).

Verbraucherzentrale (2021b): Himalaya Salz – was steckt dahinter? (www.verbraucherzentrale.de/wissen/lebensmittel/gesund-ernaehren/himalayasalz-was-steckt-dahinter-8638) (eingesehen am 01.02.2022).

Verbraucherzentrale Nordrhein-Westfalen (2021): Bei Kartoffeln auf Giftstoffe achten. (www.verbraucherzentrale.nrw/wissen/lebensmittel/auswaehlen-zubereiten-aufbewahren/bei-kartoffeln-auf-giftstoffe-achten-12213) (eingesehen am 01.02.2022).

VERORDNUNG (EG) Nr. 583/2009 zur Eintragung einer Bezeichnung in das Verzeichnis der geschützten Ursprungsbezeichnungen und der geschützten geografischen Angaben (Aceto Balsamico di Modena (g.g.A.)).

von Koerber K, Männle T, Leitzmann C (2012): Vollwert-Ernährung. Konzeption einer zeitgemäßen und nachhaltigen Ernährung. Haug, Stuttgart, 11. Aufl.

LITERATUR

VZBV (Verbraucherzentrale Bundesverband) (2021a): Nachhaltige Lebensmittelproduktion: Wirtschaft in die Pflicht nehmen. (www.vzbv.de/pressemitteilungen/nachhaltige-lebensmittelproduktion-wirtschaft-die-pflicht-nehmen) (eingesehen am 01.02.2022).

VZBV (Verbraucherzentrale Bundesverband) (2021b): Verbrauchermeinungen zu Nachhaltigkeit in der Lebensmittelproduktion. Repräsentative Bevölkerungsbefragung. Berlin.

Wang X, Lin X, Ouyang YY, Liu J, Zhao G, Pan A et al. (2016): Red and processed meat consumption and mortality: dose-response meta-analysis of prospective cohort studies. Public Health Nutr 19 (5), 893–905.

Watrous M (2017): Campbell Soup completes Pacific Foods acquisition. Food Business News. (www.foodbusinessnews.net/articles/11014-campbell-soup-completes-pacific-foods-acquisition) (eingesehen am 01.02.2022).

Watts J (2019): Amazon deforestation 'at highest level in a decade'. The Guardian. (www.theguardian.com/environment/2019/nov/18/amazon-deforestation-at-highest-level-in-a-decade) (eingesehen am 01.02.2022).

WBAE (Wissenschaftlicher Beirat für Agrarpolitik, Ernährung und gesundheitlichen Verbraucherschutz) beim BMEL (2016): Klimaschutz in der Land- und Forstwirtschaft sowie den nachgelagerten Bereichen Ernährung und Holzverwendung. Berlin.

WBAE (Wissenschaftlicher Beirat für Agrarpolitik, Ernährung und gesundheitlichen Verbraucherschutz) beim BMEL (2020): Politik für eine nachhaltigere Ernährung: Eine integrierte Ernährungspolitik entwickeln und faire Ernährungsumgebungen gestalten. Berlin.

WCRF (World Cancer Research Fund), AICR (American Institute for Cancer Research) (2018): Diet, nutrition, physical activity and cancer. A global perspective. Continuous update project expert report WCRF, London.

Weder S, Leitzmann C, Keller M (2019): Die Gießener vegetarische Lebensmittelpyramide – ein Update. Ernährung im Fokus 03, 206–212.

Weder S, Schaefer C, Keller M (2020): Die Gießener vegane Lebensmittelpyramide. Ernähr Umschau Sonderheft 5: Vegan, 54–63. Update des Originalartikels: Weder S, Schaefer C, Keller M (2018): Die Gießener vegane Ernährungspyramide. Ernähr Umschau 65 (8), 134–43.

Weikert C, Trefflich I, Menzel J, Obeid R, Longree A, Dierkes J et al. (2020): Vitamin and mineral status in a vegan diet. Dtsch Arztebl Int 117 (35–36), 575–582.

Weltagrarbericht (2017): Brasilien: Gewalt gegen Indigene aufgrund von Landkonflikten eskaliert. (www.weltagrarbericht.de/aktuelles/nachrichten/en/32560.html) (eingesehen am 01.02.2022).

Welthungerhilfe (2021): Schluss mit der Lebensmittelverschwendung. (www.welthungerhilfe.de/aktuelles/blog/lebensmittelverschwendung/) (eingesehen am 01.02.2022).

White V (2016): Danone acquires white wave foods in a $12.5 billion deal. New Food Magazine. (www.newfoodmagazine.com/news/25571/danone-whitewave) (eingesehen am 01.02.2022).

WHO (World Health Organization) (2018a): Global action plan on physical activity 2018–2030: more active people for a healthier world. Geneva.

WHO (World Health Organization) (2018b): The top 10 causes of death. (www.who.int/en/news-room/fact-sheets/detail/the-top-10-causes-of-death) (eingesehen am 01.02.2022).

WHO (World Health Organization) (2020): WHO guidelines on physical activity and sedentary behaviour. Geneva.

Winterer A (2021): Bio-Eier, Freilandeier, Bodenhaltung – welche Eier soll ich kaufen? Utopia. (https://utopia.de/ratgeber/kaufberatung-ei-bio-freiland-eier/) (eingesehen am 01.02.2022).

Wobst P, Seiffert B (2020): Kinderarbeit in der Landwirtschaft: Wo liegt der Schlüssel zur Wende? Welternährung 12. (www.welthungerhilfe.de/welternaehrung/rubriken/agrar-ernaehrungspolitik/kinderarbeit-wo-liegt-der-schluessel-zur-wende/) (eingesehen am 01.02.2022).

Wolk A (2017): Potential health hazards of eating red meat. J Intern Med 281 (2), 106–122.

Worldometer (2022): Current world population. (www.worldometers.info/world-population/) (eingesehen am 01.02.2022).

WRI (World Resources Institute) (2019): 17 countries, home to one-quarter of the world's population, face extremely high water stress. (www.wri.org/insights/17-countries-home-one-quarter-worlds-population-face-extremely-high-water-stress) (eingesehen am 01.02.2022).

Wu GD, Chen J, Hoffmann C, Bittinger K, Chen YY, Keilbaugh SA et al. (2011): Linking long-term dietary patterns with gut microbial enterotypes. Science 334 (6052), 105–108.

WWF (World Wilde Fund For Nature) (2012): Klimawandel auf dem Teller. Berlin.

WWF (World Wide Fund For Nature) (2013): Der Futtermittelreport. Alternativen zu Soja in der Milchviehfütterung. Berlin.

WWF (World Wide Fund For Nature) (2014): Der Sojaboom. Auswirkungen und Lösungswege. Berlin.

WWF (World Wide Fund For Nature) (2015): Das große Fressen. Wie unsere Ernährungsgewohnheiten den Planeten gefährden. Berlin.

WWF (World Wilde Fund For Nature) (2016): Kein Palmöl ist auch keine Lösung. WWF-Studie zu deutschem Palmöl-Ersatz. (www.wwf.

LITERATUR

de/2016/august/kein-palmoel-ist-auch-keine-loesung/) (eingesehen am 01.02.2022).

WWF (World Wilde Fund For Nature) (2021): Soja – die Nachfrage steigt. Berlin. (www.wwf.de/themen-projekte/landwirtschaft/produkte-aus-der-landwirtschaft/soja) (eingesehen am 01.02.2022).

Wyshak G (2000): Teenaged girls, carbonated beverage consumption, and bone fractures. Arch Pediatr Adolesc Med 154 (6), 610–613.

Xie C, Cui L, Zhu J, Wang K, Sun N, Sun C (2018): Coffee consumption and risk of hypertension: a systematic review and dose-response meta-analysis of cohort studies. J Hum Hypertens 32, 83–93.

Xie L, Mo M, Jia HX, Liang F, Yuan J, Zhu J (2016): Association between dietary nitrate and nitrite intake and sitespecific cancer risk: evidence from observational studies. Oncotarget 7 (35), 56915–56932.

Yang G, Shu XO, Jin F, Zhang X, Li HL, Li Q et al. (2005): Longitudinal study of soy food intake and blood pressure among middle-aged and elderly Chinese women. Am J Clin Nutr 81 (5), 1012–1017.

Yokoyama Y, Nishimura K, Barnard ND, Takegami M, Watanabe M, Sekikawa A et al. (2014): Vegetarian diets and blood pressure: a meta-analysis. JAMA Intern Med 174 (4), 577–587.

Yokoyama Y, Levin SM, Barnard ND (2017): Association between plant-based diets and plasma lipids: a systematic review and meta-analysis. Nutr Rev 75 (9), 683–698.

Zazpe I, Santiago S, Gea A, Ruiz-Canela M, Carlos S, Bes-Rastrollo M et al. (2016): Association between a dietary carbohydrate index and cardiovascular disease in the SUN (Seguimiento Universidad de Navarra) Project. Nutr Metab Cardiovasc Dis 26 (11), 1048–1056.

ZDL (Zentralausschuss der deutschen Landwirtschaft) (2018): Ackerbaustrategie der deutschen Landwirtschaft. Berlin.

Zhang Y, Coca A, Casa DJ, Antonio J, Green JM, Bishop PA (2015): Caffeine and diuresis during rest and exercise: a meta-analysis. J Sci Med Sport 18 (5), 569–574.

Ziegler JU, Steiner D, Longin CFH, Würschum T, Schweiggert RM, Carle R (2016): Wheat and the irritable bowel syndrome – FODMAP levels of modern and ancient species and their retention during bread making. J Funct Foods (25), 257–266.

Zimmer J, Lange B, Frick JS, Sauer H, Zimmermann K, Schwiertz A et al. (2012): A vegan or vegetarian diet substantially alters the human colonic faecal microbiota. Eur J Clin Nutr 66 (1), 53–60.

Zyriax BC, Boeing H, Windler E (2005): Nutrition is a powerful independent risk factor for coronary heart disease in women – the CORA study: a population-based case-control study. Eur J Clin Nutr 59 (10), 1201–1207.

ZUM WEITERLESEN

Bücher und Zeitschriften
Bracht P, Leitzmann C (2020): Klartext Ernährung. Die Antworten auf alle wichtigen Fragen – Wie Lebensmittel vorbeugen und heilen. Mosaik Verlag, München
Bunk A (2021): Kochen mit gutem Gewissen. Gräfe und Unzer, München
Ebner R, Rosenkranz E (2021): Pillen vor die Säue. Warum Antibiotika in der Massentierhaltung unser Gesundheitssystem gefährden. Oekom Verlag, München
Gätjen E, Keller M (2020): Vegane Kinderernährung. Gut versorgt in jeder Altersstufe. Verlag Eugen Ulmer, Stuttgart
Hagendorff T (2021): Was sich am Fleisch entscheidet. Büchner-Verlag, Marburg
Heinrich-Böll-Stiftung, BUND (Bund für Umwelt und Naturschutz), PAN (Pestizid Aktions-Netzwerk) (2022): Pestizidatlas, Daten und Fakten zu Pestiziden in der Landwirtschaft. Berlin
Joy M (2022): Warum wir Hunde lieben, Schweine essen und Kühe anziehen: Eine Einführung in den Karnismus. Ventil Verlag, Mainz
Keller M, Gätjen E (2021): Vegane Ernährung. Schwangerschaft, Stillzeit und Beikost. Verlag Eugen Ulmer, Stuttgart, 2. Aufl.
Leitzmann C, Keller M (2020): Vegetarische und vegane Ernährung. Verlag Eugen Ulmer, Stuttgart, 4. Aufl.
Michalsen A (2021): Mit Ernährung heilen. Insel Verlag, Berlin, 2. Aufl.
ÖKO-TEST-Magazin (2021): Spezial Vegetarisch & Vegan, Frankfurt am Main
Sabersky A (2017): Einfach fermentieren. Gesund durch fermentiertes Superfood. Heyne-Verlag, München, 4. Aufl.
Sabersky A (2019): Besser essen ohne Zusatzstoffe. Oekom Verlag, München

Sabersky A (2021): Apfelessig neu entdeckt. Südwest Verlag, München

Schäfter S, Fienitz M, Buchborn F, van den Hövel K (2020): Super Local Food: Gesund und nachhaltig essen. Oekom Verlag, München

Internet

www.bio-food-tester.de
www.fairtrade-deutschland.de
https://foodsharing.de
www.gebana.com
www.haltungsform.de
www.happycow.net
https://ifpe-giessen.de
www.lieblingsprovi.de
https://mundraub.org/
www.slowfood.de
www.toogoodtogo.de
www.ugb.de
https://veganuary.com/de/
www.verbraucherzentrale.de/wissen/lebensmittel
www.wirksensorik.de

BILDQUELLEN

Titelfoto: Erik Mosoni
Titelgrafik Weltkugel: Michaela Mayländer
Grafiken im Innenteil: Vincenz Brandl, nach Vorlagen der Autoren oder der angegebenen Institutionen

Grafik auf Seite 38 mit freundlicher Genehmigung von Peta.de. Grafik auf Seite 131 mit freundlicher Genehmigung des World Cancer Research Fund. Verwendung der Bio- und Fair-Trade-Siegel auf Seite 304 mit freundlicher Genehmigung der jeweiligen Unternehmen und Verbände: Bioland e.V., Biokreis, Biopark e.V., Bundesministerium für Ernährung und Landwirtschaft (BMEL), Demeter e.V., ECOVIN, Naturland – Verband für ökologischen Landbau e.V., Ecoland – Verband für Ökologische Land- und Ernährungswirtschaft e.V., EL PUENTE GmbH, © European Union 2022, Fairtrade Deutschland e.V., Gäa e.V., GEPA – The Fair Trade Company, Naturland – Verband für ökologischen Landbau e.V., Rapunzel Naturkost GmbH, VegOrganic e.V. und WeltPartner eG.

REGISTER

Algen 296, 307
Anthocyane 96
Antibiotika 170
Antioxidantien 89, 119, 137, 138
Atherosklerose 87, 112, 114, 116, 118
Avocados 31, 165, 308
Backwaren 107, 195, 309
Ballaststoffe 78, 83, 88, 123, 139, 144
Bioprodukte 53, 132, 165, 175, 188, 257, 291, 305
Biosiegel 303, 304, 333
Blutdruck
– Bluthochdruck 91
– Fleisch 101
– Gemüse 95
– Getreide/Vollkorngetreide 98
– Hülsenfrüchte 98
– Messung 93
– Milch und Milchprodukte 100
– Nüsse und Samen 98
– Obst 95
– Salz 99
– Schokolade 101
– Soja 98
– Wurst 101
Blutfette 103, 104, 109

Blutzucker 85
BMI, Body-Mass-Index 79
Brot 309
Brotaufstriche 310, 311
– Erdnusscreme 313
– Honig 324
– Marmelade 332
– Nuss-Nougat-Creme 344
Butter 102, 108, 202, 311, 336
Carotinoide 137, 138, 294
Cholesterin 102, 103, 108
CO_2-Äquivalent 183
CO_2-Fußabdruck 203
DASH-Diät 94
DHA s. Omega-3-Fettsäuren
Diabetes 85
– Fleisch 91
– Gemüse 88
– Getreide/Vollkorngetreide 88
– Hülsenfrüchte 89
– Nüsse und Samen 89
– Obst 88
Düngemittel 172
Eier 246, 312
Ei-Ersatz 234, 313
Einkaufsführer 305
Eisen 63, 66, 285
Eiweiß s. Protein
EPA s. Omega-3-Fettsäuren

REGISTER

Ernährungsformen
- flexitarisch 56
- Low Carb 88, 121
- vegan 54, 289
- vegetarisch 54, 287

Ernährungsgerechtigkeit 198
Essig 299, 308, 314
Fairer Handel 274, 304
Fertiggerichte 99, 225, 314
Fette 106
- pflanzliche Öle s. Pflanzenöle
- Transfette s. Transfette

Fettsäuren
- kurzkettige 139, 144
- Omega-3 s. Omega-3-Fettsäuren
- Omega-6- 68, 331
- trans- s. Transfette
- ungesättigte 105, 106, 301

Fettstoffwechselstörungen 102
- Butter 108
- Gemüse 109
- Getreide/Vollkorngetreide 110
- Hülsenfrüchte 110
- Nüsse und Samen 110
- Obst 109

Fisch 129, 176, 315
- Aquakultur 170, 177, 315
- Überfischung 177

Fischalternativen 232, 316
Flächenfußabdruck 158
Flavonoide 101, 124, 308
Fleisch 316
- Biofleisch 189, 251
- Fleischverzehr 19, 154, 156
- Geflügel 129, 247

- Wurst 354

Fleischersatz 212
- aus Insekten 212, 226

Flexitarier 56
FODMAPS 310
Folsäure 63, 294
Freie Radikale 118, 138, 141
Gemüse 88, 109, 124, 137, 293, 319
Getränke
- Fruchtsäfte 213, 302, 319
- Kaffee 302, 326
- Kakao 101, 326
- Mineralwasser 149, 302, 321, 341
- Säfte 294
- Tee 302, 321, 330, 350

Getreide 88, 98, 110, 139, 161, 297, 318, 321
- Pseudogetreide 307, 323

Gewichtsreduktion 85
Gewürze 322
Gluten 307, 318, 322
- glutenfreie Lebensmittel 322

Glyphosat 172
Hefe 323
Herz-Kreislauf-Erkrankungen 111
- Eier 127
- Fisch 129
- Fleisch 128
- Geflügel 129
- Gemüse 124
- Getreide/Vollkorngetreide 123
- Hülsenfrüchte 127
- Milch und Milchprodukte 127

- Nüsse und Samen 125
- Obst 124
- Soja 126
- Wurst 128
Hülsenfrüchte 89, 98, 110, 127, 298, 325
Insektensterben 173
Insulinresistenz 87
Jod 63, 73, 176, 281, 296, 307
Kalium 96
Kalzium 63, 72, 144, 146, 149
Kartoffeln 297, 328
Käsealternativen 231, 327
Kinderarbeit 270
Klimafußabdruck 189, 205, 225
Klimaschutz 56, 181, 189, 197, 260
Klimawandel 178, 186, 221
Kohlenhydrate 27, 121
Krebs 130
- Fleisch 140
- Gemüse 137
- Getreide/Vollkorngetreide 139
- Milch und Milchprodukte 140
- Obst 137
- Wurst 141
Lakto-Ovo-Vegetarier 54
Lakto-Vegetarier 54
Landwirtschaft
- biovegane 213
- Klimagase 183
- Klimawandel 186
- Nitrat 97, 168
- Nutzflächen 199
- Ökologische 190

Lebensmittelpyramide 280
- Gießener vegane 289
- Gießener vegetarische 287
Lebensmittelverschwendung 195
Lebensstil 115
Leitlinie Fett, DGE 120
Leitlinie Kohlenhydratzufuhr, DGE 123
Low Carb 88, 121
Magnesium 89, 100, 124, 294, 298
Margarine 107, 202, 331, 336
Metabolisches Syndrom 84
Mikrobiom 142
Milchalternativen 227, 229, 333, 334
Milch/Milchprodukte 100, 127, 140, 146, 300, 332
Mineralstoffe
- s. Eisen
- s. Kalium
- s. Kalzium
- s. Magnesium
Mischkost 39
Nachhaltigkeit
- UN-Nachhaltigkeitsziele 58, 59
Nährstoffempfehlungen 76
Nahrungsergänzungsmittel 64, 70, 281
Natrium 96
Nitrat 97, 168
Nitrit 97, 129, 141, 168
Nitrosamine 97, 137, 141, 168
Nudeln 297, 342
Nüsse 98, 110, 125, 300, 343
- Nussmuse 344

REGISTER

Nutztiere 155, 243, 259
- alte Tierrassen 260
- artgerechte Haltung 252
- Haltungsformen 244, 317
- Hühner 247
- Klimagasemissionen 184
- Milchkühe 250
- Rinder 249
- Schweine 249
- Tierfutteranbau 158

Obst 88, 109, 137, 293, 345, 354
- Trockenfrüchte/Trockenobst 354

Omega-3-Fettsäuren 63, 68, 120, 281, 285, 301
- DHA 68, 281, 285, 301
- EPA 68, 120, 281, 285, 301

Osteoporose 144
- Kalzium 149
- Milchkonsum 148
- Vitamin D 150

Palmöl 265, 301, 331, 344
Pandemien 200
Pflanzenöle 106, 301, 345
Phosphat 151, 171
Phosphor 151
Phytosterole 126
Planetary Health Diet 191, 194
Polyphenole 96, 101, 138, 294, 308, 347, 352
Protein (Eiweiß) 24, 26, 75, 121, 225
- alternative Proteinquellen 212, 225, 233

Pseudogetreide 307, 323
Reis 347
Säfte 294

- Fruchtsaft 319

Salz 99, 349
- jodiertes Speise- 74, 349

Samen 98, 300, 343
Schadstoffbelastung 53
- Pestizide 53, 132, 172
- Schwermetalle 53, 307, 315, 348

Schokolade 101, 350
Seitan 317, 351
sekundäre Pflanzenstoffe 96, 124, 137, 294
- s. Anthocyane
- s. Carotinoide
- s. Flavonoide
- s. Phytosterole
- s. Polyphenole

Sojadrink s. Milchalternativen
Soja/Sojaprodukte 98, 126
- Regenwald 30
- Sojaanbau 126, 199, 264

Superfoods 351
Süßigkeiten 302, 352
Tierschutz 56, 238
Tofu 298, 353
Transfette 107
Treibhauseffekt 179
Treibhausgase 179, 183
Vitamine
- Folsäure 63, 294
- Vitamin A 78
- Vitamin B_2 63, 72, 285
- Vitamin B_{12} 63, 64, 70, 281, 284, 285
- Vitamin C 63, 67, 78, 294
- Vitamin D 63, 64, 74, 150, 281, 285
- Vitamin E 78, 138

- Vitaminpräparate s. Nahrungsergänzungsmittel
Vollkorngetreide 88, 110, 139, 297
Wasserfußabdruck 167
Western-Style-Diät 60
Zink 63, 67, 285
Zivilisationskrankheiten 22, 51
- s. Bluthochdruck
- s. Diabetes Typ 2
- s. Dickdarmkrebs
- s. Herz-Kreislauf-Erkrankungen
- s. Übergewicht
Zuckeralternativen 355
Zusatzstoffe 32

DANKE!

Wir haben dieses Buch nicht alleine geschrieben. Viele engagierte, nette Menschen haben uns bei der Erstellung geholfen, uns immer wieder motiviert und auch sonst in jeder Hinsicht unterstützt.

Für die angenehme und konstruktive Zusammenarbeit danken wir Lisa Seibel, Ina Vetter, Jennifer Zajonz und Volker Hühn vom Verlag Eugen Ulmer sowie unseren Lektorinnen Ulrike Schöber und Dr. Helga Hofmann. Weiterer Dank gebührt Mila Buntins, Vanessa Keller, Alexander Lasch, Chiara Lauinger, Sandra Müller, Mathis Niethammer, Juliane Podlech, Hanna Schmierer und Anja Weber, die am Forschungsinstitut für pflanzenbasierte Ernährung (IFPE) immer zur Stelle waren, wenn Fakten und Literatur recherchiert, Infoboxen entworfen und die Aktualität von Daten abgeglichen werden mussten. Für kritische Rückmeldungen zum Manuskript sowie Unterstützung bei den Korrekturläufen danken wir Kim Kühne, Silke Steffen, Stine Weder und Anne Wrosch. Danke auch an PD Dr. Tilman Kühn für seinen fachlichen Rat zu epidemiologischen Fragestellungen.

Markus Keller bedankt sich bei Heike, die die Familie auch während der vielen Monate des Schreibens gemanagt und unter vielem anderen für warme Mahlzeiten gesorgt hat. Ebenso bei Cornelius, Philipp, Anton und Jakob, die immer wieder nachgeschaut und teilweise auch nachgefragt haben, was da eigentlich den ganzen Tag (und viele Abende) am Schreibtisch passiert. Besonderer Dank gilt dem Land Schweden und seinen freundlichen Bewohnerinnen und Bewohnern, die unserer Familie für fast drei Monate ein Leben in Normalität ermöglicht haben. Außerdem herzlichen Dank an Holger, der uns dort so großzügig in sein Haus am See aufnahm, wo ein großer Teil des Manuskripts bearbeitet wurde.

DANKE!

Annette Sabersky bedankt sich bei Jessi und Peer, die immer für leckere warme Mahlzeiten sorgten, sobald die Schreiberin wieder mal am Laptop versackte, sowie für die Betreuung des Zoos, wenn sie unterwegs war. Ein großes Dankeschön auch an Philipp für seinen unkomplizierten Support, wenn der PC streikte oder sonst ein technisches Drama im Haus drohte. Ebenso geht Dank an Sanne, Nadia, Gesi und Christoph für ihre immer offenen Ohren in Bezug auf das nicht enden wollende Projekt, aber auch für alle Gespräche und Diskussionen über „Gott und Welt". Birte gilt Dank, die sich liebevoll und zuverlässig um Gabi kümmerte, Conny als beste Schafsbetreuerin der Welt und als Lämmerhebamme. Großer Dank auch an Joachim für die unendlichen „Du schaffst das!" und alle Ideen für schöne, gemeinsame Aktivitäten. So konnte auch in angespannten Zeiten öfter mal die Sau rausgelassen werden.

Anmerkung zur Schreibweise (Gendering): Gendergerechtigkeit und Inklusion sind bei uns gelebte Praxis – bei der Auswahl unserer Themen, bei der Recherchearbeit, in der Gestaltung. Unsere Texte meinen alle. Damit unsere Inhalte jedoch gut lesbar bleiben, verzichten wir in diesem Werk überwiegend auf die jeweilige Mehrfachnennung oder Anpassung der Schreibweise bestimmter Bezeichnungen an die weibliche, männliche oder diverse Form.

Die in diesem Buch enthaltenen Empfehlungen und Angaben sind vom Autor und von der Autorin mit größter Sorgfalt zusammengestellt und geprüft worden. Eine Garantie für die Richtigkeit der Angaben kann aber nicht gegeben werden. Autor, Autorin und Verlag übernehmen keine Haftung für Schäden und Unfälle. Bitte setzen Sie bei der Anwendung der in diesem Buch enthaltenen Empfehlungen Ihr persönliches Urteilsvermögen ein.

Der Verlag Eugen Ulmer ist nicht verantwortlich für die Inhalte der im Buch genannten Websites.

Bibliografische Information der Deutschen Nationalbibliothek:
Die Deutsche Nationalbibliothek verzeichnet diese Publikation in der Deutschen Nationalbibliografie; detaillierte bibliografische Daten sind im Internet über http://dnb.d-nb.de abrufbar.

Das Werk einschließlich aller seiner Teile ist urheberrechtlich geschützt. Jede Verwertung außerhalb der engen Grenzen des Urheberrechtsgesetzes ist ohne Zustimmung des Verlages unzulässig und strafbar. Das gilt insbesondere für Vervielfältigungen, Übersetzungen, Mikroverfilmungen und die Einspeicherung und Verarbeitung in elektronischen Systemen.

© 2022 Eugen Ulmer KG
Wollgrasweg 41, 70599 Stuttgart (Hohenheim)
E-Mail: info@ulmer.de
Internet: www.ulmer-verlag.de
Projektleitung: Lisa Seibel, Ina Vetter
Lektorat: Ulrike Schöber, Dr. Helga Hofmann
Herstellung: Silke Reuter
Umschlag-Gestaltung: Michaela Mayländer, Stuttgart, www.sistermic.de
Satz: Fotosatz Buck, Kumhausen
Druck und Bindung: Pustet, Regensburg
Printed in Germany

ISBN 978-3-8186-1485-0